疑难杂症效验秘方系列

肝胆病
效验秘方

总主编　张光荣

主　编　饶克瑯

中国医药科技出版社

内 容 提 要

本书精选肝胆病验方数百首,既有中药内服方,又有针灸、贴敷等外治方;既有古今中医名家经验方,又有民间效验方。每首验方适应证明确,针对性强,疗效确切,患者可对症找到适合自己的中医处方。全书内容丰富,通俗易懂,是家庭求医问药的必备参考书。

图书在版编目(CIP)数据

肝胆病效验秘方/饶克瑢主编. —北京:中国医药科技出版社,2014.1
(疑难杂症效验秘方系列)
ISBN 978 - 7 - 5067 - 6339 - 4

Ⅰ.①肝… Ⅱ.①饶… Ⅲ.①肝疾病 - 验方 - 汇编 ②胆道疾病 - 验方 - 汇编 Ⅳ.①R289.5

中国版本图书馆 CIP 数据核字(2013)第 201976 号

美术编辑　陈君杞
版式设计　郭小平

出版　中国医药科技出版社
地址　北京市海淀区文慧园北路甲 22 号
邮编　100082
电话　发行:010 - 62227427　邮购:010 - 62236938
网址　www.cmstp.com
规格　710×1020mm $\frac{1}{16}$
印张　16$\frac{1}{2}$
字数　263 千字
版次　2014 年 1 月第 1 版
印次　2014 年 5 月第 2 次印刷
印刷　北京市密东印刷有限公司
经销　全国各地新华书店
书号　ISBN 978 - 7 - 5067 - 6339 - 4
定价　35.00 元

编委会

主　编　饶克瑯

副主编　项凤梅

编　委　葛来安　楚瑞阁　谢明君

　　　　　林　岚　张宝霞　何振生

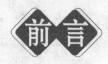

前言

　　昔贤谓"人之所病，病病多，医之所病，病方少"，即大众所痛苦的是病痛多，医者所痛苦的是药方少。然当今之人所病，病病更多；当今之医所病，不是病方少，而是病效方少。故有"千金易得，一效难求"之憾。

　　《内经》云："言病不可治者，未得其术也"。"有是病，必有是药（方）"，所以对一些疑难杂症，一旦选对了方、用对了药，往往峰回路转，出现奇迹。

　　本套"疑难杂症效验秘方系列"包括肺病、肝胆病、肾病、高血压、中风、痛风、关节炎、肿瘤、甲状腺病、妇科疾病、不孕不育、男科疾病、骨关节疾病、脱发、皮肤病等，共计 15 个分册。每分册精选古今文献中效方验方数百首，既有中药内服方，又有针灸、贴敷等外治方。每首验方适应证明确，针对性强，疗效确切，患者可对症找到适合自己的中医处方，是家庭求医问药的必备参考书。

　　需要说明的是，原方中有些药物，按现代药理学研究结果是有毒副作用的，如川乌、草乌、天仙子、黄药子、雷公藤、青木香、马兜铃、生半夏、生南星、木通、商陆、牵牛子，等等，这些药物尤其是大剂量、长时间使用易发生中毒反应。故在选定某一验方之后，使用之前，请教一下专业人士是有必要的！

　　本套丛书参考引用了大量文献资料，在此对原作者表示衷心感谢！最后，愿我们所集之方，能够解除患者的病痛，这将是我们最为欣慰的事。

总主编　张光荣

2013 年 10 月

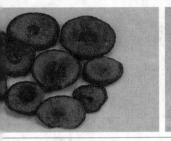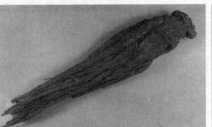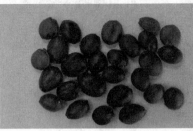

目录

1

第二章 肝硬化

第三章 原发性肝癌

第四章 脂 肪 肝

第五章　酒精性肝病

第六章　肝肾综合征

第十七章　胆囊息肉

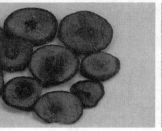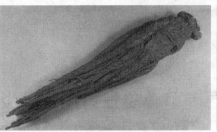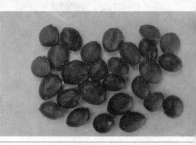

第一章

病毒性肝炎

　　病毒性肝炎是由多种肝炎病毒引起的，以肝脏损害为主的一组全身性传染病。病毒性肝炎按病原学分为甲型肝炎、乙型肝炎、丙型肝炎、丁型肝炎、戊型肝炎、非甲～戊型肝炎（未定型）。不同类型病毒引起的肝炎在临床上具有共同性，按临床表现将病毒性肝炎分为急性肝炎（包括急性黄疸型肝炎和急性无黄疸型肝炎）、慢性肝炎（分为轻、中、重度）、重型肝炎（有急性、亚急性、慢性三型）、淤胆型肝炎、肝炎肝硬化。

第一节 急性黄疸型肝炎

各型肝炎病毒均可引起急性黄疸型肝炎。甲、戊型肝炎病毒不转为慢性肝炎，成年急性乙型肝炎约 10% 转为慢性肝炎，丙型肝炎超过 50%、丁型肝炎约 70% 转为慢性肝炎。甲、戊型肝炎起病较急，经粪~口途径传播。乙、丙、丁型肝炎起病较缓，经体液传播。

本病诊断要点：①起病较急，常有畏寒、发热、乏力、头痛、纳差、恶心、呕吐等急性感染或黄疸前期症状。②肝大质偏软，丙氨酸氨基转移酶显著升高，血清胆红素 >17.1μmol/L 和（或）尿胆红素阳性。③常分为黄疸前期、黄疸期、恢复期三期，病程平均 1 个月左右。

急性黄疸型肝炎属于中医学"黄疸"范畴。黄疸形成的关键是湿邪为患，黄疸的病位主要在脾胃肝胆。湿邪既可以从外感受，亦可以自内而生。外感湿热疫毒，为湿从外受；饮食劳倦或病后瘀阻湿滞，属湿自内生。由于湿邪壅阻中焦，脾胃失健，肝气郁滞，疏泄不利，致胆汁输泄失常，胆液不循常道，外溢肌肤，下注膀胱，而发为目黄、身黄、小便黄之病证。湿邪可从热化或从寒化。因于湿热所伤或过食甘肥酒热，或素体胃热偏盛，则湿从热化，湿热交蒸，发为阳黄。由于湿和热有偏盛的不同，阳黄有热重于湿和湿重于热的区别。若病因寒湿伤人，或素体脾胃虚寒，或久病脾阳受伤，则湿从寒化。寒湿瘀滞，中阳不振，脾虚失运，胆液为湿邪所阻，表现为阴黄证。本病的辨证应以阴阳为纲，治疗大法为化湿邪、利小便。阳黄当清化，热重于湿予清热通腑，利湿退黄；湿重于热予利湿化浊运脾，佐以清热。阴黄应温化寒湿，如脾虚湿滞，宜健脾利湿。黄疸消退后仍应调治，以免湿邪不清，肝脾未复，导致黄疸复发，甚或转为癥积、臌胀。

❀ 茵陈蒿汤加减

茵陈 30～100g　山栀 15g　大黄 8g

【用法】水煎服，每天 2 次，每日 1 剂。

【功效】清热通腑，利湿退黄。

【适应证】**急性黄疸型肝炎（热重于湿证）**。症见：身目俱黄，发热口渴，头身困重，腹部胀闷，口干而苦，食欲减退并有恶心呕吐，小便短少黄赤，大便秘结，舌红，苔黄腻，脉弦数。

【临证加减】若湿重于热者加茯苓 15g、泽泻 10g 以利水渗湿；热重于湿者加黄柏 10g、龙胆草 10g 以清热祛湿；胸胁疼痛明显者加柴胡 10g、川楝子 5g 以疏肝理气止痛；出现恶心纳呆者加山楂 15g、陈皮 10g；出现腹水者加车前草 20g、大腹皮 10g、茯苓皮 10g。

【疗效】应用茵陈蒿汤加减治疗急性黄疸型肝炎 52 例患者，结果治愈 35 例，好转 14 例，无效 3 例，总有效率高达 94.23%。

【来源】周怀兵，胡咏梅. 中医治疗急性黄疸型肝炎的疗效观察. 中国中医药资讯，2012，4（5）：315－316

疏利祛湿凉血方

　　柴胡 10g　栀子 10g　大黄 10g　茯苓 10g　鸡内金 10g　厚朴 10g　白术 15g　生地黄 15g　茵陈 30g　广金钱草 30g　赤芍 30g

【用法】水煎服，每天 2 次，每日 1 剂。

【功效】疏泄肝胆，通利湿浊，清热凉血。

【适应证】**急性黄疸型肝炎（湿热蕴结证）**。症见：身黄、目黄、尿黄，食欲减退、恶心、呕吐，口干苦、倦怠乏力、皮肤瘙痒和胁下不适或疼痛，大便秘结，舌质红，苔黄腻，脉弦。

【疗效】以疏利祛湿凉血方治疗急性黄疸型肝炎 54 例患者，结果显效 31 例，好转 15 例，无效 8 例，总有效率高达 85.19%。

【来源】易安，邹时念. 疏利祛湿凉血法对乙型黄疸型肝炎患者 T 淋巴细胞亚群的影响. 中西医结合肝病杂志，2012，22（4）：212－214

去黄汤配合针灸疗法

　　茵陈 30g　生栀子 15g　大黄 5g（后下）　黄柏 15g　车前子 10g（包煎）　茯苓 15g　滑石 15g（包煎）　甘草 10g

【用法】水煎服，每天 2 次，每日 1 剂。儿童酌情减量。

穴位表面皮肤常规消毒后，提插捻转手法，留针 30 分钟，每日针刺 1～2

次，每4周为1个疗程，治疗3个疗程。

【临证加减】食少纳呆、大便溏稀者加白术15g、薏苡仁20g；肝郁气滞者加元胡10g、郁金15g；恶心呕吐者加姜半夏10g、竹茹10g。

同时给予针刺治疗，针刺足三里、阳陵泉、三阴交；发热者加外关、曲池；胁痛者加期门、支沟；恶心呕吐者加内关、内庭。

【功效】清热祛湿退黄，清肝利胆健脾。

【适应证】**急性黄疸型肝炎（湿重于热证）**。症见：身黄、目黄，发热口渴，或见心中懊恼，头身困重，腹部胀闷，口干而苦，食欲减退、恶心呕吐，小便短少黄赤，大便秘结，舌红，苔黄腻，脉弦数。

【疗效】应用去黄汤加减配合针刺治疗急性黄疸型肝炎30例患者，结果治愈22例，好转7例，无效1例，总有效率高达96.67%。

【来源】陈文智. 中医治疗急性黄疸型病毒性肝炎临床观察. 中国中医急症，2012，21（7）：1165－1166

🪷 八味汤

　　板蓝根25g　败酱草25g　栀子15g　蒲公英50g　茵陈50g　甘草15g　山楂15g　泽泻15g

【用法】水煎服，每天2次，每日1剂。

【功效】清热解毒，利湿退黄。

【适应证】**急性黄疸型肝炎（热重于湿证）**。症见：身黄、目黄、尿黄，乏力纳差，厌油腻，恶心呕吐，肝区疼痛，舌红，苔黄腻，脉弦数。

【临证加减】腹胀食欲不振加大枣10枚、麦芽15g或建曲10g；肝区痛加郁金15g、川楝15g或元胡10g；腹胀为主加枳壳10g、木香10g或川朴10g、香附10g；恶心呕吐加半夏10g；谷丙转氨酶高加龙胆草10g或加大败酱草用量。

【疗效】以本方治疗急性黄疸型肝炎41例，结果治愈36例，占87.6%，显效5例，占12.4%。疗程不超过1个月，服药在30剂以内治愈30例，其余6人均在2个月以内治愈。41例中未见转为慢性者，部分病例经短期随访未见复发。

【来源】中国人民解放军768医院传染科. 八味汤治疗急性黄疸型肝炎41例分析. 河南中医学院学报，1977，（1）：30－33

败瘟退黄饮

升麻 5～10g　苍术 10～15g　茵陈 30～90g　龙胆草 6～10g　车前子 15～30g　滑石 10～20g　通草 5～10g　郁金 10～15g　柴胡 10～15g　赤芍 30～120g　虎杖 10～30g　白花蛇舌草 15～30g　土茯苓 8～15g

【用法】水煎服，每天 2 次，每日 1～2 剂。连用 15～30 天。

【功效】清热利湿，凉血化瘀，败瘟退黄。

【适应证】**急性黄疸型肝炎（湿热瘀结肝胆证）**。症见：身黄、目黄、尿黄，神志清，精神差，右胁痛，腹胀，恶心呕吐，发热，皮肤瘙痒，舌红苔黄，脉弦。

【临证加减】舌红、苔黄腻、身热汗出、大便干结者，加生大黄 5～10g 后下；舌淡胖、苔白腻、畏寒便溏者，去龙胆草，加炙黄芪 15～45g、白术 15～30g；腹胀、呕恶、厌油、纳呆者，加炒白术 15～30g、炒枳壳 8～15g、莱菔子 5～10g、清半夏 5～10g。

【疗效】用本方治疗治疗急性黄疸型肝炎 123 例，结果显示 ALT 降至正常的时间平均为 24 天，食欲改善平均为 5 天，TBIL 降到正常平均为 9.6 天，退黄平均为 10.8 天，治愈（30 天内自觉症状消失，巩膜皮肤黄染消退，肝脏缩小变软，TBIL、ALT 恢复正常）117 例（占 95.1%），好转（症状体征消失，TBIL、ALT 接近正常者）6 例（占 4.9%）。总有效率达 100%。

【来源】惠娟. 败瘟退黄饮治疗急性黄疸型肝炎 123 例及护理配合. 四川中医，2007，25（5）：57－58

保肝退黄汤

茵陈 30g　白花蛇舌草 30g　丹参 18g　赤芍 30g　茯苓 30g　党参 18g　金钱草 30g　虎杖 15g　车前子 10g（包煎）　板蓝根 30g　甘草 6g

【用法】水煎服，每天 2 次，每日 1 剂。每 10 天 1 个疗程。

【功效】清热解毒，利湿退黄。

【适应证】**急性黄疸型肝炎（湿热内蕴，瘀热互结证）**。症见：身黄、目黄、黄而鲜明，尿色黄赤，伴神疲乏力、食欲减退纳呆、恶心、呕吐、腹胀，舌红，苔黄腻，脉弦。

【疗效】以本方治疗急性黄疸型肝炎患者148例，结果治疗组第1疗程显效21例，第2疗程显效37例，总显效58例占65.9%，有效26例占29.5%，无效4例占4.6%，总有效率为95.4%。

【来源】王巨锋，苗志申，孔万成．保肝退黄汤治疗急性黄疸型肝炎疗效观察．中国医药指南，2005，（9）：117-118

❁ 柴胡茵陈大黄汤

柴胡10g　黄芩12g　茵陈30g　栀子12g　大黄10g　板蓝根15g　败酱草20g　金钱草20g　丹参15g　赤芍15g

【用法】水煎服，每天2次，每日1剂。每10天1个疗程。

【功效】疏肝利胆，通腑泄热，活血散瘀。

【适应证】**急性黄疸型肝炎（湿热毒瘀互结证）**。症见：食欲不振纳呆，恶心呕吐，口干苦，腹胀痛，胁痛，肝肿大，拒按，尿黄，及舌质黯、苔黄、脉弦涩。

【临证加减】对于有恶寒发热表证者，酌情增加柴胡用量；对恶心明显者另加半夏、生姜；对素体阳虚、服药后乏力改善不明显、黄疸鲜明转暗或黄退食欲不增者，适当佐以辛温之品以辛开苦降，顾护阳气。

【疗效】以本方治疗急性黄疸型肝炎患者70例，结果治愈20例，显效29例，有效16例，无效5例，治愈率为28.57%，总有效率为92.86%。

【来源】郭志勇．柴胡茵陈大黄汤治疗急性黄疸型肝炎疗效观察．光明中医，2008，23（6）：767-768

❁ 丹参茵陈蒿汤

丹参30g　茵陈30~60g　栀子18g　制大黄15g　厚朴10g　连翘10g　茯苓12g　白茅根30g　板蓝根15g　生甘草6g

【用法】水煎服，每天2次，每日1剂。

【功效】清热利湿，活血化瘀。

【适应证】**急性黄疸型肝炎（热重于湿证）**。症见：两目及皮肤黄染，其色鲜明呈桔黄，神疲乏力，发热口渴或见右胁作痛，胸腹胀满，纳差食减，厌油腻，恶心欲吐，尿少而赤，大便秘结或便色灰白，舌红苔黄腻，脉弦数。

【临证加减】发热重者加金银花 12g；恶心甚者加藿香 12g，佩兰 12g（后下）；纳呆腹胀加大腹皮 15g，鸡内金 6～10g，焦山楂 10g；大便不干大黄减量或不用；胁痛重者加川楝子 10g，郁金 12g。

【疗效】以本方治疗急性黄疸型肝炎患者 76 例，结果显效 54 例（占71.06%），总有效 72 例（占 94.74%），无效 4 例（占 5.26%）。

【来源】郭德忠，徐波．丹参茵陈蒿汤治疗急性黄疸型肝炎 76 例临床体会．医学文选，1995，16（2）：133－134

虎贯复肝汤

虎杖 30g　贯众 30g　黄芩 10g　蒲公英 15g　秦艽 10g　车前子10g　茯苓 10g　焦白术 10g　郁金 10g　柴胡 10g　丹参 20g　甘草 6g

【用法】水煎服，每天 2 次，每日 1 剂。

【功效】清热解毒，疏肝利胆。

【适应证】**急性黄疸型肝炎（湿热蕴结证）**。症见：畏寒发热，目黄、身黄、小便深黄，腹胀纳呆，口干口苦，肝区压痛，舌尖红，苔黄腻，脉弦数。

【临证加减】热毒重加茵陈 30g，板蓝根 15g；湿重加白蔻仁 6g，炒苍术10g；呕吐加制半夏 6g；嗳气纳呆加炒厚朴 6g，焦山楂、神曲各 10g；便秘加大黄 6g。

【疗效】以本方治疗急性黄疸型肝炎患者 100 例，结果治愈 95 例，显效 2例，无效 3 例，有效率 97.0%。

【来源】戴书悦．虎贯复肝汤治疗急性黄疸型肝炎 100 例．吉林中医药，1997，（1）：44

化瘀通腑Ⅲ号方

丹参 40g　川芎 10g　生栀子 12g　赤芍 12g　郁金 12g　茵陈 30g　生大黄 6g　虎杖 12g　生山楂 40g

【用法】水煎服，每天 2 次，每日 1 剂。

【功效】清热解毒，化瘀通腑。

【适应证】**急性黄疸型肝炎（湿热瘀血互结证）**。症见：食少厌油，腹胀或痛，皮肤、巩膜及小便黄染，肝脏肿大、疼痛，或伴有便秘或大便不畅，身痒，恶心呕吐，舌红，苔黄腻，脉弦涩。

【临证加减】身痒加丹皮；呕恶加藿香；皮肤、巩膜深黄加金钱草、车前草，另可适量重用生大黄。

【疗效】以本方治疗急性黄疸型肝炎患者40例，结果临床治愈31例，好转6例，无效3例，总有效率为92.5%。

【来源】杨培兴. 黄疸型肝炎40例临床观察. 时珍国医国药，2002，13（1）：36－37

🪷 黄消速汤

茵陈40g　生大黄20g　车前仁15g

【用法】水煎服，每天3次，每日1剂。

【功效】清热祛湿退黄。

【适应证】**急性黄疸型肝炎（湿热夹杂证）**。症见：倦怠，纳差，全身黄染，恶心呕吐，右胁疼痛，尿深黄，大便结，舌红，苔白，脉弦细。

【临证加减】恶寒发热加柴胡10g；腹胀加陈皮10g；谷丙转氨酶大于300U加五味子15g；肛门灼痛加乌药10g；恢复期加四君子汤。

【疗效】以本方治疗急性黄疸型肝炎118例，结果均获痊愈，血胆红素消退至正常时间为6~19天，其中10天以内88例（74.5%），平均为8.75天；谷丙转氨酶下降至正常值时间为12~28天，平均为16.1天，平均每天下降14.9U。住院时间为7~28天，平均为14.1天。

【来源】霍锡坚. 黄消速汤治疗急性黄疸型肝炎118例. 长春中医学院学报，1994，10（40）：21

🪷 活血化湿汤

茵陈30g　赤芍30g　栀子10g　大黄10g　益母草10g　泽兰10g　红花10g　茯苓20g　白术20g　赤小豆20g　白茅根20g　玉米须20g

【用法】水煎服，每天2次，每日1剂。7天1个疗程。

【功效】清热利湿，活血凉血。

【适应证】**急性黄疸型肝炎（湿热瘀血证）**。症见：身黄、目黄、神疲倦急，懒言少语，肢体乏力，口苦，干渴引饮，胸胁脘腹胀满，大便干结，小便短少深黄，舌红，苔黄厚腻，脉弦滑数。

【临证加减】胁痛者，加柴胡、丝瓜络；症状偏重、黄疸较深者，重用茵陈、益母草、泽兰。每个疗程后复查肝功能，若肝功能恢复正常者，上方去大黄、栀子，重用白术、茯苓，酌加厚朴、麦芽、鸡内金等健脾消导药善后。

【疗效】以本方治疗急性黄疸型肝炎 30 例，结果治疗 14 天后，18 例痊愈；再治疗 7 天后，又有 10 例痊愈。2 例经治疗 1 个多疗程后自行出院，未能继续观察。治愈率占 96%。

【来源】王光昀. 活血化湿汤治疗急性黄疸型肝炎 30 例. 中医研究，2009，22（5）：45 – 46

🪷 鸡陈汤

鸡骨草 30g　白茅根 30g　大青叶 30g　田基黄 30g　茵陈 50g　栀子 15g　甘草 10g

【用法】水煎服，每天 2 次，每日 1 剂。

【功效】清热利湿，凉血活血。

【适应证】**急性黄疸型肝炎（湿热瘀血证）**。症见：发热恶寒，乏力，神疲，纳差乏力，身黄、目黄、尿黄，大便硬结，舌红，苔黄微腻，脉弦数。

【临证加减】热重于湿者，加龙胆草 20g，大黄 15g；湿重于热者，加佩兰、川厚朴各 15g，滑石 30g；湿与热并重者，加滑石 30g，龙胆草 20g，郁金 20g。

【疗效】以本方治疗急性黄疸型肝炎 216 例全部治愈。临床症状、体征消失时间最短 18 天，最长 28 天，平均 23 天。肝功能检验各项恢复正常最短 21 天，最长 38 天，平均为 29.5 天。

【来源】朱锡南. 鸡陈汤治疗急性黄疸型肝炎 216 例. 新中医，1995，（10）：52

🪷 加味柴胡疏肝散

柴胡 10g　川芎 10g　陈皮 10g　枳壳 10g　白芍 10g　茵陈 30g　鸡内金 30g　麦芽 30g　香附 12g　甘草 6g　虎杖 15g

【用法】水煎服，每天 2 次，每日 1 剂。

【功效】清热利湿，疏肝解郁。

【适应证】**急性黄疸型肝炎（湿热蕴结证）**。症见：恶寒发热，恶心呕吐，继见皮肤、巩膜黄染，色泽鲜明，胃脘胀满，食欲不振，倦怠乏力，右胁隐痛，尿黄如浓茶水色，大便秘结，右胁触痛阳性，舌红，苔黄腻，脉弦数。

【临证加减】热重加大黄、山栀、板蓝根；湿重加苍术；肝脾肿大加丹参；胁痛加郁金、川楝子；乙肝表面抗原（HBsAg）阳性加白花蛇舌草、贯众、败酱草。

【疗效】以本方治疗急性黄疸型肝炎患者 60 例，经 2 个月治疗后，60 例中 56 例治愈（临床症状消失，肝脾恢复正常，无叩痛压痛，肝功能正常）；2 例显效（主要症状消失，肝脾基本恢复正常，肝功能各项指标降至正常或接近正常水平）；2 例好转（主要症状明显改善，肝脾明显回缩，肝功能尚有部分异常）。治愈率为 93%，总有效率为 100%。

【来源】张庚. 加味柴胡疏肝散治疗急性黄疸型肝炎 60 例. 浙江中医杂志，2010，45（4）：266

🪷 加味茵陈五苓散

茵陈 30g　桂枝 10g　炒白术 15g　茯苓 20g　猪苓 10g　泽泻 10g　虎杖 20g　金钱草 20g　山楂 15g　栀子 10g　川楝子 10g　蔻仁 10g　炒鸡内金 15g

【用法】水煎服，每天 2 次，每日 1 剂。一般服 3 ~ 9 剂。

【功效】清利湿热，疏肝健脾。

【适应证】**急性黄疸型肝炎（肝胆湿热兼脾胃虚弱证）**。症见：全身皮肤黄染、巩膜黄染，乏力，食欲不振，厌油，腹胀，肝区痛，尿色逐渐加深，部分患者伴有畏寒、发热、恶心、呕吐。

【疗效】以本方治疗甲型急性黄疸型肝炎 28 例，结果治愈 20 例（占 71.4%），有效 6 例（占 21.4%），无效 2 例（7.1%），总有效率 92.8%。

【来源】夏本林. 加味茵陈五苓散治疗甲型急性黄疸型肝炎的临床疗效分析. 实用中西医结合临床，2010，10（2）：31 - 32

解毒化瘀汤

茵陈蒿 30g　白花蛇舌草 30g　赤芍 30g　丹参 30g　田基黄 15g　栀子 10g　郁金 10g　石菖蒲 10g　木通 10g　枳壳 6g　生甘草 5g　大黄 10g

【用法】水煎服，每天 3 次，每日 1 剂。7 天 1 个疗程，连服 3 个疗程。

【功效】清热化湿，活血化瘀。

【适应证】**急性黄疸型肝炎（瘀热互结证）**。症见：乏力，发热，皮肤瘙痒，食欲减退，恶心呕吐，肝区胀痛，腹胀，便秘或腹泻，身黄、目黄伴有尿、粪颜色改变；肝肿大或肝脾肿大，舌红，苔黄腻，脉弦涩。

【来源】高滢贤. 解毒化瘀汤治疗急性黄疸型肝炎疗效观察. 黑龙江中医药，2011，(5)：8-9

金龙益肝汤

金钱草 20g　茵陈 20g　赤芍 20g　银花 20g　龙胆草 10g　丹参 15g　茯苓 15g　麦芽 30g　甘草 6g

【用法】水煎服，每天 2 次，每日 1 剂。

【功效】清热利湿，活血化瘀。

【适应证】**急性黄疸型肝炎（湿热蕴结，气滞血瘀证）**。症见：身黄、目黄、尿黄，纳差，胁痛，乏力，发热，恶心呕吐，厌油，腹胀，大便秘结，肝区压痛，舌红，苔黄，脉弦涩。

【疗效】以本方治疗急性黄疸型肝炎 100 例，结果治愈 95 例（占 95.0%），有效 4 例（占 4.0%），无效 1 例（占 1.0%）。治疗组临床治愈 95 例中，治愈时间最短 7 天，最长 35 天，平均 20.1 天。黄疸消退时间最短 5 天，最长 21 天，平均 13 天，肝功能大部分在 19 天左右恢复正常。

【来源】舒德云，刘三都. 金龙益肝汤治疗急性黄疸型肝炎 100 例. 山西中医，2005，21（1）：17-18

金茵蛇虎汤

金钱草 30g　茵陈 30g　白花蛇舌草 30g　虎杖 30g　板蓝根 30g

茯苓20g

【用法】水煎服，每天2次，每日1剂。儿童药量酌减。服药期间，多饮开水，注意休息，适当活动，忌食油腻肥甘。

【功效】清热解毒，利湿退黄。

【适应证】**急性黄疸型肝炎（湿热熏蒸证）。**症见：恶寒，发热，恶心，呕吐，厌食，胁痛，腿酸，口苦，身黄、目黄、尿黄为主，或见高热、腹痛、腹胀等症状，舌红，苔黄腻，脉弦数。

【临证加减】热邪偏盛加栀子；湿邪偏盛加苍术；呕吐加陈皮；纳呆加鸡内金；胁痛加郁金；黄疸深重加丹皮；身痒加苦参；口干加枸杞子；便秘加生大黄。

【疗效】以本方治疗急性黄疸型肝炎120例，结果显效（症状全部消失，肝功能全部恢复正常）109例；有效（症状基本消失，肝功能接近正常或大部分指标正常）9例；无效（黄疸未消退或加深，肝功能不正常）2例。总有效率98.3%。

【来源】杨乾珽.金茵蛇虎汤治疗急性黄疸型肝炎120例.辽宁中医学院学报，2004，6（6）：470

🌸 九牛二虎汤

牛筋树根50g　牵牛子10g　虎杖20g　广金钱草15g　红木香20g
茵陈15g　矮地茶15g　六月雪20g　甘草5g

【用法】水煎服，每天2次，每日1剂。

【功效】清热解毒，利湿退黄。

【适应证】**急性黄疸型肝炎（湿热内蕴证）。**症见：身黄、目黄、尿黄，疲乏无力，食欲不振，恶心厌油腻，腹胀，嗳气，大便秘结或溏泄等症，肝肿大及肝区压痛，舌红，苔黄腻，脉弦数。

【临证加减】发热超过39℃者加生石膏30～50g，三叶青10g；恶心、呕吐剧烈者加姜半夏10g，姜竹茹10g；胃纳极差者加山楂15g；腹胀甚者加青木香10g；大便秘结者加生大黄5～10g泡服。小儿按年龄和体重酌减用量。

【疗效】以本方治疗急性黄疸型肝炎200例，结果显示在降酶和退黄方面明显优于单用西药治疗；另外临床症状的改善和消失特别是消化道症状的缓解和消除时间，明显优于对照组，一般提前5～7天。

【来源】刘日才.九牛二虎汤治疗急性黄疸型肝炎 200 例.浙江中医学院学报，1997，21（4）：18

赤虎汤

赤芍 30g　虎杖 30g　丹参 30g　泽兰 15g　郁金 15g　山楂 15g　猪苓 15g　大黄 10g　甘草 10g

【用法】水煎服，每天 3～4 次，每日 1～1.5 剂。

【功效】活血化瘀，清热利胆，健脾化湿，益气和中。

【适应证】**急性黄疸型肝炎（肝胆湿热，气血瘀滞证）**。症见：身黄、目黄、尿黄，神疲乏力，纳呆，厌油腻，恶心呕吐，口干苦，腹胀满，大便秘结，舌红，苔黄腻，脉弦数。

【疗效】以本方治疗急性黄疸型肝炎患者 80 例，结果治愈 62 例，有效 16 例，无效 2 例。有效率为 97.5%。治愈病人肝功能恢复正常时间最短 14 天，最长 30 天。

【来源】闵照国.自拟赤虎汤治疗急性黄疸型肝炎 80 例.中医药临床杂志，2008，20（3）：321

豆根茵陈汤

山豆根 12g　茵陈 60g　茯苓 12g　金钱草 30g

【用法】水煎服，每天早晚餐前各服 1 次，每日 1 剂。

【功效】清热退黄，健脾利湿。

【适应证】**急性黄疸型肝炎（湿热蕴结证）**。症见：身目尿黄，乏力，纳差，恶心呕吐，厌油腻，腹胀，右胁肋隐痛，大便溏稀，舌红，苔黄腻，脉弦。

【疗效】运用本方治疗急性黄疸型肝炎 29 例，结果显效 15 例（占51.7%），有效 13 例（占 44.8%），无效 1 例（占 3.4%），总有效率 96.6%。

【来源】曹慧，冯艳.中西医结合治疗急性黄疸型肝炎的疗效分析.吉林医学，2011，32（24）：5045－5046

通络退黄汤

茵陈 30g　板蓝根 10g　丹参 20g　柴胡 10g　白芍 12g　焦栀子

10g 郁金 15g 垂盆草 15g 车前子 15g（包煎）

【用法】水煎服，每天 3 次，每日 1 剂。

【功效】清热解毒，利湿退黄，凉血化瘀。

【适应证】**急性黄疸型肝炎（湿热内蕴，兼有瘀毒）**。症见：身黄、目黄、尿黄，倦怠乏力，纳差，恶心呕吐，厌油腻，腹胀，肝区隐痛，舌红边有瘀斑，苔黄腻，脉弦滑数。

【临证加减】厌油腻者加山楂；巩膜黄甚者加木贼、龙胆草、夏枯草；皮肤瘙痒加白蒺藜；寒湿明显加白术、制附子。

【疗效】运用本方治疗急性黄疸型肝炎 68 例，结果治愈 58 例，好转 8 例，无效 2 例，总有效率97.06%。

【来源】郭鹏飞. 通络退黄汤治疗急性黄疸型肝炎 68 例. 陕西中医学院学报，2008，31（5）：35

🪷 茵陈石见穿汤

茵陈 50g 石见穿 20g 田基黄 20g 蒲公英 20g 谷麦芽各 20g 板蓝根 15g 鸡内金 15g 栀子 10g 黄柏 10g 大黄 5～10g 生甘草 6g

【用法】水煎服，每天 2 次，每日 1 剂。

【加减运用】恶心呕吐加半夏、竹茹、陈皮；恶寒发热加豆豉、银花；反应性胆囊炎加金钱草、虎杖、郁金；肝脾肿大加莪术、三棱；皮肤瘙痒加金钱草、地肤子、苦参；胁痛加川楝子；腹胀加枳壳。

【功效】清热利湿，活血解毒，利胆退黄。

【适应证】**急性黄疸型肝炎（湿热内蕴证）**。症见：目黄、身黄、小便黄，疲乏无力，食呆纳差，胸脘痞满，恶心呕吐，舌红，苔薄黄或黄腻，脉弦滑数。

【疗效】运用本方治疗急性黄疸型肝炎 1500 例，结果痊愈 1479 例（临床症状消失，肝功能检验恢复正常范围，随访 1 年之内未复发）；好转 17 例（临床症状消失或好转，肝功能检验尚未完全恢复正常）；无效 4 例（症状同前或加重，此 4 例均为亚重肝）。服药剂数最少的 14 剂，最多的 35 剂。

【来源】夏咸靖. 自拟茵陈石见穿汤治疗急性黄疸型肝炎 1500 例. 甘肃中医学院学报，1998，15（2）：12－13

茵陈赤桂汤

茵陈 10～30g 桂枝 2～6g 生大黄（后下）2～15g 赤芍 15～60g 虎杖 10～15g 白术 10～15g 厚朴 10～15g 香附 10～15g 郁金 10～20g 丹参 10～15g

【用法】水煎服，每天 2 次，每日 1 剂。10 天为 1 个疗程。

【功效】清热利湿，凉血活血。

【适应证】**急性黄疸型肝炎（湿热蕴结，气滞血瘀证）。**症见：身黄、目黄、尿黄，乏力倦怠，恶心，厌油，纳差，腹胀，胁痛，舌淡红，苔黄腻，脉弦。

【临证加减】湿重者加藿香、茯苓各 15g；热重者加黄芩 15g，栀子 10g；腹胀者加莱菔子、枳壳各 10g；恶心、纳差者加山楂 15g，鸡内金 10g；胁痛加柴胡 15g，元胡 10g；阴黄加干姜、附子各 6g；面色灰暗、舌质紫或有瘀点、瘀斑者加制乳香、没药各 10g；舌红少苔、阴虚者加沙参、枸杞子各 15g；黄疸重者加田基黄 15g；HBsAg 阳性者加白花蛇舌草 30g。

【疗效】运用本方治疗急性黄疸型肝炎 52 例 2 个疗程后，显效 34 例占 65%，有效 14 例占 27%，无效 4 例占 8%，总有效率为 92%。

【来源】刘松. 茵陈赤桂汤治疗急性黄疸型肝炎 52 例. 四川中医，2003，21（7）：44－45

茵陈退黄汤

茵陈 30～60g（后下） 金钱草 30g 板蓝根 30g 土茯苓 30g 栀子 10g 大黄 10g 白芍 15g 五味子 15g

【用法】水煎服，每天 2 次，每日 1 剂。服 10 剂为 1 个疗程。

【功效】清热利湿，疏肝解毒。

【适应证】**急性黄疸型肝炎（湿热蕴结证）。**症见：身黄、目黄、尿黄，腹胀，乏力，纳差，恶心，呕吐，厌油腻，大便干结，舌红，苔黄腻，脉弦数。

【临证加减】热毒偏盛者加蒲公英、大青叶；湿热偏盛者加黄柏、滑石；腹胀者加枳壳、木香；恶心、呕吐者加竹茹、半夏；肝大触痛者加丹参、元胡；纳差者加焦三仙。

【疗效】运用本方治疗急性黄疸型肝炎 140 例，结果痊愈 130 例，显效 8 例，无效 2 例，总有效率为 98.57%。服药最短 1.5 个疗程，最长 6 个疗程。

【来源】刘亚平．茵陈退黄汤治疗急性黄疸型肝炎 140 例．陕西中医学院学报，2003, 26（6）: 23 – 24

🌸 清热利湿凉血饮

茵陈 20 ~ 40g　大黄 10 ~ 15g　虎杖 15g　金钱草 15g　赤芍 15g
牡丹皮 10g　白茅根 20g　丹参 15g　泽兰 10g

【用法】水煎服，每天 2 次，每日 1 剂。

【功效】清热解毒，利湿退黄，凉血活血。

【适应证】**急性黄疸型肝炎（湿热内蕴证）**。症见：身黄、目黄、尿黄，倦怠乏力，恶心呕吐，厌油腻，腹胀，胁肋隐痛，舌红，苔黄腻，脉弦。

【临证加减】便秘者大黄后下；呕逆者，加竹茹、姜半夏；胁痛甚者，加川楝子、片姜黄；发热者，加柴胡、黄芩；脘腹胀满者，加藿香、豆蔻仁。

【疗效】运用本方治疗急性黄疸型肝炎 52 例，结果治愈 16 例，显效 22 例，有效 8 例，无效 6 例，有效率为 88.5%。

【来源】王玉忠．清热利湿凉血饮治疗乙型肝炎急性黄疸型临床研究．河南中医学院学报，2008, 23（4）: 59 – 60

🌸 六草二苓汤

金钱草 30g　溪黄草 30g　败酱草 30g　龙胆草 30g　鱼腥草 30g
车前草 30g　猪苓 30g　茯苓 30g

【用法】头煎加水约 2000ml，先泡 20 分钟，武火煮沸后，改小火再煮沸 30 分钟，取液约 500ml；二煎如上再取液约 500ml；两煎药汁混合后，分成 4 份。温服 250ml，每天 2 次，每日 1 剂。

【功效】清热利湿退黄。

【适应证】**急性黄疸型肝炎（湿热内蕴证）**。症见：身黄、目黄、尿黄，倦怠乏力，恶心呕吐，厌油腻，胁胀脘闷，舌红，苔黄腻，脉弦。

【疗效】运用本方治疗急性黄疸型肝炎 72 例，结果显效 49 例（占 68.1%），有效 18 例（占 25.0%），无效 5 例（占 6.9%）。

【来源】钟启腾. 六草二苓汤治疗急性黄疸型病毒性肝炎的临床研究. 中国自然医学杂志, 2002, 4（4）: 198 - 200

🪷 护肝汤

大黄 30g 茵陈 30g 栀子 35g 虎杖 15g 藿香 15g 大青叶 15g
丹参 15g 五味子 15g 甘草 15g 山楂 15g

【用法】水煎服, 每天 2 次, 每日 1 剂。

【功效】清热利湿退黄, 健脾凉血散瘀。

【适应证】**急性黄疸型肝炎（湿热内蕴, 气滞血瘀证）**。症见: 身黄、目黄、尿黄, 倦怠乏力, 恶心呕吐, 厌油腻, 腹胀, 胁痛, 大便结, 舌红, 苔黄腻, 脉弦涩。

【临证加减】全身倦怠气虚者加用黄芪、党参、生地; 肝区疼痛者加用柴胡、青皮; 腹胀者加用木香、枳壳、黄连; 恶心呕吐重者加用半夏、代赭石、生姜、砂仁; 黄疸重或持续不退者加用赤芍、金钱草; 便秘者加用当归, 大黄后下。

【疗效】运用本方治疗急性黄疸型肝炎 56 例, 结果治愈 24 例, 占 43.0%, 有效 54 例, 占 96.4%, 无效 2 例, 占 3.6%。用药时间最短 6 天, 最长 32 天, 平均用药时间 16 天。

【来源】沈桂生. 中药护肝汤治疗急性黄疸型肝炎 56 例疗效观察. 中国医师杂志, 2002 增刊: 163

🪷 茵陈芍枣汤

茵陈 60 ~ 120g 赤芍 10 ~ 20g 大枣 10 ~ 20 枚

【用法】水煎服, 每天 2 次, 每日 1 剂。

【功效】清热利湿, 活血化瘀, 利胆退黄。

【适应证】**急性黄疸型肝炎（湿热蕴结证）**。症见: 身黄目黄尿黄, 乏力易疲劳, 恶心呕吐, 厌油腻, 口干苦, 腹胀, 右胁痛, 大便结, 舌红, 苔黄腻, 脉弦。

【临证加减】腹胀加厚朴 10 ~ 15g; 纳呆加山楂 10 ~ 30g; 乙肝表面抗原阳性加半枝莲 10 ~ 30g; 大便秘结加大黄 6 ~ 9g。

【疗效】运用本方治疗急性黄疸型肝炎 89 例，结果治愈 56 例，好转 21 例，无效 12 例，总有效率 86.5%。

【来源】王培业. 自拟茵陈芍枣汤治疗急性黄疸型肝炎 89 例. 中国民间疗法，2010，18（1）：28

🪷 茵栀柴金汤

茵陈 20g　柴胡 10g　栀子 10g　虎杖 10g　金钱草 6g　生地 6g　黄连 6g　赤芍 6g　山楂 10g　白术 10g　大黄 3g

【用法】水煎服，每天 3 次，每日 1 剂。

【功效】清热利湿，利尿退黄，活血化瘀。

【适应证】**小儿急性黄疸型肝炎（湿热蕴结证）**。症见：身目尿黄，或有发热，倦怠乏力，恶心呕吐，脘腹胀满，大便秘结，右胁肋隐痛，舌红，苔黄腻，脉弦滑。

【临证加减】便溏，纳呆者去大黄加茯苓 10g；发热者加连翘 10g，薄荷 4g；恶心者加生姜、芦根各 5g。

【疗效】运用本方治疗小儿急性黄疸型肝炎 56 例，结果显效 49 例（占 87.50%），有效 6 例（占 10.71%），无效 1 例（占 1.77%）。总有效率为 98.21%。

【来源】何培华，章忠林. 茵栀柴金汤治疗小儿急性黄疸型肝炎 56 例. 现代中医药，2008，28（6）：26

🪷 茵陈泽泻汤

茵陈 40～100g　大黄 5～15g　泽泻 20～30g　虎杖 15g　丹参 15g　板蓝根 30g　白茅根 30g　车前子 15g　生山楂 30g　金钱草 30g

【用法】水煎服，每天 2 次，每日 1 剂。

【功效】清热利湿，解毒利胆，活血化瘀，消滞退黄。

【适应证】**急性黄疸型肝炎（湿热蕴结，气滞血瘀证）**。症见：身目尿黄，神疲乏力，精神倦怠，恶心呕吐，厌油腻，口干苦，腹胀满，胁肋隐痛，大便结，舌红，苔黄腻，脉弦。

【临证加减】呕吐加竹茹；脾虚加茯苓；谷丙转氨酶较高加五味子；乙型

肝炎表面抗原阳性加白花蛇舌草、半枝莲。

【疗效】运用本方治疗急性黄疸型肝炎128例，结果痊愈124例（其中15日痊愈70例，16～20日痊愈36例，20～30日痊愈18例），有效4例，总有效率100%。

【来源】高贤. 茵陈泽泻汤治疗急性黄疸型肝炎128例. 河北中医，2002，24（3）：170

🪷 清黄汤

茵陈50g　金钱草30g　虎杖25g　大黄10g　泽泻20g　车前子20g　芒硝6g（冲服）

【用法】水煎服，每天2次，每日1剂。

【功效】清热利湿，解毒退黄。

【适应证】**急性黄疸型肝炎**（湿热瘀结肝胆证）。症见：身目尿黄，神疲倦怠，乏力气短，或有发热、皮肤瘙痒，恶心呕吐，腹胀，胁痛，大便结，舌红，苔黄腻，脉弦。

【临证加减】胁痛加郁金15g，川楝子10g；呕恶加莱菔子10g，竹茹10g；心中懊恼加黄连5g，龙胆草6g。

【疗效】运用本方治疗急性黄疸型肝炎48例，结果21例痊愈，15例显效，7例有效，5例无效，显效率75.0%，总有效率89.6%。

【来源】魏春荣，田谧，袁太友，等. 清黄汤治疗急性黄疸型肝炎92例及护理配合. 吉林中医药，2007，27（12）：46

第二节　慢性肝炎

急性肝炎病程超过半年，或原有乙型、丙型、丁型肝炎或HBsAg携带史而再次出现肝炎症状、体征及肝功能异常者。慢性肝炎仅见于乙、丙、丁型肝炎3型。

本病诊断要点：①病程超过半年或发病日期不明确而有慢性肝炎症状、体征、实验室检查改变者。②常有乏力、纳差、厌油、肝区不适等症状，可有肝病面容、肝掌、蜘蛛痣、胸前毛细血管扩张，肝大质偏硬、脾大等体征；③根据病情轻重，及实验室指标改变综合评定轻、中、重三度。

慢性肝炎属于中医学"肝着"等范畴。肝着可由情志不遂、饮食所伤、外感湿热、劳欲久病等引起。肝着病初，由肝郁气滞，气机不畅而致肝区隐痛不适；或感受湿热邪气、饮食所伤，湿热碍脾，脾失健运，湿热内生，郁遏肝胆，疏泄不畅，导致胁痛、黄疸、恶心呕吐等症；肝肾同源，精血互生，若因肝肾阴虚，精亏血少，肝脉失养，则可致胁肋隐隐作痛。本病的病变部位主要在肝胆，涉及脾胃肾等脏腑。胁痛的辨证着重辨气血虚实。治疗上宜疏肝柔肝并举，以防辛燥劫阴之弊。疏肝解郁，理气止痛是治疗胁痛的常用治法，但肝为刚脏，体阴而用阳，治疗时宜柔肝而不宜伐肝。所以用疏肝理气药物时，应尽量选用轻灵平和之品，并且要配伍柔肝养阴药物，以固护肝阴，以利肝体。临床根据证型还可采用清热利湿、祛瘀通络、柔肝养阴等治疗。

复方金茵汤

茵陈 30g　郁金 25g　党参 15g　白术 15g　山栀 12g　当归 10g
红花 6g　水蛭 6g　甘草 6g

【用法】水煎服，每天 2 次，每日 1 剂。

【功效】清热利湿退黄，益气化瘀。

【适应证】**慢性肝炎恢复期黄疸不退（湿热蕴结，气虚血瘀证）**。症见：身目尿黄，黄色较前浅、淡，饮食渐复，疲劳乏力较前好转，舌淡暗，苔黄腻，脉弦涩。

【疗效】以本方治疗慢性肝炎恢复期残黄 18 例，结果显效 14 例（占77.78%），有效 3 例（16.67%），无效 1 例（5.56%），总有效率 94.44%。且使用本方的治疗组显效者退黄时间明显短于对照组。

【来源】王前山. 复方金茵汤治疗慢性肝炎残黄 18 例临床观察. 中国中医药科技，2000，7（4）：255

白莲汤

白背叶根 45g　黄花倒水莲 30g　七叶一枝花 15g　白术 12g　山

楂 20g　白芍 15g　虎杖 20g　丹参 20g　党参 30g　茯苓 20g　郁金 15g
薏苡仁 12g

【用法】水煎服，每天 2 次，每日 1 剂。

【功效】清热解毒，健脾利湿。

【适应证】**慢性肝炎（湿热蕴结，气虚血瘀证）**。症见：神疲乏力易疲劳，恶心呕吐，腹胀，食欲减退，右胁肋痛，可有黄疸，小便黄，大便溏或结，舌红苔黄，脉弦。

【疗效】以本方治疗慢性肝炎患者 48 例，基本治愈 36 例（占 75%），好转 6 例（占 12.5%），无效 6 例（1 例走失按无效处理），总有效率 87.5%。

【来源】梁金树. 白莲汤治疗慢性肝炎 48 例. 中药材，2000，23（8）：511 – 512

愈肝汤

黄芪 30g　丹参 30g　垂盆草 30g　生山楂 30g　党参 15g　茵陈 15g　虎杖 15g　黄精 15g　白花蛇舌草 15g　板蓝根 15g　当归 10g　生地黄 10g　郁金 10g　泽泻 12g　生白术 12g　白芍药 12g　甘草 3g

【用法】水煎服，每天 2 次，每日 1 剂。28 日为 1 个疗程。

【功效】清热利湿，疏肝健脾。

【适应证】**慢性肝炎（湿热蕴结，肝郁脾虚证）**。症见：右胁隐痛，乏力易疲劳，纳食减退，恶心呕吐，四肢无力，气短，性情急躁或抑郁，心烦失眠，尿黄，舌淡苔黄腻，脉弦或滑。

【临证加减】若湿热偏重者去党参、黄精，加白茅根、黄芩、薏苡仁；肝脏质地中等者加穿山甲、鳖甲；兼肝郁，肝区胀痛者加陈皮、青皮、元胡；胃纳不佳者加鸡内金、神曲、谷芽、麦芽；心烦夜卧不宁者加黄连、酸枣仁、夜交藤、合欢皮；腹胀不适者加枳壳、川楝子。

【疗效】以本方治疗慢性肝炎患者 52 例，1～3 个疗程评估疗效。结果痊愈 12 例，好转 32 例，无效 8 例，总有效率为 84.6%。

【来源】陈道生. 愈肝汤治疗慢性肝炎疗效观察. 河北中医，2001，23（1）：15 – 16

保肝散

三七 6g　赤芍 20g　丹参 20g　茵陈 20g　板蓝根 20g　垂盆草 20g

黄芪 20g　灵芝 30g

【用法】水煎服，每天 2 次，每日 1 剂。3 个月为 1 个疗程。

【功效】清解湿毒，柔肝养肝。

【适应证】**慢性肝炎**（**湿热蕴结，肝郁脾虚证**）。症见：乏力易疲劳，纳呆，倦怠，气短，或见黄疸及腹水，肝区隐痛，腹胀满，舌红，苔黄微腻，脉弦。

【临证加减】黄疸深加田基黄、大黄；腹胀明显加木香、大腹皮；有腹水加猪苓、茯苓、泽泻、车前子；明显门脉高压症加龟板、鳖甲。

【疗效】以本方治疗慢性肝炎 54 例，结果显效 15 例，好转 33 例，无效 6 例，总有效率为 88.89%。

【来源】申屠利明．保肝散治疗慢性肝炎及肝纤维化 54 例．浙江中西医结合杂志，2001，11（9）：564－565

🌸 温阳祛瘀化痰方

　　桂枝 9g　茴香 9g　白芥子 9g　田基黄 9g　茯苓 12g　丹参 12g
莱菔子 30g

【用法】水煎服，每天 2 次，每日 1 剂。疗程 12 周。

【功效】温阳化痰，祛瘀退黄。

【适应证】**慢性肝炎**（**阴黄脾肾阳虚证**）。症见：黄色晦暗，神疲畏寒，脘闷或腹胀，胃脘有振水声，乏力、纳差，瘙痒，焦虑抑郁，恶心呕吐，胃肠胀气，胁痛，口干苦，舌淡，苔薄白或白腻，脉弦。

【临证加减】畏寒加制附子 9g；便溏泄泻加吴茱萸 6g；乏力加炙黄芪 20g；纳差加薏苡仁 20g；恶心呕吐加制半夏 9g；胃肠胀气加陈皮 9g，厚朴 6g；尿少加车前子 15g；胁痛加郁金 12g；瘙痒加紫草 30g。

【疗效】以本方治疗慢性肝炎 32 例，结果显示症状改善显效 15 例，有效 15 例，无效 2 例，总有效率 93.3%；退黄效果显效 10 例，有效 19 例，无效 3 例，总有效率 93.6%。

【来源】许奎，严兆洪，王辉．温阳祛瘀化痰方治疗慢性肝炎、肝硬化轻度黄疸 32 例．安徽中医学院学报，2002，21（2）：15－18

🪷 补中益气汤加味

黄芪 15g　党参 15g　当归 15g　白术 15g　陈皮 10g　升麻 10g　柴胡 10g　甘草 10g

【用法】水煎服，每天 2 次，每日 1 剂。3 个月为 1 个疗程。

【功效】健脾和胃，疏肝理气。

【适应证】**慢性肝炎（脾虚湿困证）**。症见：四肢乏力，易疲倦，腹胀，面色灰黄，右胁隐痛，肝脾肿大，食纳少，脘腹胀满，便溏，舌红或有紫斑，舌苔黄腻，脉濡数。

【临证加减】脾虚湿困，胸闷，腹胀较著者，可加茯苓、苍术、茅根；脾郁气滞，胁痛较著，得嗳气则舒者，选加香附、木香；口苦，有黄疸，湿热较著者加茵陈、黄芩、金钱草；肝脾肿大显著，有血瘀症状者，可加丹参、红花、桃仁；浮肿加大腹皮、车前子、茅根。

【疗效】以本方治疗慢性肝炎 56 例，结果显效 15 例，好转 33 例，无效 8 例，总有效率 85.7%。

【来源】朱开学，马羽萍，赵晓玲. 补中益气汤治疗慢性肝炎 56 例. 陕西中医，2002，23（2）：131 - 132

🪷 慢肝散

茵陈 15g　白术 15g　茯苓 15g　猪苓 15g　泽泻 15g　板蓝根 15g　虎杖 15g　栀子 12g　桃仁 10g　丹参 20g　黄芪 30g　制大黄 5g

【用法】水煎服，每天 2 次，每日 1 剂。3 个月 1 个疗程。

【功效】健脾利湿，活血化瘀。

【适应证】**慢性肝炎（脾虚湿渗，气血瘀滞证）**。症见：困倦，纳差，厌油腻，上腹不适，舌色淡白，苔白厚腻，脉弦或濡。

【临证加减】肝脾肿大加三棱 10g、莪术 10g；纳差加鸡内金、砂仁、山药各 12g；胁痛反复发作加瓜蒌仁 10g、旋覆花 10g；舌红、失眠去大黄、猪苓、泽泻加沙参 15g、枸杞 15g、白芍 15g；周身困倦、腰膝酸软加巴戟天 12g、菟丝子 12g。

【疗效】以本方治疗慢性肝炎 163 例，结果痊愈 33 例，显效 51 例，好转 55 例，无效 24 例，总有效率 85.2%。

【来源】王伟，张平．慢肝汤治疗慢性肝炎 163 例．中国中医药科技，2004，11（2）：120

🪷 黄氏慢肝汤

当归 20g　白芍 30g　白术 20g　茯苓 30g　柴胡 20g　甘草 6g　川芎 15g　枳壳 20g

【用法】水煎服，每天 2 次，每日 1 剂。忌生冷辛辣食物。

【功效】疏肝健脾，理气活血，清热利温解毒。

【适应证】**慢性肝炎（肝郁脾虚，湿热蕴结证）**。症见：乏力纳呆，右胁隐痛，腹胀满，全身酸软，大便溏，小便黄，口苦目眩，舌尖红，苔黄腻，脉弦细。

【临证加减】热毒重者，加入板蓝根之清热解毒以除病因；瘀血重者加丹参、䗪虫、红花、元胡之活血化瘀，鳖甲、牡蛎以软坚散结；加泽泻清热利湿，使邪有出路，焦三仙消食磨积，加强脾胃消化功能，减轻肝脏消化的负担。气虚加黄芪，血虚加何首乌，气滞偏重加香橼、佛手，湿热加车前子、茵陈蒿、黄柏。

【疗效】以本方治疗慢性肝炎 50 例，结果痊愈 39 例，好转 10 例，总有效率 98%；无效 1 例，占 2%。

【来源】黄庆伟．慢肝汤治疗慢性肝炎 50 例．中国中医药现代远程教育，2010，8（21）：15

🪷 健脾活血解毒汤

党参 15g　白术 15g　茯苓 15g　砂仁 12g　木香 12g　陈皮 15g　半夏 15g　丹参 30g　赤芍 15g　板蓝根 30g　金银花 30g　柴胡 15g　元胡 12g　白芍 15g　五味子 10g　甘草 6g

【用法】水煎服，每天 2 次，每日 1 剂。

【功效】疏肝解郁，健脾利湿。

【适应证】**慢性肝炎（肝郁脾虚证）**。症见：腹胀、时腹胁胀痛或隐痛，时恶心、厌油腻，倦怠乏力，心烦，大便溏薄不爽，劳累易复发或加重。舌质淡或舌体胖，苔薄白或薄黄，脉细弱或弦细。

【疗效】以本方治疗慢性肝炎 109 例，结果显效 75 例，占 68.8%；有效 29 例，占 26.6%；无效 5 例，占 4.6%；总有效率 95.4%。在显效和有效中 61 例，随访半年无复发。

【来源】范晓东，张志英. 健脾活血解毒治疗慢性肝炎 109 例. 医学理论与实践，2004，17（5）：539

柴胡桂枝干姜汤加味

柴胡 10g　黄芩 10g　干姜 10g　生牡蛎（先煎）20g　天花粉 15g 川楝子 10g　元胡 10g　生白芍 15g　炙黄芪 10g　党参 10g　炙甘草 10g　三棱 6g　莪术 10g

【用法】水煎服，每天 2 次，每日 1 剂。忌食生冷辛辣及饮酒。

【功效】舒肝解郁，温寒通阳，散结化饮。

【适应证】**慢性肝炎（肝郁脾虚，痰饮内结证）**。症见：肝区胀痛，小腹憋胀不适，口苦咽干，精神不振，四肢乏力，饮食欠佳，小便黄，大便不成形，日两次，舌淡，苔白滑，脉弦缓。

【来源】陈宝明. 柴胡桂枝干姜汤的应用. 基层医学论坛，2005，9（8）：729

加减甘露消毒丹合二陈汤

茵陈 30g　黄芩 12g　飞滑石 30g（包煎）　射干 10g　藿香 10g 陈皮 10g　石菖蒲 10g　薄荷 8g（后下）　白豆蔻 10g　川贝母 10g　木通 10g　半夏 10g　柴胡 10g　丹参 15g　赤芍 30g　茯苓 10g　甘草 3g

【用法】水煎服，每天 2 次，每日 1 剂。疗程 60 天。

【功效】清热祛湿，化痰祛黄。

【适应证】**慢性肝炎（湿热蕴结证）**。症见：肝区不适，倦怠乏力，黄疸，腹胀，纳差，恶心，厌油腻，小便黄，大便溏，舌红，苔黄腻，脉弦。

【疗效】以本方治疗慢性乙型肝炎患者 39 例，结果显效 12 例（占 30.77%），有效 23 例（占 58.97%），无效 4 例（占 10.26%），总有效率 89.74%。

【来源】夏红梅，尹卫华，李茂文，等. 加减甘露消毒丹合二陈汤治疗慢性乙型肝炎临床研究. 实用中西医结合临床，2007，7（2）：18－19

柴胡解毒汤

柴胡 15g　黄芩 10g　茵陈 15g　土茯苓 15g　凤尾草 12g　草河车 12g　炙甘草 4g　虎杖 12g　金钱草 15g　垂盆草 15g　白花蛇舌草 12g　䗪虫 10g　茜草 10g

【用法】水煎服，每天 2 次，每日 1 剂。

【功效】清热解毒利湿，疏肝解郁利胆。

【适应证】**慢性乙型肝炎**（**湿热蕴结肝胆证**）。症见：肝区疼痛而胀，头晕口苦，不欲饮食，疲乏无力，腰部酸痛，小便赤秒，大便不爽，舌质红，苔黄白而腻，脉弦滑而数。

【来源】周亚男．刘渡舟治疗病毒性乙型肝炎的经验方．世界中医药，2011，6（5）：418 - 419

柴胡活络汤

柴胡 15g　黄芩 10g　茵陈 15g　土茯苓 15g　凤尾草 15g　草河车 15g　炙甘草 6g　茜草 10g　䗪虫 10g　当归 15g　白芍 15g　泽兰 10g　红花 10g　海螵蛸 15

【用法】水煎服，每天 2 次，每日 1 剂。

【功效】疏肝活血通络，祛湿解毒止痛。

【适应证】**慢性乙型肝炎**（**肝血瘀阻，络脉不通证**）。症见：右胁疼痛加重，入夜更甚，腹胀，食少，乏力，眠差，溺短赤，大便溏，苔白腻，舌边瘀斑，脉弦而涩。

【来源】周亚男．刘渡舟治疗病毒性乙型肝炎的经验方．世界中医药，2011，6（5）：418 - 419

柴胡鳖甲汤

柴胡 10g　鳖甲 20g（先煎）　川楝子 10g　生牡蛎 20g（先煎）红花 6g　茜草 10g　麦冬 12g　玉竹 12g　生地黄 15g　白芍 9g　牡丹皮 9g　䗪虫 6g

【用法】水煎服，每天 2 次，每日 1 剂。

【功效】软坚化积；柔肝滋胃。

【适应证】**慢性乙型肝炎**（**肝血瘀积，胃阴亏虚**）。症见：肝脾肿大疼痛，脘腹胀满，面暗而垢，口干咽燥，不思饮食，舌光红无苔，左脉弦细，右见弦滑。

【来源】周亚男．刘渡舟治疗病毒性乙型肝炎的经验方．世界中医药，2011，6（5）：418－419

🪷 和肝解毒汤

黄芪30g 白花蛇舌草30g 丹参15g 板蓝根20g 灵芝10g 枸杞10g 甘草5g

【用法】水煎服，每天2次，每日1剂。

【功效】益气养肝，活血解毒。

【适应证】**慢性乙型肝炎**（**湿热内蕴，肝郁脾虚证**）。症见：乏力，纳差，倦怠，右胁隐痛，腹胀满，面色萎黄，小便黄，大便稍溏，舌质暗淡，苔薄黄腻，脉弦小滑。

【临证加减】湿热黄疸较重者加茵陈，可重用20～50g，并可酌加金钱草、栀子、土茯苓、贯众、虎杖等；转氨酶高者加垂盆草、红花、五味子等；胆酶分离时，重用赤芍，可用到30g；肝郁气滞加醋柴胡、香附；胁痛重或痛引少腹者加川楝子、郁金；脾虚纳差者，加党参、白术、山药、炒麦芽、焦山楂等；腹胀满闷不舒者加陈皮、佛手、乌药、枳实等；湿浊偏重加苍术、猪苓、萆薢。

【来源】景蓉，刘运磊．刘烨治疗慢性乙型肝炎的经验．陕西中医，2011，32（10）：1362－1363

🪷 复元活血汤

柴胡15g 天花粉15g 当归15g 甲珠15g 桃仁10g 红花10g 黄芪50g 升麻10g 党参15g 法半夏10g 神曲10g 甘草10g

【用法】水煎服，每天2次，每日1剂。

【功效】活血化瘀，疏肝解郁。

【适应证】**慢性肝炎**（**肝郁脾虚血瘀证**）。症见：疲乏，腹胀纳差，疲乏无力，恶心欲呕，口苦口干，不思饮食，大便不爽，小便黄赤，肝区疼痛，肝脾大，舌暗红苔腻，脉弦滑细数。

【来源】郑彦秀．复元活血汤治疗慢性肝炎 100 例．光明中医，2008，23（23）：1806

茵柴栀术丸

茵陈 150g　柴胡 150g　山栀子 120g　莪术 80g　大黄 120g　枳实 250g　生山楂 180g　生白扁豆 120g　木瓜 120g　丹参 200g　当归 120g　党参 120g　黄芪 90g　姜黄 90g　白芍 150g　鸡内金 90g　䗪虫 60g　熟地黄 200g　五味子 180g　炙甘草 180g

【用法】上药共研细末，白蜜为丸，每丸重 9g，早晚空腹各 1 次，每次 3 丸，温开水送下，1 个月为一疗程。

【功效】清热化湿，疏肝健脾，行气活血，滋补肝肾。

【适应证】**慢性肝炎（肝脾不调，气滞血瘀证）**。症见：疲乏无力，食欲不振，肝区不适，上腹部胀满，面色萎黄发暗，舌质暗，舌苔剥落，脉沉弦。

【疗效】以本方治疗慢性肝炎患者 68 例，结果治愈 56 例，占 82.4%，有效 8 例，占 11.8%，无效 4 例，总有效率为 94.1%。

【来源】马蒲梅．茵柴栀术丸治疗慢性肝炎 68 例．光明中医，2009，24（7）：1274

疏肝健脾汤

炙附子 10g　柴胡 10g　炙甘草 10g　肉桂（后下）3g　山药 30g　马齿苋 30g　熟地 20g　白术 20g　白芍 20g　当归 10g　制香附 10g　茯苓皮 10g

【用法】水煎服，每天 2 次，每日 1 剂。30 天为 1 个疗程，治疗 3 个疗程。

【功效】疏肝解郁，健脾渗湿。

【适应证】**慢性肝炎（肝郁脾虚证）**。症见：乏力，食欲不振，恶心、呕吐，肝区轻微疼痛，性情改变，失眠多梦，可见面色黯黄、手掌赤红、唇色紫绀，部分患者可在胸腹部见到深色痣斑，偶尔出现黄疸，肝脏轻度肿大，质地可中等硬，轻微压痛，少数患者可有脾肿大。舌体淡胖边有齿痕，苔薄白质紫，脉沉细濡。

【疗效】以本方治疗慢性肝炎 60 例，结果显效（服药 3 个疗程，临床症状基本消失，实验室检查 ALT、AST、TP 均恢复正常，A/G 倒置纠正）31 例；有效（服药 3 个疗程，临床症状缓解，实验室检查有改善）12 例；无效（服药 3 个疗程，临床症状和实验室检查无明显好转）8 例。总有效率达 84.3%。

【来源】孙作刚. 自拟疏肝健脾汤治疗慢性肝炎 60 例的临床观察. 中国现代药物应用，2009, 3 (21)：109 – 110

柔肝方

藿香 15g　女贞子 15g　墨旱莲 15g　桑椹 15g　急性子 15g　鳖甲 15g　贯众 15g　川楝子 12g　牡蛎 12g　冬葵子 12g

【用法】水煎服，每天 2 次，每日 1 剂。

【功效】清热解毒，滋肾柔肝。

【适应证】**慢性乙型肝炎（肝肾阴虚证）**。症见：倦怠乏力，纳呆，恶心，口干，齿衄，鼻衄，或有身目尿黄，腹胀，胁肋胀痛，腰酸乏力，大便溏，舌红，苔少，脉弦。

【疗效】运用本方治疗慢性乙型肝炎 50 例，结果显效 32 例（占 64.0%），好转 7 例（占 14.0%），无效 11 例（占 22.0%），显效率 64.0%，总有效率 78.0%。

【来源】蔡春江. 柔肝方对慢性乙型肝炎病毒复制及肝功能的影响. 世界中医药，2008, 3 (4)：202 – 204

利胆活血解毒汤

茵陈 15g　丹参 15g　郁金 15g　栀子 10g　黄芩 10g　皂刺 10g　制川大黄 10g　白花蛇舌草 20g　赤芍 20g

【用法】水煎服，每天 2 次，每日 1 剂。20 天为 1 个疗程。

【功效】清热利湿，活血解毒，疏肝利胆退黄。

【适应证】**肝炎后高胆红素血症（湿热内蕴，肝郁气滞证）**。症见：胁肋隐痛不舒，偶有刺痛，纳差尿黄，神疲乏力，懒言，或见面色晦暗，蜘蛛痣，舌暗苔黄腻，脉弦细。

【临证加减】恶心呕吐加陈皮、竹茹；腹胀尿少加大腹皮、车前子；纳呆厌食加山楂、鸡内金；乏力嗜睡加菖蒲、远志；齿衄鼻衄加蒲黄、水牛角；胸胁疼痛加元胡、川楝子等。

【疗效】以本方治疗病毒性肝炎后高胆红素血症32例，结果显示1个疗程血清总胆红素正常者（TB≤17.1μmol/L）9例，两个疗程正常者16例，3个疗程正常者4例，4个疗程正常者3例，平均血清总胆红素恢复时间40.6天。

【来源】刘玉尧. 利胆活血解毒汤治疗肝炎后高胆红素血症32例. 中国健康月刊，2011，30（11）：250

🌸 肝苏颗粒

黄芪60g　鳖甲60g　白术60g　水牛角50g　蜀羊泉50g　茯苓50g　女贞子50g　丹参50g　桃仁50g　全瓜蒌50g　半枝莲100g　白花蛇舌草100g　三七30g　淫羊藿30g

【用法】上述药物三七粉碎成细粉，余药加水煎煮两次，每次1.5小时，合并煎液，静置24小时，取上清液浓缩至相对密度为1.25（80℃）的浸膏；取适量的糖粉与三七细粉充分搅匀后加入清膏及适量乙醇制成软材，置颗粒机中制成颗粒，60℃真空干燥，制得成品1000g。口服肝苏颗粒每次10g，每日3次。2周为1个疗程，连用3个疗程。

【功效】清热解毒，健脾利湿，活血化瘀，柔肝补肾。

【适应证】慢性乙型肝炎（湿热内蕴，气滞血瘀证）。症见：神疲，乏力，恶心呕吐，腹胀，胸胁胀满，食欲减退，尿黄，舌淡暗，苔黄腻，脉弦涩。

【疗效】治疗组86例中，显效26例，有效34例，无效26例，显效率为30.2%，总有效率为69.77%。

【来源】刘以霞，俞文军. 肝苏颗粒治疗慢性乙型肝炎临床观察，2011，27（12）：16－17

🌸 牛黄与西洋参并用

西洋参粉0.6g　体外培育牛黄0.1g

【用法】西洋参与体外培育牛黄均加工为细粉，消毒后塑料袋分装，以西洋参 0.6g + 体外培育牛黄 0.1g，温水冲服，每天 1 次。

【功效】清热解毒，益气养阴，疏肝利胆。

【适应证】**慢性乙型肝炎（气虚毒蕴证）**。症见：乏力气短，精神差，恶心呕吐，腹胀，右胁痛，食欲差，小便黄，大便溏，舌淡，苔白或腻，脉濡或弦。

【疗效】以本方治疗慢性乙型肝炎 60 例，结果显效 24 例，有效 26 例，无效 10 例，总有效率 83.0%。

【来源】陈利锋，李羚青，赵映前. 牛黄与西洋参并用治疗慢性乙型病毒性肝炎的临床研究. 湖北中医药大学学报，2011，13（6）：15 – 17

益气解毒汤

生黄芪 30g 党参 10g 当归 10g 白芍药 10g 苦参 10g 土茯苓 10g 北豆根 6g 半枝莲 10g 枸杞子 10g 炒酸枣 10g 藿香 10g 生甘草 6g

【用法】水煎服，每天 2 次，每日 1 剂。

【功效】益气健脾，清热解毒。

【适应证】**慢性乙型肝炎（湿热内蕴，肝郁脾虚证）**。症见：肝区隐痛、胀痛或刺痛，困倦乏力，纳差，舌淡红，边齿痕，苔薄白微黄或黄腻，脉弦。

【疗效】以本方治疗慢性乙型肝炎患者 44 例，结果基本治愈 18 例（占 40.9%），有效 21 例（占 47.7%），无效 5 例（占 11.4%），总有效率为 88.6%。其中 HBeAg 阳性病例 32 例，治疗后转阴 8 例（25.0%），出现乙肝 e 抗体（HBeAb）阳性 5 例（15.6%）；HBV – DNA 阳性 44 例，转阴 16 例（36.4%）。

【来源】左瑞菊. 益气解毒法治疗慢性乙型病毒性肝炎 44 例临床观察. 河北中医，2011，33（11）：1642 – 1643

柴芍六君子汤

柴胡 10g 炒白芍 12g 党参 15g 炒白术 15g 茯苓 15g 陈皮 10g 姜半夏 12g 炙甘草 6g 生姜 3 片 大枣 3 枚

【用法】水煎服，每天 2 次，每日 1 剂。

【功效】健脾和胃，疏肝理气。

【适应证】**慢性肝炎**（**肝郁脾虚证**）。症见：倦怠乏力，纳差，腹胀，胁痛，烦躁易怒或抑郁纳呆，恶心呕吐，口淡无味，面色无华，大便溏薄，舌质淡红，苔薄白，脉弦细。

【临证加减】肝区疼痛明显者，加香附、郁金以疏肝理气止痛；大便溏稀者，加苍术、薏苡仁、白扁豆、山药、芡实以健脾渗湿；湿热重者，加佩兰、藿香、白花蛇舌草、忍冬藤以清化湿热；血瘀者，加丹参饮以活血化瘀；黄疸明显者，加茵陈、金钱草、白茅根以利湿清热退黄；血虚明显者，加黄芪、当归以益气养血；阴虚者，加太子参以益气养阴；妇女月经不调者，加益母草以养血活血调经；男子阳痿者，加桂枝、刺猬皮以温经补肾。

【来源】李粉萍，薛敬东. 名老中医张瑞霞疏肝健脾法治疗慢性肝炎经验介绍. 中西医结合肝病杂志，2011，21（6）：366

❀ 补肾养肝汤

桑寄生 12g　枸杞 12g　墨旱莲 12g　女贞子 12g　五味子 10g　续断 10g　补骨脂 10g　茯苓 10g　白术 10g　砂仁 5g　白花蛇舌草 30g

【用法】水煎服，每天 2 次，每日 1 剂。治疗 4 周为 1 个疗程。

【功效】补肾养肝，健脾和胃。

【适应证】**慢性乙型肝炎**（**肝肾不足证**）。症见：纳差，腹胀，恶心，或不同程度的头晕目眩，肝区疼痛，腰酸膝软，乏力和口干等表现，舌红苔少，脉象弦细或细数。

【临证加减】腹胀加木香、厚朴；便溏加薏苡仁、扁豆；口干甚加麦冬、北沙参；纳差加焦三仙；胆红素持续不降者加红花、赤芍，肝脾肿大者再加鳖甲、穿山甲、丹参等。

【疗效】以本方治疗慢性乙型肝炎 33 例，结果治愈 15 例，占 45.5%；有效 13 例，占 39.4%；无效 5 例，占 15.1%。总有效率 84.9%。

【来源】卢训灏. 补肾养肝为主治疗慢性乙型病毒性肝炎 33 例. 亚太传统医药，2011，7（12）：53 - 54

调气解毒方

黄芪 30g　党参 15g　白术 15g　茯苓 15g　首乌 10g　白花蛇舌草 20g　虎杖 20g　半枝莲 20g　苦参 20g　乌梅 10g　佛手 10g　白芍 10g　柴胡 10g　丹参 20g

【用法】每天 1 剂，每剂煎 2 次，以清洁新鲜淘米水煎煮，并纳鸡蛋一枚同煎，煎好后取汁喝药食蛋。1 个月为 1 个疗程。坚持治疗 5 个疗程以上。

【功效】益气健脾，解毒消滞。

【适应证】**慢性乙型肝炎（湿毒内壅，肝郁脾虚证）**。症见：神疲乏力，精神欠佳，脘腹微胀，纳少，面色少华，恶心欲吐，舌淡，苔薄白，脉弦细。

【临证加减】胁腹胀痛较甚选加香附、郁金、青皮；肝脏肿大、舌脉瘀象者选加当归尾、赤芍、三七、牡蛎；口干苔腻，脘腹胀满者选加佩兰、泽泻、厚朴；口苦苔（黄）腻、尿黄者选加黄芩、栀子、大黄、夏枯草以清利湿热；大便燥结或便溏不爽，加大黄；阴虚内热见舌红苔少、五心烦热者，选加鳖甲、知母、地骨皮、牡丹皮等。

【疗效】以本方治疗慢性乙型肝炎患者 137 例，结果显效（肝功能正常、表面抗原或相关抗原抗体转阴）共 55 例，占 40.1%；有效（肝功能正常，但表面抗原或相关抗原仍呈阳性）共 80 例，占 58.4%；无效（肝功能异常反复，病情无好转）共 2 例，占 1.5%；总有效率 98.5%。治疗时间：最短 1 个疗程，最长 8 个疗程，平均 3.68 个疗程。

【来源】罗亚，曾立清. 调气解毒法治疗慢性乙型病毒性肝炎 137 例. 中国中医药现代远程教育，2011，9（20）：28－29

六君子解毒汤

党参 15g　黄芪 15g　茯苓 15g　白术 10g　陈皮 6g　制半夏 6g　炙甘草 10g　麦芽 15g　郁金 10g　丹参 15g　茵陈蒿 10g　半枝莲 15g　叶下珠 30g

【用法】水煎服，每天 2 次，每日 1 剂，每周连服 5 天后休息 2 天。12 周为 1 个疗程，最多不超过 4 个疗程。

【功效】益气健脾，清热解毒。

【适应证】**乙型肝炎病毒携带者（湿毒内蕴，肝郁脾虚证）**。症见：胁肋胀满隐痛，性情急躁，神疲易乏力，食欲差，腹胀满，恶心呕吐，两对半检查 e 抗原阴性，舌淡苔黄腻，脉弦或濡滑。

【疗效】以本方治疗 HBeAg 阴性乙型肝炎携带者 45 例，结果治愈 11 例（占 24.44%），有效 28 例（占 62.22%），无效 6 例（占 13.34%），总有效率 86.66%。且患者体质较治疗前明显改善。

【来源】贺灏，龚道静. 自拟六君子解毒汤治疗 HBeAg 阴性乙型肝炎病毒携带者 45 例临床分析. 中国医药指南，2012，10（5）：217－218

❀ 养阴柔肝化湿解毒方

　　　　生地15g　苍术9g　白芍15g　茵陈15g　虎杖15g　猫人参30g
苦参9g　丹参30g　车前子15g　北沙参15g　川石斛15g　半枝莲15g
岗稔根30g　马鞭草30g　生甘草6g

【用法】水煎服，每天2次，每日1剂。1个月为一疗程。

【功效】养阴柔肝，化湿解毒护肝。

【适应证】慢性乙型肝炎（湿毒内蕴，肝阴不足证）。症见：乏力，口干或口苦，右胁不适，厌油腻，泛恶，纳呆食少，腹胀或腹泻，舌淡红或暗红、苔薄白腻或黄腻、脉弦细或细数。

【临证加减】神疲乏力甚者加炙黄芪15g、党参15g、桑寄生15g；胀满甚者加柴胡9g、生枳壳9g、青皮9g；腰膝酸软者加枸杞子15g、怀牛膝15g、女贞子15g。

【疗效】以本方治疗慢性乙型肝炎患者 52 例 3 个疗程后，结果显示乏力改善 46 例（占 88.5%），肝区不适改善 45 例（占 86.5%），消化道症状改善 47 例（占 90.3%）；HBV－DNA 阴转率、e 抗原阴转率、产生表面抗体 HBsAb 的例数明显均高于对照组。

【来源】杨毅勇，陆菁. 中医养阴柔肝化湿解毒方治疗慢性乙型肝炎疗效观察. 同济大学学报（医学版），2011，32（6）：100－103

❀ 芪公解毒颗粒剂

　　　　蒲公英15g　黄芪15g　白花蛇舌草15g　虎杖15g　丹参15g　鸡
骨草15g　柴胡15g　枳壳15g　白芍15g　白术15g　垂盆草15g　山

豆根 15g 甘草 15g

【用法】温开水冲服，1 天 1 剂，分 2 次服用。2 个月为 1 个疗程，共治疗 3 个疗程。治疗前和治疗期间不再服用其他药物。

【功效】健脾利湿，疏肝理气，活血化瘀。

【适应证】**慢性乙型肝炎（肝郁脾虚，湿热内蕴证）**。症见：神疲乏力，恶心呕吐，口干苦，厌油腻，腹胀满，右胁痛，性格急躁，善太息，小便黄，大便溏，舌淡苔黄，脉弦。

【疗效】以本方治疗慢性乙型肝炎 30 例，结果显效 17 例，有效 10 例，无效 3 例，有效率占 90.0%。

【来源】芪公解毒免煎颗粒剂对慢性乙型肝炎患者血清 TNF-α 和 IL-2 含量的影响. 中医研究，2012，25（7）：50-52

🪷 茵陈郁金汤

绵茵陈 30g 栀子 10g 黄柏 10g 郁金 10g 枳实 10g 广香 6g（后下） 麦芽 15g 丹参 15g

【用法】水煎服，每天 2 次，每日 1 剂。

【功效】清热利湿。

【适应证】**乙型肝炎（湿热内蕴证）**。症见：神疲乏力，恶心呕吐，身重，食欲差，胁肋隐痛，或有黄疸，尿黄，大便溏，舌红苔黄腻，脉滑或弦。

【临证加减】热毒盛加地丁、板蓝根、夏枯草、贯众；有黄疸加重绵茵陈用量至 60~100g。大便秘结加大黄 6~10g；胁痛明显加柴胡 15g、白芍 15g、元胡 10g；腹痛便溏加炒薏仁 30g、炒扁豆 20g、白术 10g、砂仁 6g、厚朴 10g；肝、脾肿大加桃仁 10g、山栀 6g、莪术 6g、鳖甲 20g；舌质红加丹皮 10g、大黄 3g；呕吐恶心加法半夏 10~12g、黄连 6g、吴茱萸 3g；低热加青蒿 15g、地骨皮 15g；转氨酶稍高持久不降加白芍 15~20g、山楂 15g。

【疗效】运用本方治疗乙型肝炎 61 例，结果近期治愈 38 例，占 62.3%；好转 17 例，占 27.9%；无效 6 例，占 9.8%，总有效率为 90.2%。

【来源】黎克忠. 乙型肝炎中医治疗 61 例分析. 华夏医学，2012，25（5）：737-740

🪷 补肾健脾方

仙灵脾 30g　印度叶下珠 30g　菟丝子 10g　猪苓 10g　杜仲 15g　怀牛膝 15g　黄芪 15g　白术 15g　茯苓 15g　枳壳 15g　郁金 15g　枸杞子 15g　丹参 20g　三七 5g

【用法】水煎服，每天 2 次，每日 1 剂。

【功效】健脾补肾，清热解毒，活血利湿。

【适应证】乙肝病毒携带者（湿热内蕴，脾肾两虚证）。症见：肝炎两对半检查示 e 抗原阳性，乏力易疲劳，平素怕冷，恶心呕吐，食欲减退，或有黄疸，腹胀，右胁隐痛，小便黄，大便溏，舌淡，苔黄腻，脉滑或沉。

【疗效】运用本方治疗 HBeAg 阳性乙肝病毒携带者 174 例，结果显示 24 周时 HBeAg 阴转率和 HBeAg/HBeAb 血清学转换率分别为 3.87% 和 3.31%；52 周时分别为 6.32%、4.60%。对 HBV - DNA 有降低作用，并与对照组比较有统计学意义。

【来源】陈英杰，童光东，贺劲松，等. 补肾健脾方 HBeAg 阳性乙肝病毒携带者的抗病毒疗效，2012，22（4）：200 - 204

🪷 舒理乙肝汤

党参 12g　当归 12g　白芍 12g　王不留行 12g　炒白术 10g　炒苍术 10g　木香 10g　香附 10g　佛手 10g　茵陈 15g　山楂 15g　泽兰 15g　生牡蛎 15g

【用法】水煎服，每天 2 次，每日 1 剂。

【功效】健脾疏肝，活血化瘀，清热利湿。

【适应证】慢性肝炎（肝郁脾虚湿热未清者）。症见：神疲乏力，精神差，恶心呕吐，易烦躁、抑郁，食欲减退，腹胀，胁肋胀满隐痛，小便黄，大便溏，舌红，苔白或腻，脉弦。

【来源】关幼波. 关幼波治慢性肝炎经验. 家庭医药，2007，（4）：25

🪷 健脾舒肝丸

党参 12g　山药 12g　炒薏苡仁 12g　白芍 12g　陈皮 10g　当归

10g 柴胡 10g 郁金 10g 草蔻 6g

【用法】按上方比例加倍，共研为细末，炼蜜为丸，每丸 10g，每次服 1~2 丸，每日服 2 次。

【功效】健脾利湿，疏肝解郁。

【适应证】**肝炎恢复期**（**肝郁脾虚证**）。症见：恶心呕吐，神疲乏力，情志抑郁，四肢无力，气短，腹胀满，右胁痛，小便黄，大便溏，舌红，苔白或腻，脉弦濡。

【来源】关幼波．关幼波治慢性肝炎经验．家庭医药，2007，（4）：25

滋补肝肾丸

北沙参 12g 麦冬 12g 当归 10g 五味子 10g 熟地 10g 陈皮 10g 何首乌 15g 女贞子 15g 川续断 15g 旱莲草 15g 浮小麦 15g

【用法】按上方比例加倍，共研为细末，炼蜜为丸，每丸 10g，每次服 1~2 丸，每日服 2 次；或加适量蜂蜜制成膏，每次服 1 匙（约 10g），每日服 3 次。

【功效】滋补肝肾。

【适应证】**肝炎恢复期**（**肝肾阴虚证**）。症见：精神较前好转，饮食增，仍有神疲乏力，抑郁或性情急躁，腹胀及胁痛减轻，夜寐差，失眠多梦，小便清长，大便溏稀，舌红少苔，脉弦。

【来源】关幼波．关幼波治慢性肝炎经验．家庭医药，2007，（4）：25

王氏丙肝方

紫草 15g 水牛角片 15g（先煎） 丹参 10g 郁金 10g 鳖甲 9g 茵陈 30g 胡黄连 6g 虎杖 30g 青黛（包煎）30g 苦参 20g 薏苡仁 30g

【用法】水煎服，每天 2 次，每日 1 剂。

【功效】解毒凉血，舒肝和络。

【适应证】**丙型肝炎**（**热毒内蕴，气滞血瘀证**）。症见：身目尿黄，恶心呕吐，稍劳动易感疲劳，乏力，腹满，食欲差，右胁胀痛，偶有刺痛，小便黄，大便结，舌红，苔黄，脉弦涩。

【临证加减】血清丙氨酸氨基转移酶升高者，加垂盆草 30g、平地木 30g；精神疲乏者，加肉苁蓉 10g、桑寄生 10g；氨酰转肽酶升高者，加紫花地丁 30g、败酱草 30g 或水牛角片 30g；月经不调者，加柴胡 6g、白芍 10g、鸡血藤 10g。

【疗效】运用本方治疗丙型肝炎 30 例，结果治愈 18 例，基本治愈 10 例，无效 2 例，总有效率 93.3%。

【来源】王建新，徐国升. 中药治疗丙型肝炎的临床研究. 中国中医药咨讯，2012，4（5）：284

乙肝宁汤

　　黄芪 30g　白背叶根 30g　鸡骨草 30g　薏苡仁 30g　茯苓 15g　山药 15g　赤芍 15g　柴胡 10g　郁金 10g　枳壳 10g

【用法】水煎服，每天 2 次，每日 1 剂。6 个月为 1 个疗程。

【功效】健脾益气，清热祛湿，疏肝活血。

【适应证】**慢性乙型肝炎（湿热蕴结中焦证）**。症见：乏力易疲劳，胁肋隐痛，纳差，恶心，厌油腻，口干苦，腹胀，或有黄疸，大便溏，舌淡，苔黄腻，脉弦或濡。

【临证加减】湿热中阻型加茵陈 30g，虎杖 15g；肝郁脾虚型加白术、党参各 15g；肝肾阴虚型加女贞子、旱莲草各 10g；瘀血阻络型加丹参 30g，三七 5g；脾肾阳虚型加淫羊藿、党参各 15g。

【疗效】运用本方治疗慢性乙型肝炎 52 例，结果 HBsAg 转阴率为 6%，HBeAg 转阴率为 38%，ALT 恢复率为 100%，γ-GT 恢复率为 69%。

【来源】杨俊雄. 自拟乙肝宁汤治疗慢性乙型肝炎 52 例体会. 福建中医药，2007，38（3）：28

养肝益气汤

　　黄芪 30g　党参 30g　柴胡 15g　黄精 25g　白芍 15g　茯苓 15g　炒白术 30g　郁金 25g　甘草 10g

【用法】煎 2 次，第一次加入 2000ml 水，煎至 200ml 药汁，第二次加入 1500ml 水，煎至 200ml 药汁，2 次药汁混合摇匀，早饭前，晚饭后各 30 分钟温服 200ml。

【功效】疏肝解郁，健脾益气。

【适应证】乙型病毒性肝炎（肝郁脾虚证）。症见：面黄肌瘦，腹胀，食少纳呆便糖，肋痛，疲乏，恶心厌油，肝脾肿大，舌淡，苔薄，舌边有齿痕，脉沉细或弦缓。

【来源】闫恩俊，蒋淑坤.中医药治疗乙型病毒性肝炎.中国中医药现代远程教育，2012，10（9）：100

通腑活血汤

茵陈 25g　栀子 10g　大黄（后下）10g　大腹皮 18g　丹参 15g　赤芍 20g　谷芽 10g　麦芽 10g　法半夏 10g　木香 10g　柴胡 6g　甘草 10g

【用法】水煎服，每天 2 次，每日 1 剂。

【功效】清热祛湿，通腑活血。

【适应证】慢性肝炎谷丙转氨酶持续不降者（湿热蕴结证）。症见：腹胀，乏力，纳差，尿黄，口腻或口苦，大便不爽或便秘，舌暗红或有瘀斑或瘀点，苔厚腻，脉弦。

【临证加减】腹胀明显者加厚朴 10g、枳实 10g；口黏、恶心明显者加佩兰 10g、竹茹 5g；有口苦者加金银花 10g、龙胆草 3g。

【疗效】运用本方治疗慢性肝炎谷丙转氨酶持续不降 50 例，结果显效 23 例，有效 15 例，无效 12 例，总有效率为 76%。

【来源】邓星，寇莉.中西医结合治疗慢性肝炎谷丙转氨酶持续不降 50 例.时珍国医国药，2003，14（3）：167－169

加味黄精汤

黄精 30g　当归 12g　生地 30g　夜交藤 30g　苍术 10g　白术 10g　青皮 10g　陈皮 10g　生甘草 6g　柴胡 10g　姜黄 10g　郁金 10g　薄荷 3g

【用法】水煎服，每天 2 次，每日 1 剂。3 个月为 1 个疗程。

【功效】养肝滋肾，健脾和胃，理气养阴。

【适应证】**慢性肝炎（湿热内蕴，肝肾阴虚证）**。症见：疲乏无力，食欲不振，或有身目尿黄，恶心呕吐，厌油腻，腹胀，胁痛，下肢浮肿，舌红，苔黄腻，脉弦细。

【临证加减】大便溏薄者，酌减生地用量；血瘀证明显者，加丹参30g、鸡血藤30g；气虚证候明显者，加党参15g，黄芪30g；气虚血瘀同时并存者，可加入党参15g，黄芪30g，丹参20g，鸡血藤30g。同时，根据病情还可分别伍用解毒之升麻葛根汤（升麻30g、葛根30g）和减味三石汤（生石膏30g，寒水石3g，滑石3g）。

【疗效】运用本方治疗慢性肝炎106例，结果经第一疗程治疗后临床症状和体征好转，黄疸消退，浮肿消失，40例大三阳转为小三阳者36例，小三阳66例转阴者2例，GPT恢复正常，42例低白蛋白者38例恢复正常，56例白球蛋白倒置者，48例恢复，总有效率为93.7%，其中慢性迁延性肝炎显效率为96%，慢性活动性肝炎显效率为82%。

【来源】廖放明. 加味黄精汤治疗慢性肝炎106例观察. 甘肃中医，2002，15（1）：24－25

🪷 舒肝降酶汤

柴胡15g　苍术15g　夏枯草15g　败酱草20g　丹参15g　茵陈15g　白花蛇舌草30g　炒谷麦芽各15g　甘草6g　白蔻9g

【用法】水煎服，每天2次，每日1剂。1个月为1个疗程。

【功效】疏肝祛湿，解毒化瘀。

【适应证】**慢性肝炎（湿热蕴结，气滞血瘀证）**。症见：疲乏无力，纳食差，恶心呕吐，或有身目尿黄，腹胀，胁痛，大便结，舌暗淡，苔黄腻，脉弦涩。

【疗效】运用本方治疗慢性肝炎63例，结果显效31例，有效27例，无效5例，总有效率92.06%。

【来源】王建伟，王军. 自拟舒肝降酶汤治疗慢性肝炎63例观察. 实用中医内科杂志，2006，20（5）：495－497

🪷 乙肝康复汤

当归10～20g　白芍15～30g　柴胡12～35g　土白术10～30g　茯

苓 15 ~ 30g 丹参 30g 丹皮 10 ~ 20g 白豆蔻 10g 神曲 15 ~ 30g 薄荷 10g 蚤休 15g

【用法】水煎服，每天 2 次，每日 1 剂。3 个月为 1 个疗程。

【功效】疏肝利胆健脾，清热利湿解毒。

【适应证】**慢性肝炎**（湿热蕴结肝胆证）。症见：神疲乏力，纳差，口苦，恶心，或有黄疸，腹胀，腰酸，胁肋痛，小便黄，大便溏，舌红，苔黄腻，脉滑数。

【临证加减】热毒炽盛者选加黄连、黄芩、黄柏、大黄等；如兼见黄疸可加茵陈、栀子、败酱草、龙胆草、郁金、金银花、猪胆汁等；气郁窜痛者选加砂仁、川楝子、白豆蔻、乌药、枳壳、元胡、九香虫等；肝肾阴虚选加制首乌、枸杞子、五味子、百合、沙参、女贞子、旱莲草等；气虚选加党参、黄芪、太子参、红参、黄精等；脾肾阳虚选加补骨脂、吴茱萸、紫河车、黑附子、仙灵脾、干姜等；恶心呕吐选加藿香、半夏、竹茹、代赭石、大黄、黄芩等；有肿块形成选加鸡内金、炮山甲、三七、鳖甲、䗪虫、水蛭等；有腹水形成选加甘遂、大戟、炒二丑、大黄、沉香、大腹皮、车前子、泽泻等；失眠多梦选加炒枣仁、五味子、远志、夜交藤、柏子仁、生龙牡等；妇女白带增多选加白扁豆、芡实、玉米、乌贼骨、车前子、白薇、鸡冠花、黄柏、菟丝子等。

【疗效】运用本方治疗慢性乙肝 300 例，结果经 1 ~ 4 个疗程，痊愈 111 例，显效 180 例，有效 9 例，无效 0 例。治愈率 37%，总有效率 100%。

【来源】郝现军，王冠军. 乙肝康复汤治疗乙型肝炎 300 例. 天津中医，2001，18（2）：10

🪷 乙肝复元汤

生黄芪 30g 紫丹参 30g 六月雪 30g 怀山药 15g 炒冬术 15g 枸杞子 15g 平地木 15g 茯苓 20g 酸枣仁 20g 生麦芽 20g 生山楂 20g 泽兰叶 10g 炒楮实子 10g 白花蛇舌草 10g 鸡内金 10g 川楝子 10g

【用法】水煎服，每天 2 次，每日 1 剂。1 个月为 1 个疗程。

【功效】清热解毒，益气健脾。

【适应证】**慢性乙型肝炎**（湿热蕴脾证）。症见：右胁胀痛、腹胀、纳差、恶心，便溏、失眠乏力、形体消瘦、面色晦滞、或有黄疸，舌淡，苔白腻，脉弦或濡。

【临证加减】湿偏盛去酸枣仁、楮实子，加白蔻仁、生薏苡仁；热偏盛加生山栀、龙胆草；湿热两盛加生山栀、绵茵陈；肝脾肿大加制鳖甲、生牡蛎；右胁疼痛加柴胡、炒元胡；早期肝硬化加京三棱、炮三甲；气虚加党参；血虚加制首乌；阴虚加生地、熟地；阳虚加仙灵脾。

【疗效】运用本方治疗慢性乙型肝炎 67 例，结果治疗 3 个疗程后，治疗组中显效 46 例，有效 18 例，无效 3 例，显效率 68.66%，总有效率 95.52%。

【来源】姜成军.乙肝复元汤治疗慢性乙型肝炎 67 例.浙江中医杂志，2004，(6)：241

🪷 乙肝解毒汤

茵陈 20g　虎杖 15g　金银花 15g　野菊花 15g　半枝莲 15g　白花蛇舌草 30g　川连 6g　陈皮 10g　枳壳 10g　法半夏 10g　茯苓 15g　全瓜蒌 15g　垂盆草 30g　白茅根 15g　丹参 15g　赤芍 12g　生甘草 6g

【用法】水煎服，每天 2 次，每日 1 剂。

【功效】清热利湿解毒，凉血活血健脾。

【适应证】慢性乙型肝炎（湿热蕴结中焦证）。症见：疲劳倦怠，乏力气短，恶心，厌油腻，纳差，腹胀，胁胀痛，或见黄疸，大便溏，舌红，苔黄腻，脉弦。

【临证加减】肝郁气滞加醋柴胡、香附、郁金；气火郁结加丹皮、山栀之类；中湿不化，脘闷少食、苔白厚或腻者，可选加苍术、砂蔻仁、良姜、吴萸之类，适当减清热解毒药；胃纳不佳可选加谷麦芽、神曲、焦山楂之类；情志不舒、失眠、多梦者可选加合欢、远志、枣仁、夜交藤、珍珠母之类；血瘀明显者可选加桃仁、茜草、姜黄之类；阴虚发热者可选加白芍、银柴胡、地骨皮、青蒿之类；肝肾不足可选加枸杞、桑椹、旱莲草、女贞子、山萸肉之类；脾虚选加黄芪、白术；肾阳虚选加仙茅、仙灵脾。

【疗效】运用本方治疗慢性乙型肝炎 32 例，结果显效 20 例，有效 9 例，无效 3 例。总有效率 90.63%。

【来源】沈宏光，韩向阳，张素华.乙肝解毒汤治疗慢性乙型肝炎 32 例.中国中医药杂志，2004，2（9）：421-422

🌸 活血乙肝康汤

虎杖 20g 溪黄草 15g 田基黄 15g 白花蛇舌草 15g 苦参 12g
银花 10g 赤芍 12g 白芍 12g 丹参 15g 三七 15g 莪术 10g 大黄
8g 柴胡 10g 枳壳 8g 太子参 15g 黄芪 15g 女贞子 15g 白术 10g

【用法】水煎服，每天 2 次，每日 1 剂。疗程为 3 个月。

【功效】清热利湿解毒，凉血活血散瘀。

【适应证】**慢性活动性乙型肝炎（湿热内结，气滞血瘀证）**。症见：肝区
疼痛，脘腹胀满，乏力倦怠，纳呆，口干苦，恶心呕吐，肝肿大，或有身目
尿黄，大便溏，舌红边有瘀斑，苔黄腻，脉弦涩。

【疗效】运用本方治疗慢性活动性乙型肝炎 120 例，结果临床治愈 39 例
（占 32.5%），显效 62 例（占 51.7%），好转 13 例（占 10.8%），无效 6 例
（占 5.0%）。总有效率 95.0%。

【来源】卢灿辉，林汉平，林武，等. 活血乙肝康汤治疗慢性活动性乙型肝炎 120
例疗效观察. 中国中医药科技，2005，12（5）：311－312

🌸 乙肝益气活血汤

黄芪 30g 党参 15g 白术 15g 丹参 20g 郁金 15g 当归 15g
赤芍 20g 茵陈 30g 土茯苓 30g 垂盆草 30g 女贞子 15g 枸杞子
15g 陈皮 12g 半夏 12g 炙甘草 6g

【用法】水煎服，每天 2 次，每日 1 剂。

【功效】益气健脾，滋补肝肾，活血养血。

【适应证】**慢性乙型肝炎（脾虚湿盛证）**。症见：疲乏倦怠，乏力气短，
纳差，口干苦，恶心，腹胀，右胁隐痛，或见身目尿黄、下肢浮肿，大便溏，
舌淡，苔白腻，脉濡或沉。

【疗效】运用本方治疗慢性乙型肝炎 120 例，结果显效率 45.2%，有效率
40.3%，总有效率 85.7%。

【来源】栗广辉，王菊红. 乙肝益气活血汤治疗慢性乙型肝炎临床观察. 吉林中医
药，2005，25（11）：29－30

第三节 重型肝炎

重型肝炎是肝炎病情危重的临床类型，多见于病毒性肝炎，也偶见于药物性肝炎、中毒性肝炎和妊娠期急性脂肪肝。由于肝组织大块或亚大块坏死，临床上出现高度乏力、严重消化道症状、深度黄疸及肝性脑病等症状。其临床特点是起病急骤，临床表现凶险复杂，黄疸急剧加深，肝脏迅速缩小，并发症多，病死率高。根据临床发病情况可分为急性、亚急性和慢性重型肝炎3个类型。

本病诊断要点：①极度疲乏；严重消化道症状如频繁呕吐、呃逆；黄疸迅速加深出现胆酶分离现象；肝脏进行性缩小；出血倾向，PTA < 40%，皮肤、黏膜出血；出现肝性脑病，肝肾综合征，腹水等严重并发症。②急性黄疸型肝炎病情迅速恶化，2周内出现Ⅱ度以上肝性脑病或其他重型肝炎表现者，为急性重型肝炎；15天至24周出现上述表现者为亚急性重型肝炎；在慢性肝炎或肝硬化基础上出现的重型肝炎为慢性重型肝炎。

本病根据症状可归属于中医学"肝瘟"范畴内。多由感受湿热疫毒导致。湿热毒邪滞留体内，损伤气血，气机郁阻，气滞血瘀而出现黄疸经久不退，胁痛隐隐，胁下痞块等；肝阴亏损，肝阳失潜而见头晕乏力，耳鸣失眠，口干胁痛等症；湿热困阻脾胃，症见脘痞腹胀，纳呆，呕吐，少气懒言，疲乏无力，便溏；肝病损及心、肾，热扰神明，神昏谵语，高热烦躁，五心烦热，口干耳鸣；脾肾阳虚，乏力腹胀，四肢不温，大便溏泻，小便清长，甚则下肢肿胀，水留腹中。本病根据病情急缓分为"肝瘟"、"肝亚瘟"、"肝慢瘟"。治疗肝瘟急性发作，其时患者正气尚盛，毒瘀痰互结，治当清热解毒、化瘀豁痰醒神；病程渐久，患者正气渐衰，脾胃虚损即所谓"肝亚瘟"者，治当于清热解毒，豁痰醒神中加益气健脾方药；病势迁延日久，久病及肾，肾元不足者多见即所谓"肝慢瘟"者，其时毒瘀水互结，肾元亏损，治当清热解毒，化瘀退黄，滋补肾元。

🪷 清热益气化瘀方

田基黄50g　绵茵陈50g　大黄15g　败酱草30g　金钱草30g　郁

金 12g 黄芪 45g 西洋参 20g 丹参 20g 赤芍 15g 茜草 20g 石菖
蒲 12g 生甘草 10g

【用法】①安宫牛黄丸（商标同仁堂牌·北京同仁堂科技发展股份有限公司制药厂），每次 1 丸（3g），口服或鼻饲，每天 2 次，连服 10 天。

②汤剂头煎加水 1000ml 浸泡 20 分钟，水煎 40 分钟，取汁 150ml，二煎加水 500ml，水煎 20 分钟，取汁 150ml，两煎混合，午晚餐后分服 150ml，每天 1 剂。

【功效】清热解毒，益气健脾，活血化瘀。

【适应证】**亚急性重型肝炎**（湿毒内蕴，气滞血瘀证）。症见：身目熏黄，尿赤如茶，倦怠乏力，身热气短，纳差腹胀，或见高热烦躁，神昏谵语，惊厥，喉中痰鸣，舌红苔黄腻。

【临证加减】湿浊偏盛加藿香、佩兰，热邪偏盛加蒲公英、紫花地丁，火毒偏盛加紫草、玄参，气滞血瘀加三棱、莪术，瘀热出血加侧柏叶、大小蓟，腹胀加槟榔、厚朴，腹水加甘遂、牵牛子，肝性脑病加羚角、钩藤，气阴两虚加党参、麦冬、阿胶，顾护脾胃加党参、白术、茯苓，脱证阴阳离决加用独参汤。

【疗效】用本法治疗亚急性重型肝炎 36 例，结果 1 个疗程后 ALT、TBIL 和提升 PTA 百分比均显著优于对照组，且并发症较对照组明显减少，存活率显著高于对照组。

【来源】赵永健，赵聪玲. 安宫牛黄丸联合益气化瘀法治疗亚急性重型肝炎 36 例观察. 中医临床研究，2012，4（18）：1－4

🪷 陈氏重肝方

茵陈蒿 60g 栀子 15g 大黄 15g 黄芩 15g 虎杖 15g 青黛 10g
赤芍 80g 丹参 30g 紫草 15g 芒硝 4g（冲服） 甘草 4g

【用法】水煎服，每天 2 次，每日 1 剂。临床若遇到病情严重，出现腹胀甚、呕而不能进药者，可先予中药汤剂灌肠治疗，待呕吐缓解，再予中药内服治疗。

【功效】清热利湿，解毒化瘀退黄。

【适应证】**重型肝炎早中期**（湿热毒瘀互结证）。症见：乏力，纳差，目黄，身黄，尿黄，腹胀，呕吐，或见发热、鼻衄、齿衄，无谵妄，大便黄软，睡眠欠佳，舌质红偏暗、苔黄腻，脉弦数。

【临证加减】心烦、神志异常、有肝厥表现者加安宫牛黄丸或醒脑静脉注射射液等；齿衄、鼻衄、皮下瘀点、瘀斑、出血倾向明显者加生地、丹皮、茜草、水牛角等凉血止血；腹胀大如鼓、少尿者加葫芦壳、大腹皮等利水；苔黄、脉数、发热，偏热重者加板蓝根、半边莲、土茯苓等加强清热解毒；便秘加芒硝通腑泻毒；恶心、呕吐加陈皮、法半夏、竹茹等和胃止呕。

【来源】章友安，戴琦．陈昆山治疗重型肝炎经验拾零．江西中医药，2007，8（38）：5－6

🪷 赤芍承气汤

赤芍30～60g　厚朴30g　枳实30g　玄明粉（冲服）4g　生大黄（后下）15～30g

【用法】头煎加水约500ml，先泡20分钟，武火煮沸后加入大黄，改小火再煮沸30分钟，取液约200ml；二煎，加水约400ml，武火煮沸后，改小火再煮沸30分钟，取液约200ml；两煎药汁混合后加入玄明粉搅匀，分成2份。口服（温服），每天2次，每日1剂。

【功效】泻热解毒通下，益气活血。

【适应证】**慢性重型肝炎（湿毒内蕴，肝郁气滞证）**。症见：目身尿黄，倦怠乏力，身热气短，纳差腹胀，恶心呕吐，厌油腻，或高热烦躁，神昏谵语，鼻衄、齿衄，喉中痰鸣，大便结，舌红苔黄腻，脉弦。

【注意事项】大黄、赤芍剂量因人而异，以每天大便3～7次为宜。大黄和赤芍一般从较低剂量（大黄15g，赤芍30g）用起，以每天解稀糊样大便3～4次为宜。对于严重中毒性肠麻痹及肝肾综合征患者用低剂量效果不佳者，逐渐加大两药的用量，大黄最大剂量用到30g，赤芍最大用到60g。

【疗效】用本方治疗慢性重型肝炎30例，结果肝功能明显改善，PT显著降低，PTA显著升高，TNF－α和ET值显著下降，且均较对照组有统计学意义。

【来源】邓欣，杨大国，吴其恺．赤芍承气汤治疗慢性重型肝炎近期疗效观察．中西医结合肝病杂志，2004，14（2）：67－69

赤芍退黄汤

赤芍 80~120g　茵陈 30g　丹参 30g　鳖甲 30g　龟板 30g　白茅根 30g　大黄 10~30g　丹皮 15g　虎杖 15g　金钱草 15g　郁金 15g　柴胡 10g

【用法】水煎服，每天 2 次，每日 1 剂。配合人工肝疗法。1 个月为 1 个疗程。

【功效】清热利湿解毒，凉血活血退黄。

【适应证】**重型肝炎（湿毒内蕴，瘀血阻滞证）**。症见：神疲乏力，身黄、目黄、尿黄，身热气短，纳差，恶心呕吐，厌油腻，腹胀，右胁痛，烦躁不安，神昏谵语，喉中痰鸣，大便秘结，舌红苔黄腻，脉弦数。

【临证加减】内热盛心烦口渴加黄连 10g、生石膏 30g；齿鼻出血加三七粉 3g；纳呆、胃脘胀满加鸡内金 15g、焦三仙各 10g；恶心呕吐加竹茹 10g、代赭石 30g；舌红绛无苔加生地 15g、玄参 30g；舌苔厚腻加苍术 15g、薏苡仁 30g；神昏、谵语鼻饲安宫牛黄丸。

【疗效】以本法治疗重型肝炎患者 58 例，2 个疗程后统计疗效。结果显示治疗后肝功能明显改善，PTA 明显升高；综合疗效显效 20 例（34.48%），有效 33 例（56.90%），无效 5 例（8.62%），总有效率91.38%。

【来源】李军生，苏立稳. 赤芍退黄汤联合人工肝支持系统治疗重型肝炎 58 例. 中西医结合肝病杂志，2007，17（6）：378－379

附子理中汤加减

炮附子 6g　人参（多用党参或太子参替代）6g　干姜 10g　白术 10g　甘草 6g

【用法】水煎服，每天 2 次，每日 1 剂。服用 21~28 天。

【功效】益气健脾，温中祛寒。

【适应证】**慢性重型肝炎（脾阳虚证）**。症见：食少，形寒，神倦乏力，少气懒言，或见身黄、目黄、尿黄，大便溏泄，肠鸣腹痛，舌质淡，苔薄，脉弱。

【临证加减】食后腹胀或呕逆者为胃寒气逆，加砂仁、姜半夏 10g，陈皮 10g；腹中持续痛较甚，为寒凝气滞，加香附、吴茱萸各 6g；腹泻较甚为阳虚湿甚，加肉桂 6g、补骨脂 6g、薏苡仁 10g。

【疗效】运用本方治疗慢性重型肝炎患者 23 例，结果显示治疗后脾阳虚症状改善显效 13 例，有效 7 例，无效 3 例，总有效率 86.96%。且 TB、ALT、A/G 等肝功能改善较对照组有明显差异。

【来源】赵春，骆群．附子理中汤加减治疗慢性重型肝炎脾阳虚患者 23 例．中西医结合肝病杂志，2001，11（1）：46－47

❀ 复肝汤

茵陈 50g　大黄（后下）10g　丹参 10g　柴胡 10g　黄芩 10g　郁金 10g　苍术 10g　白术 10g　茯苓 10g　陈皮 10g　制半夏 10g　赤芍 60g　金钱草 30g　薏苡仁 30g

【用法】水煎服，每天 2 次，每日 1 剂。

【功效】清利湿热，疏肝解郁。

【适应证】**慢性重型肝炎（湿热瘀郁，肝郁脾虚证）**。症见：高度乏力，身黄目黄，食欲下降，恶心呕吐，脘腹作胀，皮下有瘀斑，两下肢有明显凹陷性水肿，大便秘结者或溏垢，舌质红或淡红或伴有瘀紫者，舌苔黄腻，脉象弦滑。

【临证加减】腹胀较甚者加木香、大腹皮各 10g，鸡内金 6g；小便量少者加车前子 30g，泽兰叶 10g，益母草 30g，马鞭草 15g；并发上消化道出血加用参三七粉 1.5g、白及粉、大黄粉各 3g 调服，日 2 次；并发肝性脑病者加用安宫牛黄丸每次 1 粒。

【疗效】运用本方治疗慢性重型肝炎患者 11 例，结果临床治愈 6 例，好转 3 例，无效 1 例，死亡 1 例。住院时间最长者 148 天，最短者 28 天，平均住院时间 86 天。6 例临床治愈者黄疸消退时间平均 34 天。

【来源】袁以红．复肝汤治疗慢性重型肝炎 11 例．陕西中医，2003，24（1）：59

❀ 急黄汤

生大黄 20g　茵陈 30g　虎杖 30g　炒栀子 15g　牡丹皮 15g　赤芍药 15g　青皮 10g　郁金 10g　厚朴 10g　砂仁 10g　焦三仙各 20g　甘草 5g

【用法】水煎服，每天2次，每日1剂。大便干者生大黄后下；大便稀，且每日超过3次者，大黄同煮或减量或改用制大黄。

【功效】解毒化湿，凉血化瘀，利湿退黄，醒脾助运。

【适应证】**亚急性重型肝炎（湿毒内蕴，肝郁脾虚证）**。症见：重度黄疸，伴严重的腹胀、厌食、乏力，或伴有发热、出血、神昏、抽搐。

【临证加减】伴发热、口苦者加黄芩、蒲公英各15g、金钱草30g；出血倾向明显者加生地黄20g、茜草炭10g、藕节炭20g；腹水多者加猪苓20g、茯苓20g、泽泻15g、车前子15g；有Ⅱ度以上肝昏迷者加安宫牛黄丸。

【疗效】运用本方治疗亚急性重型肝炎患者28例，结果显示临床治愈5例，显效6例，有效5例，无效（包括死亡或转院）12例，总有效率57.0%。

【来源】潘家旺. 急黄汤治疗亚急性重型肝炎28例. 河北中医，2001，23（1）：32

凉血解毒化瘀汤

生地20g　丹参30g　丹皮20g　赤芍60~80g（另包煎兑服）　白茅根30g　半枝莲20g　白花蛇舌草15g　虎杖15g　茵陈30g

【用法】水煎服，每天2次，每日1剂。

【功效】凉血解毒，活血化瘀。

【适应证】**慢性重型肝炎（热毒瘀血内壅证）**。症见：倦怠乏力，纳差，目黄，身黄，尿黄，腹胀，恶心呕吐，发热，或见鼻衄、齿衄、谵妄，烦躁不安，睡眠欠佳，舌质红偏暗，苔黄腻，脉弦。

【临证加减】脘腹胀满甚者加枳壳，便秘者加大黄，呕吐者加法半夏。

【疗效】运用本方治疗慢性重型肝炎48例，结果好转26例，死亡22例（含放弃治疗自动出院者），及并发症的发生与对照组比较有显著差异。

【来源】申开荣，毛德文. 凉血解毒化瘀汤为主治疗慢性重型肝炎48例. 湖南中医药导报，2001，7（5）：224

清营凉血汤

水牛角30g　丹参30g　茵陈30g　白茅根30g　岩柏草30g　赤芍45g　生地10g　丹皮10g　炒栀子10g　生大黄15g

【用法】水煎服，每天 2~3 次，每日 1 剂。同时配合口服或鼻饲安宫牛黄丸。

【功效】清营凉血，活血散瘀，利胆退黄，解毒通腑。

【适应证】**重型肝炎（热毒炽盛证）**。症见：倦怠乏力，目黄，身黄，尿黄，纳差，腹胀，呕吐厌油腻，高热，烦躁谵妄，或见鼻衄、齿衄，大便黄软，睡眠欠佳，舌质红，苔黄腻，脉弦数。

【临证加减】出血者加茜草炭 30g，藕节炭 30g，仙鹤草 30g；臌胀者加蝼蛄 10g，陈葫芦 30g，水红花子 15g；神昏者加石菖蒲 15g。

【疗效】运用本方治疗热毒炽盛型重型肝炎 45 例，结果显示治愈 6 例，好转 25 例，未愈 14 例，总有效率 68.89%。且症状及肝功能、PT 系列改善、并发症的减少、死亡率的减少等方面与对照组比较均有显著性差异，明显优于对照组。

【来源】郑宋明．清营凉血汤合安宫牛黄丸治疗热毒炽盛型重型肝炎 45 例．浙江中医杂志，2007，42（7）：378－379

🪷 速效消黄饮

玉米须 20g　茵陈 15g　虎杖 15g　炒栀子 15g　元胡 15g　郁金 20g　广木香（后下）10g　神曲 15g　焦山楂 15g　鸡内金 10g　三七粉 6g（吞服）　丹参 20g　炮穿山甲粉 6g（吞服）　鳖甲粉 12g（吞服）　莪术 10g　赤芍 30g　丹皮 10g　生地 10g

【用法】水煎服，每天 2 次，每日 1 剂。观察周期为 2 个月。

【功效】清热化湿，疏肝理气，活血化瘀。

【适应证】**慢性重型肝炎早期（湿热内蕴，气滞血瘀证）**。症见：黄色鲜明如橘子色，口干发热，小便短赤，大便秘结，舌红苔黄腻，脉弦数。

【临证加减】转氨酶高者加败酱草 15g；神疲乏力者加炙黄芪 30g、灵芝 15g。

【疗效】运用本方治疗慢性重型肝炎早期患者 30 例，结果显示显效 4 例（占 13.33%），有效 22 例（占 73.33%），无效 3 例（占 10.00%），死亡 1 例（占 3.33%），总有效率 86.67%。

【来源】杨德全，杨勤，李勇华，等．速效消黄饮治疗早期慢性重型肝炎的临床研究．现代医药卫生，2012，28（20）：3062－3064

🪷 大黄赤芍汤灌肠

大黄 20g 赤芍 60g 虎杖 30g 厚朴 30g 枳实 30g

【用法】上药加水适量，以浸没药面为准，煮沸 30 分钟，浓缩 100ml，瓶装备用，再加水适量如前法取药汁 100ml。当天使用，使用前温度调至 36℃。100ml 灌汤，2 次/天，连续 4 周。应用大黄赤芍汤造成每天大便次数过多或为稀水样便时，可改用每天灌肠一次或调减大黄用量。

【功效】清热解毒，凉血活血，利胆退黄。

【适应证】**重型肝炎（湿浊内闭，脉络瘀阻证）**。症见：神疲乏力，纳差，恶心呕吐，厌油腻，目黄，身黄，尿黄，腹胀，或见发热、鼻衄、齿衄，谵妄，大便结，舌质红偏暗，苔黄腻，脉弦数。

【疗效】运用本方治疗重型肝炎 27 例，结果显示肝功能明显改善，PT 显著降低，PTA 显著升高，治疗 4 周后治疗组患者病死率为 33.3%，与对照组比较均有统计学意义。

【来源】梁宏，王柳飞，蓝景象，等. 大黄赤芍汤灌肠治疗重型肝炎疗效观察. 中原医刊，2006，33（9）：34－35

🪷 大黄煎剂灌肠

大黄 30g 乌梅 30g

【用法】醋制大黄、乌梅按 30g：30g 剂量/100ml，由广西中医学院第一附属医院药剂科煎制成 200ml/瓶，应用时加温至 39℃～40℃，用 50ml 注射器抽取，连接 14 号肛管，润滑前端，患者取左侧卧位，抬高臀部 20cm，将肛管轻柔插入直肠 20～25cm，缓慢注入药液，使药物在肠内尽量保持 2 小时以上，2 次/天，7 天为 1 个疗程灌肠，同时给予人工肝支持系统血浆置换治疗。

【功效】通下泻热解毒。

【适应证】**重型肝炎（湿热熏蒸证）**。症见：身黄目黄尿黄，乏力易疲劳，纳差，腹胀，呕吐，发热，或见鼻衄、齿衄，谵妄，烦躁不安，大便溏，夜寐差，舌质红，苔黄腻，脉弦数。

【疗效】运用本方治疗重型肝炎患者 56 例，结果临床治愈 17 例，好转 28 例，死亡 11 例，总有效率 80.36%。且肝功能明显改善，血氨显著下降，并发症减少，与对照组比较均有统计学意义。

【来源】黄古叶，龙富立，石清兰，等．大黄煎剂配合人工肝支持系统治疗重型肝炎临床研究．辽宁中医杂志，2008，35（10）：1537－1538

🪷 加味大承气汤灌肠

大黄 30~60g　芒硝 30g　乌梅 30g　黄连 15g　黄芩 15g　金银花 15g　地榆 15g　槐花 15g　厚朴 15g　枳实 15g

【用法】上述诸药用 600~800ml 冷水浸透中药后，先用武火煮沸，再用文火煎制，大黄、芒硝后下，取汁 300~600ml，待药温 38℃左右，取右侧卧位，用导尿管高位保留灌肠 1 小时，灌肠深度 60cm 左右，每日灌肠 2 次，以大便质地稀薄为度，每日 2~3 次为宜，连续应用 30 日。

【功效】清热解毒化湿，凉血活血化瘀，理气化痰。

【适应证】**重型肝炎（湿毒熏蒸，气滞血瘀证）**。症见：身目尿黄，乏力，精神差，纳差，腹胀，恶心呕吐，厌油腻，发热，或有鼻衄、齿衄，烦躁不安，谵妄，大便秘结，睡眠欠佳，舌质红偏暗，苔黄腻，脉弦数。

【疗效】运用本方灌肠治疗重型肝炎患者 92 例，结果显示临床治愈 35 例，好转 37 例，无效 20 例，有效率 78.3%；且 TB 明显下降，PTA 恢复迅速，与对照组比较均有统计学意义。

【来源】李建阳，张庭澍，罗蓬，等．加味大承气汤灌肠治疗重型肝炎疗效观察．川北医学院学报，2008，23（3）：226－227

🪷 脐火疗法

黄芪 30g　党参 30g　白术 30g　莪术 30g　附子 30g　肉桂 15g　炒薏苡仁 30g　荞麦粉 100g

【用法】上述药物加工为细粉，过 100 目筛，加水调和而成，饼为圆形，厚 1cm。药筒组成：由草纸和蜡组成中间空心，高 7cm，直径 2.5cm。脐火疗法的具体操作：先将药饼置于脐部，再将药筒置于药饼之上，正对脐中心在上端点燃，自然燃烧，燃尽后换第 2 根，7 根为 1 次量，每日 1 次，1 月为 1 个疗程，连用 3 个疗程。隔日 1 次，疗程为 14 天。

【功效】健脾温肾助阳。

【适应证】**慢性重型肝炎（脾肾虚寒或寒热错杂证）**。症见：畏寒，口干不喜饮，大便稀溏或夹不消化食物，恶心，顽固性呕吐，面色晦暗如烟熏，舌淡，苔白腻，或舌胖边有齿痕，脉弦滑。

【疗效】运用本法治疗慢性重型肝炎 20 例，结果患者死亡 1 例，死亡率为 5.0%，对照组死亡率为 22.0%，两者比较有显著性差异；且在改善症状方面，改善肝功能、PTA 等方面与对照组比较均有显著性差异。

【来源】刘光伟，王春芳，费景兰，等. 脐火疗法联合单重血浆置换术治疗慢性重型肝炎. 中国实验方剂学杂志，2011，17（16）：250－252

🪷 重肝灌肠方

茵陈 60g　生大黄 20g（后下）　枳实 30g　厚朴 30g　赤芍 45g
虎杖 45g

【用法】加水约 500ml，先泡 20 分钟，武火煮沸后加入大黄，改小火再煮沸 30 分钟，煎煮浓缩为 200mL/剂，每日保留灌肠 1 次，14 天为 1 个疗程，连用 3~4 个疗程。

【功效】清热解毒，凉血散结，通腑泄热。

【适应证】**重型肝炎（湿热瘀毒证）**。症见：身重乏力，目黄，身黄，尿黄，腹胀，纳差，呕吐厌油腻，发热，或见鼻衄、齿衄，精神差，烦躁谵妄，大便秘结，睡眠欠佳，舌质红，苔黄腻，脉弦数。

【临证加减】肝昏迷者，加黄连、大腹皮、乌梅；肝肾综合征，加用猪苓、泽泻；有腹膜炎者，加金银花、穿心莲、牡丹皮。

【疗效】运用本方联合西药治疗重型肝炎患者 30 例，结果显示显效 14 例，有效 8 例，无效 8 例，总有效率为 73.3%。

【来源】张安娜，李利亚，马国俊，等. 重肝灌肠方联合西药治疗重型肝炎 30 例. 中医研究，2008，21（1）：39－40

第四节　淤胆型肝炎

淤胆型肝炎是病毒性肝炎的特殊类型，又称为毛细胆管炎型肝炎或胆汁淤积型肝炎。表现为较长期的肝内胆汁淤积，出现皮肤瘙痒、粪便颜色变浅、肝肿大以及梗阻性黄疸的生化改变。根据发病情况临床分为急性淤胆型肝炎和慢性淤胆型肝炎。

本病诊断要点：①急性淤胆型肝炎：起病类似急性黄疸型肝炎，表现为较长期的肝内胆汁淤积，出现皮肤瘙痒、粪便颜色变浅、肝肿大以及梗阻性黄疸的生化改变（血清胆红素明显升高，以直胆升高为主；PTA＞60%；γ-谷氨酰转肽酶、碱性磷酸酶、总胆汁酸、胆固醇等升高；ALT 初期升高，中后期可正常）；②慢性淤胆型肝炎：在慢性肝炎或肝硬化基础上发生上述表现者。

本病归属于中医学"黄疸"范畴。基本病机为痰湿瘀血结聚，肝胆络脉阻滞。本病也有阳黄和阴黄之分，初期多属阳黄，系湿热与痰瘀蕴结，胆汁泛溢；后期多属阴黄，为寒湿痰瘀胶结，正气渐损。治疗上，在参照黄疸的辨证施治基础上，常加入活血化瘀、化痰散结、利胆通络等药物。另外黄疸日久不退，只要热象不显著，可酌情加用桂枝、干姜、附子等温通药物，有助于化痰湿，通胆络，退黄疸。正虚者应加入补气健脾、养肝益肾药物，以扶正祛邪。

❀ 柴虎汤

柴胡 5~10g　虎杖 15~20g　茵陈 20g　黄芩 15g　连翘 15g　白术 15g　赤芍 15~30g　郁金 10g　木香 10g

【用法】水煎服，每天 2 次，每日 1 剂。

【功效】疏肝解毒，活血祛湿。

【适应证】**淤胆型肝炎（湿热内蕴，肝胆郁阻证）**。症见：身黄、目黄、尿黄，乏力，纳差，腹胀满，恶心呕吐，皮肤瘙痒，肝区胀痛，肝肿大，舌红，苔白，脉弦。

【临证加减】湿热偏重者加苍术、川厚朴；阴虚者加甘枸杞、女贞子；血瘀明显者加丹参、桃仁；偏于寒湿者加干姜、吴茱萸、茯苓、党参、去黄芩；肝区痛者加白芍、当归；鼻衄者加鲜白茅根、茜草、去赤芍；腹胀者加焦山楂、炒麦芽；脘痛者加黄连、吴茱萸、香附；体虚者加党参。

【疗效】运用本方治疗淤胆型肝炎 42 例，结果治愈 38 例（占 90.5%），显效 3 例（占 7.0%），好转 1 例（占 2.5%），总有效率达 100%。

【来源】张荣明. 柴虎汤治疗淤胆型肝炎的临床观察. 医学研究通讯，1997，26

(6)：29-30

补阳还五汤加味

黄芪20g 赤芍20g 当归12g 川芎10g 桃仁10g 红花5g 地龙15g 葛根15g 丹参15g

【用法】水煎服，每天2次，每日1剂。

【功效】益气养血，活血化瘀。

【适应证】**老年淤胆型肝炎（气虚血瘀型）**。症见：身目尿黄，神疲乏力，气短，纳差，腹胀，恶心呕吐，皮肤瘙痒，肝区痛，肝肿大，舌暗淡，苔白，脉缓无力。

【临证加减】瘙痒明显者加浮萍、徐长卿、蝉蜕；脾肾阳虚者加淫羊藿、干姜、附子；肝肾阴虚者加女贞子、枸杞子、山茱萸；气虚明显者加红参或党参。

【疗效】运用本方治疗老年淤胆型肝炎患者25例，结果显效15倒，有效8例，无效2例，总有效率92.0%。

【来源】王建国. 补阳还五汤治疗老年淤胆型肝炎25例. 湖南中医学院学报，2000，20（2）：46

赤芍退黄汤

赤芍60g 生地15g 丹皮15g 丹参15g 葛根30g

【用法】水煎服，每天2次，每日1剂。

【功效】活血化瘀，清热凉血。

【适应证】**急性淤胆型肝炎（湿热内蕴，气滞血瘀证）**。症见：身目尿黄，神疲乏力，腹胀，纳差，恶心，呕吐，皮肤瘙痒，肝区胀痛，舌胖淡，或见边有瘀斑，苔白，脉弦或涩。

【临证加减】皮肤瘙痒者加防风6g、地肤子6g、白鲜皮9g；有胃脘胀满者加莱菔子30g；便秘者加生大黄（后下）10g、玄明粉（冲服）4g。

【疗效】运用本方治疗急性淤胆型肝炎47例，结果显效26例，有效13例，无效8例，总有效率82.98%。

【来源】冯振友. 赤芍退黄汤治疗急性淤胆型肝炎疗效观察. 浙江中西医结合杂志，2001，11（3）：173-174

🪷 刺血疗法配合凉血化瘀汤

赤芍 60g 丹参 24g 大黄 10g（后下） 茜草 18g 桃仁 10g 莪术 10g 当归 10g 黄芪 15g 葛根 18g 茯苓 15g 柴胡 10g 生麦 10g

【用法】水煎服，每天 2 次，每日 1 剂。

刺血疗法：取中封、胆俞、肝俞、太冲等穴。每次取 2 穴，用三棱针点刺出血，每日 1 次，10 次为 1 个疗程。疗程间隔 7～10 日。

【功效】泻热祛邪，通络止痛，祛瘀消肿，调和气血，镇静，清热凉血，活血化瘀。

【适应证】**重症淤胆型肝炎（湿热内蕴，气滞血瘀证）**。症见：身目尿黄，全身皮肤瘙痒难忍，乏力，纳差，腹胀，恶心，呕吐，厌油腻，肝区刺痛，肝肿大，舌红，或见边有瘀斑，苔黄腻，脉弦濡或涩。

【疗效】运用本法治疗重症淤胆型肝炎 46 例，结果临床治愈 39 例（血清胆红素恢复正常，肝功能正常，症状消失，B 超检查胆囊实体样改变消除，囊壁水肿改善）；5 例好转（血清胆红素下降，肝功能好转，症状消失，B 超检查胆囊实体样改变征象改善）；2 例无效（血清胆红素持续不降或升高）。总有效率 95.65%。无效 2 例均为慢性重型肝炎，系外院使用激素治疗后合并霉菌感染的患者。

【来源】李存敬，杨文辉，李春节. 刺血疗法配合凉血化瘀汤治疗重症淤胆型肝炎 46 例. 中国民间疗法，2003，11（5）：14－15

🪷 虎杖饮

虎杖 30～50g 马鞭草 30～60g 丹参 20～30g 香橼皮 10～15g 香附 10～15g 茯苓 15～20g 穿山甲 10～15g

【用法】水煎服，每天 2 次，每日 1 剂。

【功效】化瘀通络退黄，理气健脾化痰。

【适应证】**淤胆型肝炎（痰瘀内结证）**。症见：发热，全身皮肤黄染，胁肋隐痛，精神疲乏，泛恶纳呆，或见上消化道大出血，胁肋胀痛，头晕心悸，小便短赤舌质淡，苔薄黄，脉细弦。

【临证加减】热偏甚者加龙胆草、茵陈；湿偏甚者加薏苡仁、草蔻仁；脾气虚者加党参、白术；阴血虚加白芍、黄精。

【疗效】以本方治疗淤胆型肝炎 30 例，痊愈（黄疸消退，自觉症状消失，肝功正常）18 例；好转（黄疸消退，自觉症状基本消失或消失，肝功谷丙转氨酶正常，但其他慢性指标偏高）10 例；无效 2 例（合并酒精性肝硬化）。

【来源】梁建萍. 虎杖饮治淤胆型肝炎 30 例. 江西中医药, 1996, 27 (5): 26

化瘀消疸汤

三七粉（冲服）2g　金钱草 25g　郁金 12g　茯苓 15g　白术 12g　赤芍 30g　大黄（后下）12g　丹参 30g　茵陈 30g　白茅根 12g

【用法】水煎服，每天 2 次，每日 1 剂。4 周为 1 个疗程。并配合高压氧治疗。

【功效】活血化瘀，清热利湿，退黄，佐以健脾。

【适应证】**慢性淤胆型肝炎（瘀热内结证）**。症见：身目尿黄，皮肤瘙痒，神疲乏力，纳差，腹胀，恶心，呕吐，肝区刺痛，肝肿大，舌红，边有瘀斑，苔黄，脉弦涩。

【疗效】运用本方法治疗慢性淤胆型肝炎患者 120 例，结果显效 82 例（占 68.3%），有效 30 例（占 25.0%），无效 8 例（占 6.7%），总有效率93.3%。

【来源】李郭东. 化瘀消疸汤合高压氧治疗慢性淤胆型肝炎的临床研究. 中国煤炭工业医学杂志, 2012, 15 (9): 1415 – 1416

健脾化瘀汤

太子参 20g　茯苓 20g　薏苡仁 20g　赤芍 20g　丹参 20g　炒白术 15g　郁金 15g　川牛膝 15g　当归 15g　桔梗 15g　枳壳 15g　茵陈 15g　泽泻 10g　鸡内金 10g

【用法】水煎服，每天 2 次，每日 1 剂。

【功效】健脾疏肝，化瘀利胆退黄。

【适应证】**淤胆型肝炎（脾虚湿盛，瘀血阻络证）**。症见：乏力，纳差，腹胀，恶心，呕吐，皮肤瘙痒，肝区痛，肝肿大，舌胖淡，或见边有瘀斑，苔白，脉弦濡或涩。

【临证加减】肝胆湿热、大便不通者去太子参、当归，加大黄（后下）

6～10g，栀子15g，金钱草20g；肝郁气滞胁痛甚者去当归，加柴胡12g、香橼15g、合欢皮15g；气虚乏力甚者去太子参，加黄芪20g、党参20g；阳虚寒湿盛、病程长者加附子20～60g、干姜10～15g；阴虚血热、鼻衄、牙龈出血者加丹皮15g、旱莲草15g、玄参20g。

【疗效】运用本方治疗淤胆型肝炎患者50例，结果显示乏力、纳差、腹胀、恶心、呕吐等症状，急性淤胆型肝炎的皮肤瘙痒、肝区痛、肝肿大、脾肿大等症状均有改善，但与对照组比较无明显差异性；慢性淤胆型肝炎的皮肤瘙痒、肝区痛、肝肿大、脾肿大等症状的改善及对肝功能的改善明显优于对照组。

【来源】李莉．健脾化瘀汤加减治疗淤胆型肝炎50例．现代中西医结合杂志，2003，12（3）：253－254

🪷 降黄汤

赤芍60g　丹参30g　茵陈30g　夏枯草20g　金钱草20g　龙胆草20g

【用法】水煎服，每天2次，每日1剂。

【功效】清热利湿，凉血化瘀。

【适应证】**淤胆型肝炎（湿热内蕴，瘀血阻滞证）**。症见：身目尿黄，肌肤瘙痒，神疲乏力，纳差，腹胀，恶心，呕吐，肝区刺痛，肝肿大，舌暗淡，苔白，脉弦或涩。

【疗效】运用本方治疗淤胆型肝炎127例，结果显效54例（占42.52%），有效52例（占40.94%），无效21例（占16.54%），总有效率83.46%。

【来源】邵祥稳，张庆华．降黄汤治疗淤胆型肝炎127例．实用中医药杂志，1999，15（9）：18－19

🪷 金钱草青黛汤

金钱草50g　青黛8g　虎杖15g　郁金15g　泽泻15g　猪苓15g
茵陈20g　大枣20g　板蓝根20g　柴胡12g　熟大黄10g

【用法】水煎服，每天2次，每日1剂。

【功效】清热解毒利湿退黄。

【适应证】**淤胆型肝炎（湿热内蕴证）**。症见：自觉症状常较轻，黄疸明显，常有皮肤瘙痒、肝肿大、纳呆、便秘，血清胆红素明显升高，舌红，苔黄腻，脉弦。

【临证加减】腹胀甚者加枳实15g，麦芽20g，焦山楂20g，恶寒发热加金银花30g，蒲公英30g，黄连10g；呕吐加砂仁10g，苏叶10g，鸡内金10g。

【疗效】运用本方治疗淤胆型肝炎48例，结果治愈（肝功能全部恢复正常，主症完全消失）31例；好转（肝功能部分恢复，胆红素在25μmol/L以内，主症基本消失）12例；无效（肝功能无明显改善，主症减轻但易反复者或中途终止治疗者）5例。总有效率为89.6%。

【来源】黄光荣，赵勤国．金钱草青黛汤治疗淤胆型肝炎48例．新中医，1994，(4)：48

❀ 退黄汤

　　茵陈30g　金钱草30g　垂盆草15g　虎杖15g　赤芍20g　炒茯苓15g　车前草20g　郁金15g　藿香10g　龙胆草15g

【用法】水煎服，每天2次，每日1剂。

【功效】清热利湿退黄，疏肝凉血化瘀。

【适应证】**淤胆型肝炎（湿热内蕴，瘀血阻络证）**。症见：身目俱黄，黄色鲜明，皮肤瘙痒，胸脘痞满，精神、饮食可，大便灰白色，舌苔厚腻，脉濡缓。

【疗效】运用本方治疗淤胆型肝炎患者31例，结果显示显效25例，占81.0%；有效5例，占16.0%；无效1例，占3.0%。

【来源】刘美玲．自拟退黄汤治疗淤胆型肝炎31例．内蒙古中医药，2004，(6)：5

❀ 硝石矾石散

　　火硝10g　皂矾10g

【用法】火硝10g，皂矾10g，共为散剂，用大麦粥送服，每日分3次服用。

【功效】祛瘀化痰，凉血退黄。

【适应证】**病毒性淤胆型肝炎（痰瘀互结证）**。症见：身目尿黄，乏力，纳差，腹胀，恶心，呕吐，皮肤瘙痒，肝区刺痛，大便色灰，舌胖淡，边有瘀斑，苔白，脉弦或涩。

【疗效】运用本方治疗病毒性淤胆型肝炎患者 34 例，结果临床显效 5 例，有效 21 例，无效 8 例，总有效率 76.47%。平均住院天数 45.12±13.35 天。

【来源】曾晔，李学俊. 硝石矾石散治疗病毒性淤胆型肝炎临床观察. 光明中医，2008，23（6）：777–778

🪷 清热祛湿退黄汤

太子参 10g　白术 10g　茯苓 10g　柴胡 10g　郁金 10g　生地 10g　山楂 20g　神曲 20g　丹参 20g　山栀子 20g　大黄 20g　丹皮 20g　五味子 20g　虎杖 30g　板蓝根 30g　白花蛇舌草 40g　金钱草 40g　茵陈 60g　赤芍 60g

【用法】水煎服，每天 2 次，每日 1 剂。

【功效】活血化瘀，清热解毒，健脾扶正祛邪。

【适应证】**淤胆型肝炎（肝郁脾虚证）**。症见：全身皮肤暗黄，食欲不振，厌油，上腹部不适，恶心呕吐，乏力，尿黄，舌红苔黄腻，脉弦数。

【疗效】运用本方治疗单纯淤胆型肝炎 46 例，结果经 15～25 天治疗，46 例患者黄疸全退，本组病例中 15 剂治愈者 21 例，20 剂治愈者 19 例，25 剂治愈者 6 例。

【来源】梅正轩. 清热祛湿退黄汤治疗单纯淤胆型肝炎 46 例. 新中医，1996，（5）：48

🪷 凉血活血汤

赤芍药 60g　丹参 30g　生地黄 30g　牡丹皮 30g　郁金 15g　泽兰 15g　益母草 15g　羚羊角丝 3g

【用法】水煎服，每天 2 次，每日 1 剂。

【功效】凉血活血，清热解毒。

【适应证】**淤胆型肝炎（瘀血阻络证）**。症见：身目尿黄，肌肤瘙痒，乏力，纳差，腹胀，胁肋刺痛，大便陶灰色，舌暗，苔白，脉弦或涩。

【临证加减】黄疸色鲜明如橘色，加茵陈 60g、板蓝根 30g、大黄 10g、栀子 15g；如黄疸色晦黯加用附子 10g、炮姜 10g、茵陈 10g。

【疗效】运用本方治疗淤胆型肝炎 51 例，结果治愈 38 例（占 74.5%），显效 4 例（占 7.8%），好转 4 例（占 7.8%），无效 5 例（占 9.8%），总有效率为 90.2%。

【来源】王品利，王书兰．凉血活血汤治疗淤胆型肝炎疗效观察．河北中医，1999，21（4）：204

赤芍茵蓟汤

　　赤芍 30～50g　茵陈 30g　小蓟 10g　大黄（后下）5～10g　山楂 15g

【用法】水煎服，每天 3 次，每日 1 剂。20 天为 1 个疗程。

【功效】凉血活血，清热利湿退黄。

【适应证】**淤胆型肝炎（血分瘀热证）**。症见：黄疸持续不退，伴有轻度恶心、食欲减退或皮肤瘙痒，肝脏肿大，粪色变浅。

【疗效】运用本方治疗淤胆型肝炎 48 例，结果痊愈（黄疸指数恢复正常）33 例，好转（临床症状消失、黄疸明显减退，胆红素在 25μmol/L 以内）12 例，无效（3 个疗程以内临床症状及胆红素居高不下或主症减轻但易反复者）3 例。

【来源】宋克诚．赤芍茵蓟汤治疗淤胆型肝炎 48 例．山东中医杂志，2000，19（11）：663

茵陈化瘀汤

　　茵陈 30～60g　大黄 10～15g　丹参 30g　金钱草 30g　赤芍 50～90g　炮山甲 10g　泽兰 15g　广郁金 15g　莪术 15g

【用法】水煎服，每天 2 次，每日 1 剂。

【功效】清利肝胆，活血化瘀。

【适应证】**淤胆型肝炎（肝胆湿热瘀阻证）**。症见：身目尿黄，乏力，恶心呕吐，腹胀满，肝肿大，皮肤瘙痒，灰白色大便。

【临证加减】皮肤瘙痒加苦参 15～30g；舌苔白腻加砂仁 5g；脘腹作胀加

厚朴6g、焦山楂15g、神曲15g；属阴黄加制附子10～20g；胁痛甚，瘀血明显加桃仁10g、红花10g；恶心欲吐加半夏15g。

【疗效】运用本方治疗淤胆型肝炎35例，结果经治疗1个疗程后，治愈24例占68.6%，好转9例占25.7%，无效2例占5.7%，总有效率94.3%。

【来源】刘正宽，周春梅. 自拟茵陈化瘀汤治疗淤胆型肝炎35例. 四川中医，2002，20（4）：45

❀ 解毒活血化瘀汤

丹参15g　桃仁15g　红花15g　郁金15g　泽兰15g　虎杖15g 白茅根15g　川牛膝10～15g　金钱草30～50g　海金沙（另包）30～50g　三棱10～40g　莪术10～40g（从10g开始，剂量逐渐加大）　茵陈30g　车前子（包）30g

【用法】水煎服，每天2次，每日1剂。

【功效】活血化瘀，清热解毒。

【适应证】淤胆型肝炎（瘀阻络脉，湿热内蕴证）。症见：身目尿黄，皮肤瘙痒，乏力身重，纳差，腹胀，恶心，呕吐，肝区痛，舌胖淡，或见边有瘀斑，苔白腻，脉弦涩。

【临证加减】腹胀加厚朴10g、枳壳10g、山楂10g、神曲10g、鸡内金10g；脘痞，苔白腻加薏苡仁15g、白蔻仁15g、砂仁10g、白术15g、山药15g、扁豆15g；胸闷加全瓜蒌10～15g；午后恶寒（日晡热甚）者加败酱草30～40g、红藤30～40g；胁痛加元胡10g、川楝子3～6g；皮肤瘙痒加防风15g、白鲜皮10～15g；齿衄、鼻衄加仙鹤草10g、大蓟10g、小蓟10g；苔黄根厚腻者加薏苡仁10g、砂仁10g、白蔻仁10g、金银花20g、连翘20g。

【疗效】运用本方治疗淤胆型肝炎67例，结果TB降至正常时间为13～63天，大部分25～30天，平均29.95天。

【来源】方亦农. 解毒活血化瘀汤治疗淤胆型肝炎67例. 安徽中医学院学报，2000，19（1）：23

❀ 丹参针穴位封闭

丹参针（山西亚宝药业集团股份有限公司，国药准字214020767）

【用法】在辨证口服中药基础加用丹参针 50mg/次，足三里封闭，隔日 1 次，20 日为 1 个疗程。

【功效】活血化瘀，通利血脉，健脾和胃，化痰利湿。

【适应证】**淤胆型肝炎（气虚血瘀型）**。症见：乏力纳差，精神差，全身瘙痒，腹胀，肝区时有刺痛，舌淡暗，边有紫斑，苔薄，脉涩。

【疗效】运用本方法治疗淤胆型肝炎患者 46 例，治疗前后肝功各项指标变化，与对照组治疗后比较，下降明显，具有显著性差异（$P < 0.01$）。

【来源】孙星亮. 丹参针穴位封闭对淤胆型肝炎的影响. 辽宁中医杂志，2005，32 (11)：1182 – 1183

耳压法

主穴：肝穴 胆（胰）穴 脾穴 胃穴 膈穴 激素点（屏间切迹底部）

配穴：三焦穴 耳尖穴 肾上腺穴 耳背肝穴 耳迷根穴

【用法】每次取主穴 3 个，配穴 2 个，以王不留行籽粘于胶布固定穴位处，每天按压 3 ~ 4 次，以疼痛可以忍受为度。3 天更换，交替取穴，10 次为 1 个疗程。

【功效】治肝实脾，气血并调。

【适应证】**淤胆型肝炎（肝郁脾虚，气滞血瘀型）**。症见：身目尿黄，皮肤瘙痒，神疲乏力，纳差，腹胀满，恶心，呕吐，肝区胀痛，舌暗淡，苔白，脉弦或涩。

【疗效】以本法治疗淤胆型肝炎 36 例，结果显示治疗后胆红素改善显效 12 例，有效 20 例，无效 4 例，总有效率 89%；治疗后血清谷丙转氨酶改善显效 14 例，有效 19 例，无效 3 例，总有效率 92.0%；治疗后纳差、乏力、皮肤瘙痒等症状改善显效 16 例，有效 18 例，无效 2 例，总有效率 94.0%。

【来源】顾解民. 耳压法治疗 36 例淤胆型肝炎疗效观察. 上海针灸杂志，1995，14 (5)：197 – 198

穴位针刺

取穴：足三里 太冲

【用法】双侧足三里、太冲穴，用 30 号 2 寸不锈钢毫针，足三里穴进针 2.5～3.0cm，太冲穴进针 1.5～2.0cm。进针后捻针 3 分钟，得气后留针 30 分钟，用提插泻法，每日 1 次。

【功效】健运脾胃，疏肝利胆，疏通气血，利湿退黄。

【适应证】**急性淤胆型肝炎（肝郁脾虚，湿热内蕴证）**。症见：身目黄染，皮肤瘙痒，胁肋隐痛，口渴，便结色浅。

【疗效】运用本方治疗急性淤胆型肝炎患者 64 例，结果显示痊愈 8 例，显效 35 例，有效 17 例，无效 4 例，显效率 67.2%，总有效率 93.8%。

【来源】杨越，李平. 针刺足三里、太冲穴治疗急性淤胆型肝炎临床观察. 湖北中医杂志，2008，30（2）：20－21

🪷 滋阴润肤方擦洗

生地 15g　首乌 12g　乌梅 12g　防风 12g　玉竹 12g　地肤子 12g

【用法】将中药颗粒溶解后趁热倒入容器内，加热水至 250ml，水温为 50℃～70℃，洗净双手，将消毒好的纱布置于容器内，待药液温度适宜时（44℃左右），暴露瘙痒部位，用纱布依次进行擦洗，每次 15～30 分钟，每天 2 次。

【功效】清热凉血，生津调燥，祛风止痒。

【适应证】**淤胆型肝炎皮肤瘙痒（湿热内蕴，阴虚津亏证）**。症见：皮肤瘙痒，身黄目黄尿黄，纳差，乏力，口干苦，恶心呕吐，腹胀，胁肋痛，大便灰，舌红，苔黄腻，脉细数。

【疗效】运用本方治疗淤胆型肝炎皮肤瘙痒患者 26 例，结果显示痊愈 14 例，显效 7 例，有效 3 例，无效 2 例，总有效率 92.31%。

【来源】张凤清. 滋阴润肤方治疗淤胆型肝炎皮肤瘙痒的护理. 临床护理杂志，2007，6（5）：72

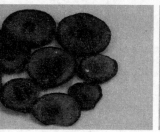
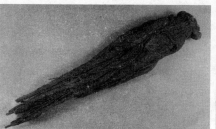
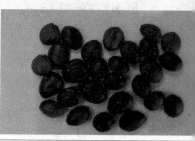

第二章

肝 硬 化

肝硬化是由于病毒、虫积、酒食或药物等不同病因长期损害肝脏，致肝细胞变性、坏死、再生，广泛纤维组织增生，逐渐造成肝脏结构不可逆改变，以右胁不适，恶心纳差，倦怠乏力，腹筋怒张，蛛丝赤缕，舌紫暗，脉弦为主要表现的慢性肝病。是临床常见的慢性进行性肝病，在我国大多数为肝炎后肝硬化，少部分为酒精性肝硬化和血吸虫性肝硬化。

本病的诊断要点是：有肝炎病毒或血吸虫感染史，或酒精性肝病史，或药物性肝损害等病史；症见：面色黧黑，或见身目黄染，蜘蛛痣，肝掌，腹胀大，小便少，大便或溏或少。体征可见身目黄染，蜘蛛痣，肝掌，腹胀，移动性浊音阳性，或见双下肢水肿。实验室检查可见肝功能异常，PT异常，以及腹部B超或CT可见肝硬化，或肝脏变小，亦可见腹水。

肝硬化一般属于中医学"肝积""臌胀"的范畴。治疗上，当以健脾，活血，利水为主要的治疗方法，兼退黄，降酶，止血，清利湿热，疏肝理气为辅。

🪷 抗纤汤

鳖甲 20g　柴胡 16g　丹参 15g　郁金 10g　夏枯草 10g　白花蛇舌草 10g　桃仁 6g

【用法】上述中药，加水 500ml，浸 1 小时，文火煎取汁 250ml，二煎加水 500ml，文火煎取汁 250ml，二汁混匀分半，日 1 剂。分 2 次温服。连用 6 天，间隔 2 天后再服。同时连用 α - 干扰素，每次 300 万 U，开始 2 周每天 1 次，以后改为隔天 1 次。疗程为 6 个月。

【功效】疏肝理气，化瘀散结，清热解毒。

【适应证】**慢性乙型肝炎肝纤维化及早期肝硬化（湿热毒邪内蕴，肝络气滞血瘀）**。症见：面色偏黯，常年易乏力，纳欠佳，小便常赤，心烦易怒，舌质红偏黯，苔偏黄。

【疗效】本方能改善小组治疗组的临床症状和体征，血清丙氨酸转氨酶，总胆红素，白球蛋白比例，肝纤维化指标均明显降低。

【来源】陈凤钦，等. α - 干扰素加抗纤汤治疗芒星乙型肝炎肝硬化及早期肝硬化的临床研究. 实用医学杂志，2006，22（9）：1063 - 1064

🪷 鳖甲汤

白茯苓 50g　猪苓 50g　白术 40g　鳖甲 30g　丹参 30g　大腹皮 30g　车前子 30g　白芍 20g　泽兰 20g　当归 15g　柴胡 10g　焦三仙 10g　泽泻 10g　桂枝 10g　三七粉 5g

【用法】上述中药，加水 500ml，浸 1 小时，文火煎取汁 250ml，二煎加水 500ml，文火煎取汁 250ml，二汁混匀分半，日 1 剂。分 2 次温服。配合低盐，高热量，高蛋白，高维生素而易消化的饮食，注意休息。2 个月为一疗程。

【功效】活血消癥，健脾利水，滋养肝肾。

【适应证】**乙肝肝硬化腹水（肝血瘀滞，脾失健运，肝肾阴虚，水液内停）**。症见：腹胀，小便少，纳少，面色偏暗黄，舌质淡，苔白，脉弦。

【临证加减】湿热内蕴伴黄疸者，加茵陈 50g，A/G 倒置者，加阿胶 15g，鼻子出血或牙齿出血，加茜草 15g。

【疗效】与对照组相比，治疗组在症状消失，肝功能复常，以及腹水量减少方面，均具有显著性意义（P < 0.05）。

【来源】杨杰等．鳖甲汤治疗乙肝肝硬化腹水 38 例．实用中医内科杂志，2005，19（4）：362 - 363

槟榔汤

人参 12g　三七 12g　槟榔 12g　青皮 12g　陈皮 12g　丹参 15g 地骨皮 15g　泽兰 15g　制附子 15g（先煎）　茯苓 10g　白术 10g　紫苏 9g　甘草 5g

【用法】上述中药，先煎制附子 1 小时，余中药加水 500ml，浸 1 小时后，将煎好的附子加入其他药中，继续武火煎沸，文火再煎 30 分钟左右，取汁 150ml，二煎加水 300ml，文火煎 30 分钟，取汁 150ml，二煎混匀分半，早晚分服，日 1 剂。30 天为一疗程。

【功效】健脾利湿，温阳化气，理气活血。

【适应证】**肝硬化腹水（肝脾肾功能失调，气滞血瘀水停）**。症见：腹胀，乏力，纳差，畏寒，面色偏暗，小便清而短，大便溏，舌质黯淡，苔白，脉弦弱。

【疗效】治疗组在主要症状减轻、腹水及水肿消退方面，均优于对照组（P < 0.05）。

【来源】吴忠珍．槟榔汤治疗肝硬化腹水 60 例．现代中西医结合杂志，2004，13（2）：185

二虫汤

白及 10g　陈皮 10g　蟋蟀 10g　炙甘草 10g　蝼蛄 10g　红枣 30g 炒白芍 30g　大腹皮 30g　茯苓 30g　陈葫芦壳 100g　泽泻 12g

【用法】水煎服，日 1 剂，分 2 次温服。3 个月为一疗程。

【功效】利水消肿。

【适应证】**肝硬化腹水（气滞血瘀水停）**。症见：腹胀大，甚则双下肢浮肿，小便少，大便频而溏，纳少，乏力。舌质黯淡，苔白，脉弦而弱。

【临证加减】脾虚肝旺者加党参 30g，焦白术 30g，茯苓 20g，郁金 10g；气血两虚者加党参 30g，当归 30g，焦白术 15g，制何首乌 15g，阿胶 12g，熟地黄 20g；气阴两虚者加太子参 30g，麦冬 20g，天冬 20g，生地 20g，地骨皮 20g，天花粉 20g，五味子 10g。

【疗效】治疗 34 例患者，有效 32 例。

【来源】张菊花. 二虫汤治疗肝硬化腹水 34 例. 新中医，2000，32（5）：51

🪷 强肝汤

强肝汤 I 号：茵陈 18g　茯苓皮 18g　白芍 18g　栀子 15g　金银花 15g　泽泻 15g　猪苓 15g　丹皮 15g　大腹皮 12g　大戟 5g　黄芪 30g　薏苡仁 25g　龙眼肉 25g　大黄炭 20g　神曲 20g　黑白丑 8g（竹叶、灯心少许为引）

强肝汤 II 号：当归 12g　白术 12g　白芍 12g　泽泻 12g　柏子仁 12g　木通 12g　紫草 12g　郁金 12g　香附 12g　黄芪 20g　丹皮 15g　茯苓 15g　冬瓜皮 15g　鸡内金 15g　厚朴 8g　甘草 8g

【用法】水煎服，日 1 剂，分 2 次温服。腹水量 1000ml 以上者，无论身体强弱均可用强肝汤 I 号，腹水量在 1000ml 以下者，用强肝汤 II 号。腹水全部消退后继续用药月余，以巩固疗效。

【功效】逐水活血，清热利湿，补脾益气，养血柔肝。

【适应证】**肝硬化腹水（湿热蕴蒸，痰瘀交阻，肝郁脾虚）**。症见：腹胀大如鼓，纳少，乏力，腹壁青筋暴露，小便少，大便不畅，舌质偏暗，苔白，脉弦或濡。

【疗效】治疗 40 例患者，临床治愈（症状消失，腹水消退，肝功能复常，脾肿大缩小为原来的一半及以上，能恢复工作，2 年未复发者）35 例，有效（症状基本消失，腹水消退，肝功能明显改善，脾缩小 1/3 左右，基本能生活自理，1 年内未复发）4 例，总有效率达 97.5%。

【来源】高秀真. 强肝汤治疗肝硬化腹水 40 例临床观察. 吉林中医药，1995，（2）：17

🪷 化瘀汤

黄芪 30g　赤小豆 30g　连皮苓 30g　醋鳖甲 30g　金钱草 30g　焦

三仙 30g　白术 20g　丹参 20g　当归 15g　郁金 15g　半枝莲 15g　车前子 15g　泽兰 10g

【用法】水煎服，日 1 剂，分 2 次温服。30 天为一疗程。可连续治疗 2 ~ 3 个疗程。可配合西药护肝支持治疗。腹胀甚者酌情加安体舒通，呋塞米等西药利尿。

【功效】益气健脾，活血利水。

【适应证】**肝硬化腹水（脾气虚弱，血瘀水停）**。症见：腹胀大如鼓，腹壁青筋暴露，纳少，小便少，舌质淡，苔白，慢弦细或濡。

【临证加减】胁肋胀痛者加元胡 15g，白芍 30g；鼻齿出血加仙鹤草 30g，旱莲草 15g；目黄者加茵陈 30g；腹胀加厚朴 12g，炒枳实 10g，莱菔子 10g。

【疗效】共治 36 例患者，显效（症状消失，肝脾回缩或者维持不变，肝功能正常）19 例，好转（症状减轻，腹水减少，肝功能轻度异常，肝脾维持不变）13 例，无效 4 例。

【来源】黄红英，等. 化瘀汤治疗肝硬化腹水 36 例. 现代中西医结合杂志，1999，8（11）：1821 – 1822

🪷 育阴养肝汤

生地 15g　白芍 20g　枸杞 20g　女贞子 20g　制何首乌 20g　丹皮 15g　丹参 20g　茜草 15g　炙鳖甲或龟板 20g

【用法】水煎服，日 1 剂，分 2 次温服。

【功效】育阴养肝，化瘀消积。

【适应证】**早、中期肝硬化（肝阴不足，络脉不和）**。症见：胁肋隐痛或不适，脘腹胀满，头晕神疲，纳少咽干，面色晦暗少华，舌嫩红，苔少，脉弦细。

【来源】钟一棠. 名医名方录. 中医古籍出版社，1993

🪷 活瘀消积汤

三棱 10g（炒）　莪术 10g（炒）　青皮 10g（炒）　枳实 10g（炒）　柴胡 8g　郁金 10g　当归 10g　赤芍 12g　鳖甲 15g（醋制）　牡蛎（先煎）20g

【用法】水煎服，日1剂，分2次温服。

【功效】养血化瘀，疏肝止痛，软化肝脾。

【适应证】**肝硬化（肝郁脾虚，气滞瘀阻）**。症见：肝脾肿大，或肝缩脾大，脘腹胀痛，腹大青筋，或少量腹水，面色黯黑，或见蜘蛛痣，肝掌，舌瘀或暗红，脉细涩。

【来源】巴坤杰．名医名方录．中医古籍出版社，1993

鳖蒜汤

甲鱼500g 独头大蒜200g 或甲鱼3.0~60g 大蒜15~30g

【用法】水煎服，日1剂，分2次温服。

【功效】补阴育阳，破瘀软坚，行气消痞。

【适应证】**肝硬化（肝脾气虚，血瘀水停）**。症见：右胁及心下硬满疼痛，腹大如鼓，头面四肢水肿，不思饮食，小便少，舌质暗，苔白，脉弦。

【来源】万友生．首批国家级名老中医效验秘方精选．国际文化出版社，1995

黄芪丹参黄精汤

黄芪20~30g 丹参20~30g 黄精15~20g 败酱草15~20g 白术12~15g 茯苓12~15g 郁金12~15g 鸡内金15~20g 板蓝根15~20g 连翘15~20g 当归12~15g 女贞子12~15g 紫河车（装入胶囊）2~5g

【用法】水煎服，日1剂，分2次温服。

【功效】益气健脾，解毒活血，兼补肝肾。

【适应证】**早期肝硬化（脾虚血瘀）**。症见：神疲乏力，纳少，右胁不适，面色晦暗，舌质淡暗，苔白，脉弦细。

【来源】蒋森．新中医，1993，(8)：24

柔肝软坚汤

当归9~15g 白芍9~15g 郁金9~15g 生地9~15g 茯苓9~15g 白术6~12g 丹皮6~12g 栀子6~12g 茵陈6~30g 黄芪15~30g 鳖甲9~15g

【用法】水煎服，日1剂，分2次温服。

【功效】柔肝养肝，活血软坚。

【适应证】**肝硬化（肝郁脾虚，瘀血内阻）**。症见：肝区不适，纳食欠佳，面色偏暗，时伴黄疸，大便欠调，舌质偏暗，苔薄，脉弦。

【疗效】以本方化裁治疗105例肝硬化患者，67例基本治愈，其中缩肝有效率74.2%，缩脾有效率达673%，肝功能恢复正常达705%。32例有腹水者24例消失，7例好转。

【来源】韩经寰. 新中医，1989，（5）：20

益气活血汤

党参15g　茯苓15g　白术9g　炙甘草6g　桃仁12g　蟅虫12g
大黄9g　黄芪30g　丹参30g

【用法】水煎服，日1剂，分2次温服。

【功效】益气健脾，化瘀软肝。

【适应证】**早期肝硬化（气滞湿阻，肝脾血瘀）**。症见：腹胀，乏力，纳少，肝区隐痛不适，面色晦暗，舌质暗，苔白或腻，脉弦细。

【来源】梁金秋. 四川中医，1991，（3）：28

复肝汤

黄芪25g　党参15g　熟地20g　茯苓20g　白术12g　陈皮12g
柴胡12g　蟅虫15g　郁金12g　丹参25g　红枣5枚

【用法】水煎服，日1剂，分2次温服。

【功效】益气养血，疏肝化瘀。

【适应证】**早期肝硬化（肝气郁结，瘀血内阻）**。症见：纳差，乏力，肝区疼痛，面色萎黄，颈部可见蜘蛛痣，腹部静脉可怒张，舌质暗，苔薄，脉弦。

【来源】李运馥. 安徽中医学院学报，1989，（2）：21

调理消癥方

当归12g　白芍15g　白术10g　茯苓20g　柴胡6g　香附9g　郁

金9g　青皮9g　大腹皮12g　丹皮9g　元胡9g　穿山甲9g　鳖甲15g
丹参15g　牡蛎15g　甘草3g

【用法】水煎服，日1剂，分2次温服。

【功效】调理肝脾，利湿化瘀。

【适应证】肝硬化（脾虚血瘀肝郁）。症见：右胁隐痛，稍劳即发，食欲欠佳，颈部蜘蛛痣，便溏，舌质暗淡，苔薄，脉弦无力。

【来源】崔应珉．中华名医名方新传，河南医科大学出版社，1997

❀ 健脾软肝汤

柴胡15g　白术15g　五灵脂15g　茯苓15g　地龙15g　丹参15g
青皮12g　枳壳12g　蒲黄12g　茜草10g　炙鳖甲20g　鸡内金8g　白茅根30g　甘草5g

【用法】水煎服，日1剂，分2次温服。

【功效】益气健脾，化瘀软坚。

【适应证】血吸虫肝硬化（肝瘀脾虚，气滞血瘀）。症见：食后腹胀，小便短黄，肌肉瘦削，腹壁青筋，舌质淡红，苔薄，脉细弦。

【来源】朱明烈．湖北中医杂志，1988，(4)：27

❀ 加味一贯煎

生地15g　南沙参12g　麦冬9g　当归9g　枸杞9g　川楝子6g
丹参6g　郁金9g　生麦芽12g　生鳖甲12g　猪苓12g　黄连3g

【用法】水煎服，日1剂，分2次温服。

【功效】养阴柔肝，疏肝活络。

【适应证】早期肝硬化（肝经郁热，化火伤阴）。症见：肝区隐痛，食欲欠佳，腹胀，恶心，心烦不宁，小便黄赤，苔黄，舌红少津，脉细弦或弦数。

【来源】李文亮．千家妙方（上册）．北京：解放军出版社，1982

❀ 定舒肝饮

制鳖甲16g　丹参13g　茯苓13g　白术10g　当归身10g　郁金9g
醋青皮6g　炒泽泻10g　炒枳壳7g　广木香5g　炙甘草3g

【用法】水煎服，日1剂，分2次温服。

【功效】疏肝理脾，行气活血。

【适应证】**肝硬化（肝瘀脾滞）**。症见：右胁胀痛，厌油腻，颈部胸部多发蜘蛛痣，大便不爽，小便黄，或伴黄疸，纳差，舌质红暗，苔或腻，脉数弦。

【来源】李聪甫. 李聪甫医案. 湖南科技出版社，1979

丹栀活血汤

丹参15g 黑栀子15g 当归9g 香附9g 黄芩9g 鸡内金9g 桃仁9g 枳壳6g 郁金12g 茵陈18g 半枝莲30g

【用法】水煎服，日1剂，分2次温服。

【功效】清肝利胆，活血化瘀。

【适应证】**肝硬化（肝郁气滞血瘀）**。症见：面色萎黄，纳差，腹胀，蜘蛛痣，纳差，小便黄赤，大便秘，舌质暗，苔黄或腻，脉弦带数。

【来源】潘澄濂. 潘澄濂医论集. 北京：人民卫生出版社，1981

复肝丸

红参须10g 参三七10g 炙蛋虫10g 紫河车6g 炮山甲10g 广姜黄10g 广郁金10g 鸡内金10g 虎杖10g 石见穿10g 糯稻根20g

【用法】水煎服，每天2次，每日1剂。

【功效】益气补血，活血化瘀。

【适应证】**早期肝硬化（肝血不足，络脉瘀阻）**。症见：面色偏黑或萎黄，胃纳欠佳，倦怠乏力，小便略赤，舌苔薄白腻，脉弦细。

【疗效】此方在中医杂志中披露后，经过重复验证，证明其对慢性肝炎之癥块癖积及早期肝硬化，确有改善症状和体征，促进肝功能好转的疗效。临床观察证实该药能增强细胞免疫功能，能改善脂质代谢，增加肝脏血流灌注和氧供，促进肝细胞再生，减轻肝纤维增生，促使肝功能恢复正常，促使脾回缩，调整白、球蛋白比例的效果。

【来源】朱建华. 中国中医专家临床用药经验和特色. 南昌：江西科学技术出版

社，1997

🪷 软肝缩脾汤

黄芪 30～60g　白术 30～60g　赤芍 30g　丹参 30g　三棱 15g　莪术 15g　䗪虫 15g　川芎 15g　当归 20g　郁金 20g　益母草 20g　虎杖 20g　炮穿山甲 10g　水蛭 10g　甘草 10g

【用法】水煎服，日 1 剂，分 2 次温服。1 个月为一疗程。一般服用 2～3 疗程。病程稳定改为隔天 1 剂。巩固治疗 5～10 个月。1 个疗程后疗效差者改为其他疗法。腹水重者可配合服用安体舒通等利尿药。

【功效】益气活血，软坚散结。

【适应证】**肝硬化（气虚血瘀）**。症见：面色黯黑，纳少，乏力，或伴腹胀大，或伴黄疸，舌质暗，苔薄，脉弦无力。

【临证加减】腹水者，加猪苓、泽泻、茯苓、麻黄；黄疸者，加茵陈、栀子；谷丙转氨酶升高者，加蒲公英、垂盆草、板蓝根；出血者，去水蛭、䗪虫，加茜草、仙鹤草、三七粉。

【疗效】此方治疗肝硬化 60 例，临床治愈（自觉症状消失，肝脾同缩正常或明显回缩变软，黄疸，腹水完全消失，肝功能检查正常，身体好转，可从事轻体力劳动，病情稳定达半年以上）34 例，好转（自觉症状明显改善，肝脾回缩或稳定不变，肝功能检查基本正常，腹水消退，病情稳定在 3 个月以上）22 例，无效（自觉症状、体征及肝功能检查均无改善）4 例。总有效率 93.3%。

【来源】段连友，刘丽玲．软肝缩脾汤治疗乙型肝炎后肝硬化 60 例．黑龙江中医药，2000，（2）：38

🪷 益气消臌软肝汤

黄芪 20g　白花蛇舌草 20g　太子参 30g　白术 10g　炙鳖甲 10g　郁金 10g　赤芍 10g　三七 3g（捣烂）　丹参 15g　茯苓 15g

【用法】水煎服，日 1 剂，分 2 次温服。30 天为一疗程。

【功效】益气活血，利水软坚。

【适应证】**肝硬化（气虚血瘀水停）**。症见：面色黯黑，纳少，乏力，小便偏少，或伴腹胀，或伴黄疸，舌质淡暗，苔薄，脉弦细。

【临证加减】伴腹水者，加大腹皮；腹胀者，加枳壳，莱菔子；大便秘结者，加大黄；伴吐血，便血者，加地榆碳、藕节、柏叶碳等；谷丙转氨酶升高者，加茵陈、五味子

【疗效】治疗35例肝硬化35例，治愈16例，好转14例，无效5例，总有效率85.7%。

【来源】彭慧聪. 自拟益气消朦软肝汤治疗肝炎后肝硬变35例. 湖南中医药导报，2000，6（6）：24

❀ 二甲牛角软肝汤

炙鳖甲（先煎）15g 炮穿山甲（先煎）12g 水牛角（先煎）30g 黄芪30g 仙鹤草30g 丹参30g 三七粉（冲服）3g 紫河车（研末冲服）6g

【用法】水煎服，日1剂，分2次温服。6个月为一疗程。

【功效】软坚活血，益气养血。

【适应证】**肝硬化（气滞血瘀，肝脾两虚）**。症见：面色黯黑，纳少，乏力，或伴腹胀，或伴黄疸，舌质淡暗，苔薄，脉弦细弱。

【临证加减】血清胆红素升高者，去黄芪、紫河车、加赤芍、茵陈、制大黄；腹水者，加防己、大腹皮、地蝼蛄；胁痛者，加柴胡、元胡、郁金。

【疗效】治疗肝硬化27例，显效9例，有效13例，无效5例，总有效率80.15%。

【来源】王延宾. 益气化瘀法治疗早期肝硬化27例. 吉林中医药，2001，21（1）：19

❀ 健脾柔肝汤

白术30g 黄芪30g 人参30g 党参15g 茯苓15g 丹参15g 枸杞15g 蟅虫9g 水蛭9g 大黄9g 甘草5g

【用法】水煎服，日1剂，分2次温服。

【功效】益气活血。

【适应证】**肝硬化（脾虚血瘀）**。症见：面色黯黑，纳少，乏力，大便

少，舌质淡，苔薄，脉弦细欠力。

【临证加减】若高中度腹水者，配合苍牛防己汤（苍术、牛膝、防己、黑白丑）；谷丙转氨酶、胆红素升高者，配合选用金蒲汤（茵陈、郁金、蒲公英、虎杖、垂盆草、虎杖、茯苓）。

【疗效】治疗肝硬化80例，显效34例，有效42例，无效4例。

【来源】郑桂明，魏九清．健脾柔肝汤治疗肝硬化80例．浙江中医药杂志，1997，（10）：444

愈肝汤

金钱草30g 丹参15g 蒲公英15g 玉竹10g 郁金10g 白芍10g 白术10g 柴胡6g 枳壳6g 青皮5g 陈皮5g 甘草3g

【用法】水煎服，日1剂，分2次温服。同时服用鳖甲煎丸，每天3次，每次6g。1个月1个疗程。多食高蛋白、低脂肪饮食，忌辛辣，出现腹水少盐。

【功效】疏肝行气，活血育阴。

【适应证】肝硬化（肝气脾虚）。症见：肝区隐痛，心烦易怒，纳少，脘腹胀满，大便少，舌质淡，苔薄，脉弦。

【临证加减】出现腹水者，加冬瓜皮、大腹皮、茯苓皮；蛋白倒置者，加黄芪、太子参；肝区疼痛者，加姜黄、川楝子（醋炒）、元胡；肝脾大者，加牡蛎、炙鳖甲、三棱；伴胆囊炎者，加败酱草；伴结石者，加鸡内金、海金沙、炒赤芍、大黄（后下）、皂角刺、虎杖；伴脂肪肝者，加山楂、何首乌、草决明；血总胆红素和谷丙转氨酶增高者，加田鸡黄。

【疗效】治疗肝硬化49例，显效25例，有效21例，无效3例，总有效率93.88%。

【来源】仇璧庭．愈肝汤和鳖甲煎丸治疗肝硬化49例．江苏中医，1998，19（5）：21

益气活血利水汤

黄芪30g 丹参30g 益母草30g 泽泻30g 茯苓30g 白术18g 地龙10g 沉香6g 车前子30～60g

【用法】水煎服，日1剂，分2次温服。2周为1疗程，一般治疗2~3个疗程。同时配合西医常规治疗。

【功效】益气活血利水。

【适应证】**肝硬化**。症见：面色黯黑，肝区时有不适，腹胀大，伴小便少，舌质淡，苔薄，脉弦或濡。

【临证加减】肝郁气滞者，加柴胡，郁金；脾虚湿困型，加草果，砂仁；肝肾阴虚者加枸杞子，女贞子；瘀血型者，加茜草，红花，当归。

【疗效】治疗肝硬化78例，显效49例，有效24例，无效5例，总有效率93.6%。

【来源】郑敬文.中西医结合治疗肝炎肝炎后肝硬化腹水78例.新中医，1998，30（10）：34

🌸 肝硬化基本方

　　黄芪15~30g　白术30~60g　党参15g　生川军6~9g　桃仁9g
䗪虫9g　炮山甲9g　丹参9g　鳖甲12~15g

【用法】水煎服，日1剂，早晚分服。

【功效】益气活血，软坚散结

【适应证】**肝硬化（气滞血瘀，肝气郁结）**。症见：胁肋隐痛，心烦易怒，纳少，面色黯黑，舌质淡暗，苔薄，脉弦。

【临证加减】热毒蕴结加栀子9g，丹皮9g，连翘9g，白茅根30g，川连15g；湿重加苍术15g；气滞加枳实12g，大腹皮9g，大腹子9g，乳香9g，藿梗9g，苏梗9g；阴虚加生地9g，阿胶9g；腹水尿少加茯苓皮15g，黑大豆30g，陈葫芦15g，虫笋30g，木通9g；纳呆加焦山楂9g，神曲9g，炙鸡内金9g，谷芽9g，麦芽9g，砂仁3g；胃痛吞酸加瓦楞子15g；肝区疼痛去党参，加九香虫6g，醋元胡15g，炒五灵脂9g，乳香9g；阳虚寒郁加炮附子9g，干姜3g，桂枝6g；鼻齿出血加白茅根30g，白茅花9g，仙鹤草15g，羊蹄根15g，蒲黄9g。

【来源】米一鹗.首批国家级名老中医效验秘方精选（续集）.北京：今日中国出版社，1999：14－15

🪷 舒肝化瘀汤

柴胡9g　茵陈20g　板蓝根15g　当归9g　丹参20g　莪术9g　党参9g　炒白术9g　黄芪20g　女贞子20g　五味子15g　茯苓9g

【用法】水煎服，日1剂，早晚分服。亦可将上药碾末，炼蜜为丸，每丸9g，日3丸。

【功效】疏肝解郁，活血化瘀。

【适应证】肝硬化（肝气郁结，瘀血内阻）。症见右胁隐痛，纳少，乏力，面黯，舌质淡暗，苔薄，脉弦。

【临证加减】湿热重者，茵陈重用40～60g，再加赤芍，栀子；偏阳虚加生地、枸杞。

【来源】杨远离.专科专病特色方药丛书肝胆病特色方药.北京：人民卫生出版社，2006，30

🪷 服敷灌三方

①双味泽苓汤：泽泻　丹参　黄芪各25g　泽兰　玉米须各15g　茯苓　猪苓　白术　大腹皮　车前子（包煎）各30g

②消臌方：大黄25g　黄连　乌梅各20g　牡蛎30g

③逐水膏：大戟　甘遂　芫花各适量

【用法】①双味泽苓汤：水煎服，日1剂。②消臌方：每日1剂，水煎取汁，每次200ml，每天1～2次，高位保留灌肠。③逐水膏：诸药共为细末，每次6g，蜂蜜适量调敷神阙穴，每日1次，每次贴敷12小时。治疗过程中若大便次数3次以内为正常反应，超过3次应做对症处理。

【功效】行气利水，健脾益肾，活血化瘀，通腑降浊。

【适应证】顽固性肝硬化腹水（肝脾肾俱伤，气血交阻，水气内停）。腹胀大如鼓，青筋暴露，纳少，乏力，出血倾向，舌质暗，苔薄，脉弦细。

【临证加减】双味泽苓汤：气滞湿阻型加陈皮、厚朴；湿热蕴结型加茵陈、半边莲；肝脾血瘀型加益母草、莪术；脾肾阳虚型加制附子、桂枝；肝肾阴虚型加枸杞子、生地黄。

【疗效】将86例患者随机分为两组，治疗组56例，对照组30例。两组均给予西医保肝、支持疗法治疗，治疗组在此基础上采用双味泽苓汤、消臌方及逐水膏治疗。两组均治疗 2 个疗程。结果：参照国家中医药管理局颁布的《中医病证诊断疗效标准》评定疗效，治疗组治愈 32 例，好转 16 例，未愈 8 例，总有效率 85.7%；对照组治愈 7 例，好转 11 例，未愈 12 例，总有效率 60.0%。两组总有效率比较，差异有非常显著性意义（$P < 0.01$）。两组肝功能（T‑Bil、ALT、ALB）及 B 超（腹水深度、脾脏厚度）疗效比较，治疗组均优先于对照组（$P < 0.05$，$P < 0.01$）。治疗过程中，治疗组中有 5 例患者出现明显腹泻；对照组中 1 例患者出现明显腹泻，均口服黄连素及山莨菪碱片后缓解。两组未发现其他副反应。

【来源】党中勤，等. 中西医结合治疗顽固性肝硬化腹水 56 例疗效观察. 新中医，2002；34（12）：48－49

敷脐散合臌胀汤

①敷脐散：大戟　商陆　芫花　牵牛子　冰片　硫黄各适量
②臌胀汤：炙鳖甲　麸枳壳　川芎　川牛膝　怀牛膝　车前草赤芍　大腹皮　白芍各 15g　炒白术　丹参各 30g　牵牛子　桂枝各 12g

【用法】①敷脐散：前 4 味取等量烘干粉碎，后 2 味取等量研粉，前后 2 种粉剂以 9：1 比例充分混合；每次 1.5g，肚脐消毒后填入，上敷纱布固定，每日换药 1 次。②臌胀汤：每日 1 剂，水煎 2 次，取汁 450ml，分早、中、晚 3 次服用。在上述治疗同时，配合以下措施：低盐饮食，休息，常规西药对症治疗，每周静脉滴注白蛋白 10～20g。10 天为 1 个疗程。

【功效】软坚活血，健脾益肾，行气利水。

【适应证】肝硬化腹水（肝脾肾功能失调，气血水互结）。腹胀如鼓，青筋暴露，蛛丝赤缕，纳少，乏力，出血倾向，舌质暗，苔薄，脉弦细。

【临证加减】臌胀汤：气虚加生黄芪 30g；气阴两虚加太子参、生地黄各 15g；阳虚甚加鹿角霜 15g；淤热明显赤芍用量加至 30g；肝胃不和加清半夏 15g。

【疗效】将 60 例患者随机分为两组，即治疗组和对照组各 30 例。两组病例年龄、性别、病情、发病次数及腹水量等差异无显著性（$P > 0.05$），具有可比性。治疗组采用上法；对照组除不用中药外，其余治疗同治疗组。两组均治疗 5 个疗程。结果：治疗组显效（腹水及水肿完全消退，主要症状基本消失，纳食及一般状况良好，平脐腹围缩小 8cm 以上，叩诊移动性浊音消失，B 超无液性暗区，有的甚至脾脏缩小）17 例，好转（腹水及水肿大部分消退，腹胀尿少减轻，食欲及一般状况改善，平脐腹围缩小 3cm 以上，叩诊移动性浊音可疑，B 超提示有少量腹水）9 例，无效（腹水不减或增多，症状加重，病情逐渐恶化）2 例，死亡 2 例，总有效率 86.67%；对照组显效 12 例，好转 8 例，无效 7 例，死亡 3 例，总有效率 66.67%。治疗组总有效率明显优于对照组（$P < 0.01$）。治疗组腹水消退天数（16.76 ± 8.24）天，对照组腹水消退天数（29.76 ± 5.90）天，两组差异有非常显著性意义（$P < 0.01$）。

【来源】吕文哲，等．敷脐散敷脐配合臌胀汤治疗肝硬化腹水 30 例临床观察．河北中医，2006；28（6）：430 - 431

❀ 鲜草药方

方Ⅰ：糯稻根须 50g　黄花败酱草（白细胞低于 $2.8 \times 10^9/L$ 者改用半枝莲）20g　红车前草根 30g　石斛 20g　半边莲 50g

方Ⅱ：糯稻根须（烧灰）500g　芭蕉根 400g　矮桃草 300g　川牛膝 50g

【用法】方Ⅰ：每日 1 剂，均用鲜品；将药物捣汁过滤，兑红糖矫味；适量内服，每日 3 次。方Ⅱ：每日 1 剂，均用鲜品；加水 7000ml，煎取 5000ml；从上而下擦洗身体，直至手足心出汗为止；每日 3 次，连洗 3 天，然后用消毒空心针刺破四肢指趾端，让黄水流出。先用内服方（方Ⅰ）3 剂，然后两方同用。

【功效】清热解毒，活血逐瘀，养阴利水。

【适应证】乙肝后肝硬化（毒热内聚，血液瘀滞）。面色黯黑，青筋暴露，蛛丝赤缕，纳少，乏力，舌质暗，苔薄，脉弦细。

【疗效】共治疗 128 例患者。男 75 例，女 53 例；平均年龄 55.7 岁；肝硬化并腹水者 126 例。结果：治愈（胃纳增加，腹胀消失，神志正常，实验室检查肝功能、B 超等示各项指标均恢复正常）125 例，有效（腹胀减轻，胃纳增加，神志正常，实验室检查肝功能、B 超等示各项指标有所改善或部分恢复）2 例，无效（体征无改善，实验室检查无好转）1 例，有效率 99.22%。

【来源】宋青松，等．鲜草药方在治疗乙肝后肝硬化中的应用研究．基层中药杂志，

蒲地承气汤灌肠

生大黄 15g　枳实 15g　厚朴 15g　蒲公英 15g　生地 30g

【用法】水煎取汁 500ml，保留灌肠，日 1 剂。

【功效】清热解毒，利湿攻下。

【适应证】**顽固性肝硬化腹水（热毒水湿积聚）**。症见：腹胀大，小便少，大便不畅，舌质淡，苔薄或腻，脉弦细。

【疗效】治疗 41 例肝硬化腹水患者，显效 17 例，好转 20 例，无效 2 例，总有效率 90.24%。

【来源】李雁，等．腹腔冲洗配合中药灌肠治疗顽固性肝硬化腹水 41 例．中西医结合杂志，2004.14（5）：310－311

丹赤三黄液灌肠

丹参 30g　赤芍 30g　川芎 15g　黄芩 15g　大黄 12g　黄连 10g

【用法】水煎浓缩成 100ml，嘱其每晚保留灌肠，日 1 次。灌肠前排空大便，7 天为一疗程。

【功效】清热解毒，活血化瘀。

【适应证】**肝硬化腹水并原发性腹膜炎（热毒积聚，血瘀气滞）**。症见：腹痛胀大，纳少，短气，大便少，小便短，舌质淡，苔薄或黄，脉弦细弱。

【疗效】24 例患者经治疗后，有效（7 天内腹痛，发热及腹部症状消失，实验室检车正常）16 例，无效（7 天内无上述指标改善）8 例。总有效率 66.7%。

【来源】高健．中药灌肠治疗肝硬化腹水合并原发性腹膜炎疗效观察．中西医结合实用临床急救，1996，3（9）：399－400

麝黄膏敷脐

田螺 1 枚（取肉约 30g）　麝香 1g　人工牛黄 1g　葱白 2 根

【用法】田螺去壳，烘干，研粉；其他诸药共研细末，置入密封袋，低温保存。取麝香膏适量，外敷神阙穴，24 小时换药 1 次，1 个月为 1 个疗程。

【功效】保肝利胆，清热利水。

【适应证】**肝硬化难治性腹水（血络瘀阻，湿热蕴结）**。症见：腹胀大，短气，纳少，乏力，大便不畅，小便少，舌质淡，苔薄，脉弦。

【疗效】治疗32例患者。包括基础治疗（保肝药物，利尿剂，白蛋白，抗生素等），加用上方，治疗组有效率是84%。

【来源】童光东，等.麝黄膏敷脐治疗肝硬化难治性腹水临床研究.中国中西医结合消化杂志，2003，11（5）：290－292

逐水膏

甘遂　大黄　槟榔　二丑　猪牙皂　水蛭（各等份）　米醋适量

【用法】前六味药研极细末，每次取10g，与米醋调成膏状；外敷神阙穴，24小时取下；然后外敷期门穴，24小时取下。两穴交替外敷。1个月一疗程。

【功效】疏肝健脾，逐瘀破瘀。

【适应证】**肝硬化腹水（肝郁脾虚，气滞血瘀，水液停聚）**。症见：腹胀大，小便短少，大便不畅，舌质淡，苔薄，脉弦细。

【疗效】共治疗48例患者，显效（腹水消失，1年内无复发）36例，有效（腹水消失，半年内复发）10例。

【来源】宋华等.自拟逐水膏外治肝硬化腹水.中医外治杂志，2004，13（5）：18

遂黄散外敷

甘遂　桂枝　沉香　蟋蟀各5g　大黄　牵牛子各10g

【用法】上药研末，用米醋适量，加2根葱白，捣碎混匀，神阙穴外敷，上盖湿纱布，然后以热水袋加温，每次热敷60～240分钟，每日1～2次，同时配合西药治疗。黄体酮40mg，每日肌内注射，1周后改为每周2次肌内注射，7天为一疗程。

【功效】泻水化瘀，通腑利胆，通阳解毒，降逆调中。

【适应证】**肝硬化腹水（气结血瘀水停）**。症见：腹胀大如鼓，乏力纳少，小便少，舌质淡，苔薄，脉弦。

【疗效】34例患者治疗1疗程后，治愈（腹水及全身症状消失，肝功能基本恢复正常）3 例；2 疗程后，16 例治愈；3 疗程后，又有 3 例痊愈，有效率达 94.1%。随访 2 年有 13 例病情稳定。

【来源】徐淑芳，等．遂黄散外敷和黄体酮肌内注射治疗肝硬化腹水 34 例．中医药学报，2001，29（5）：21

消臌散敷脐

大戟　甘遂　商陆　牵牛子　冰片　剂量比例为 2：2：2：2：1

【用法】主要研成细末，每次 5g，以米醋调成糊状，以纱布包裹外敷神阙穴。每日换药 2 次，以腹水消退为度。

【功效】泻水逐饮，消肿散结，调节脏腑。

【适应证】**肝硬化腹水（肝脾失调，血瘀水停）**。症见：腹胀大如鼓，小便少，大便不畅，舌质淡，苔薄，脉弦细。

【疗效】治疗 69 例患者，63 例腹水消退，疗程 8～25 天，有效率 91.3%，平均时间 12.32 天。

【来源】胡东胜等．消臌散敷脐治疗肝硬化腹水的疗效观察．天津中医。2000，17（4）：10

灌肠方

补骨脂　茯苓　赤芍　大腹皮各 30g　生大黄　生山楂各 15g　桂枝 10g

【用法】水煎浓缩至 150～200ml，分 2 次给药，并进行保留灌肠。日灌肠 2 次，30 天为一疗程。

【功效】温补肾阳，益气活血，健脾利水，清热通腑。

【适应证】**肝硬化难治性腹水（肾阳亏虚，脾失健运，血瘀水停，热毒内蕴）**。症见：腹胀大如鼓，小大便短，小便少，舌质淡，苔薄，脉弦。

【临证加减】兼肠胀气加桔梗；兼消化道出血加黄连、三七粉；伴肝性脑病加栀子、石菖蒲。

【疗效】治疗组给予基础治疗（限水，限钠，间断利尿，酌情使用抗生素，白蛋白，降血氨等）和上方治疗，有效率达到 69.23%，而对照组只有 30%。

【来源】林日武. 中药灌肠治疗肝硬化难治性腹水. 浙江中西医结合杂志, 2002, 12 (2): 97

❀ 苓皮敷贴

猪苓3g　茯苓皮　白术　香附　五加皮　蒲公英　车前子　泽泻　泽兰　大腹皮各1.6g

【用法】上述诸药研末, 用水调成糊状, 贴敷在神阙穴上, 以纱布固定, 3天换药1次, 15天为一疗程。

【功效】健脾利水, 行气活血。

【适应证】**肝炎肝硬化腹水(脾失健运, 气滞血瘀, 水停腹中)**。症见: 腹胀大, 或伴疼痛, 纳少, 乏力, 面色黧淡, 舌质淡, 苔薄, 脉弦。

【疗效】治疗30例患者, 显效(症状改善, 肝功能恢复正常, B超显示腹水消失)19例, 有效(症状缓解, 肝功能缓解, B超显示腹水明显好转)9例, 无效2例。

【来源】回恩德, 等. 中药穴位贴敷治疗肝炎肝硬化腹水临床疗效分析. 辽宁中医药大学学报, 2008, 10 (11): 135 – 136

❀ 芒硝贴脐

芒硝适量

【用法】取芒硝约500g置于25cm×40cm长方形薄布袋中, 以脐为中心均匀敷于腹部, 若布袋潮湿, 可更换芒硝及布袋; 每次1小时, 每日2次。1个月为1个疗程。

【功效】泻下, 软坚, 清热。

【适应证】**肝硬化腹水(热毒瘀滞肠腑)**。腹胀如鼓, 青筋暴露, 纳少, 乏力, 大便多日未解, 舌质暗, 苔薄, 脉弦细。

【疗效】将82例患者随机分为两组。治疗组42例, 对照组40例, 两组病例性别、年龄、病程、Child – pugh分级、原发病等资料比较差异无统计学意义($P > 0.05$), 具有可比性。治疗组在常规治疗基础上给予芒硝敷脐法治疗, 对照组单纯给予常规治疗, 两组疗程均为1个月。结果: 治疗组显效(症状消失, 肝脾体征稳定不变或有改善, 肝功能基本恢复正常, 腹水消退)

19 例，有效（症状基本消失，肝脾体征稳定不变或有改善，肝功能较原值改善 50% 以上，腹水基本消退）18 例，无效（未达到上述标准）5 例，总有效率为 88.10%；对照组显效 9 例，有效 18 例，无效 13 例，总有效率 67.50%。两组总有效率比较差异有显著性意义（$P < 0.05$）。治疗组治疗 3 周、4 周的内毒素水平明显低于对照组（$P < 0.05$）。

【来源】朱小区，等．芒硝贴脐治疗肝硬化腹水 42 例临床观察．海峡药学，2009，21（3）：142－143

艾灸退黄

取穴：肝俞　足三里　太冲　三阴交（双侧）

【用法】第 1 次治疗时，做艾炷 5 壮，每壮 1.5mg，直接点燃施灸；灸毕敷以脓膏（由上海市针灸经络研究所研制，主要成分为穿山甲、当归、白芷、乳香、没药、冰片）。每日 1 次。4 周为 1 个疗程。

【功效】清热解毒，疏肝行气，利胆祛湿。

【适应证】乙型肝炎肝硬化高胆红素血症（湿侵脾胃，肝气郁滞，湿从热化）。身目黄染，久不能退，面色黧黑，舌质淡暗，苔薄，脉弦。

【疗效】将 56 例患者随机分为两组。治疗组 27 例，对照组 29 例，两组病例性别、年龄、肝炎病原学指标、病情及血生化指标等方面均具有可比性（$P > 0.05$）。对照组采用护肝降酶、对症支持等基础治疗；治疗组在对照组治疗基础上加用灸法治疗。两组均治疗 1 个疗程。结果：治疗组有效（症状减轻或消失，较原值下降 50% 或恢复正常）23 例，无效（未达到有效标准）4 例，总有效率 85.18%；对照组有效 10 例，无效 19 例，总有效率 34.48%。两组总有效率差异有非常显著性意义（$P < 0.05$）。

【来源】程井军，等．灸法治疗乙型肝炎肝硬化高胆红素血症的临床观察．湖北中医杂志，2008；30（6）：53－54

按压合熨敷

①熨药：透骨草　丹参各 30g　细辛 15g　元胡　红花　大黄各 10g　部位脐部

②敷药：干蟾蜍 60g　三七　牵牛子　虎杖各 30g　甘遂 15g　白

芥子　沉香　砂仁　白胡椒各 10g　冰片 6g。部位神阙。

　　③按压穴位：足三里　阳陵泉　阴陵泉　关元　气海　水分
肝俞

【用法】熨药共研为粗末，装小布袋内备用；敷药共研为细末，装瓶备
用。患者仰卧，医者先在足三里、阳陵泉、阴陵泉、关元、气海、水分、肝
俞等穴按压揉 3~5 分钟以畅经络、通水道；再以蒸透之熨剂熨脐部约 15 分
钟至局部潮红，遂取敷药适量，夏用西瓜汁、冬用生姜汁、春秋则以酒醋调
成糊状，敷于神阙穴，每日用热水袋温敷 2 次。3 天换药 1 次，5 次为 1 个
疗程。

【功效】调畅气机，化瘀通经，温阳解毒，消积利水。

【适应证】**肝硬化腹水（血瘀水聚，经络失畅，湿热潴留）。** 腹胀如鼓，
青筋暴露，蛛丝赤缕，纳少，乏力，出血倾向，舌质红暗，苔薄黄，脉弦细。

【疗效】共治疗 86 例患者。男 61 例，女 25 例；年龄 23~69 岁；合并胸
水者 12 例，肺部感染者 4 例，合并腹膜炎 23 例；肝昏迷、上消化道出血者 5
例；平均腹围 87.5cm、血清白蛋白在 4.0g/L 以下者 45 例，白、球蛋白比率
倒置者 37 例。结果：显效（腹水消退，自觉症状改善，肝功能改善或稳定）
34 例，有效（腹水明显减轻，自觉症状或肝功能好转或稳定）47 例，无效
（治疗 1 疗程后腹水不减，或出现肝昏迷、消化道大出血等）5 例，有效率
94.2%。一般用药 3 小时即见转矢气，小便量增。另 17 例单纯用外治药而获
显效，5 例因发生肝昏迷、上消化道大出血而转科治疗。

【来源】梅运伟. 按压腧穴配合熨敷中药治疗肝硬化腹水 86 例. 河南中医学院学
报，2004，(4)：69

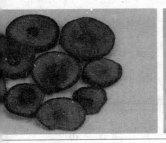 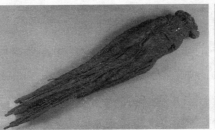 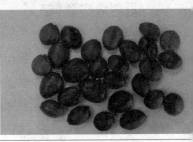

第三章

原发性肝癌

原发性肝癌（简称肝癌）指肝细胞或肝内胆管细胞发生的恶性肿瘤，是我国常见的恶性肿瘤之一，其发生与病毒性肝炎、黄曲霉素和饮用水污染以及亚硝胺类化合物等因素有关。

原发性肝癌的临床诊断要点：①有肝炎史，尤其是男性患者，如有不明原因的肝区疼痛、进行性肝脏肿大、黄疸、腹水、出血倾向者，应高度怀疑肝癌；②AFP >400μg /L，能排除活动性肝病、妊娠、生殖系胚胎源性肿瘤及转移性肝癌等，并能触及明显肿大、坚硬及有结节状肿块的肝脏或影像学检查有肝癌特征的占位性病变者；③AFP ≤400μg /L，能排除活动性肝病、妊娠、生殖系胚胎源性肿瘤及转移性肝癌等，并有两种影像学检查具有肝癌特征的占位性病变；或有两种肝癌标志物（AP、GGT2、AFP、AFU 等）阳性及一种影像学检查有肝癌特征的占位性病变者；④有肝癌的临床表现，并有肯定的远处转移灶（包括肉眼可见的血状腹水或在其中发现癌细胞），并能排除继发性肝癌者。

本病属中医学"肝积"、"肥气"、"黄疸"、"臌胀"等范畴。中医药以整体观念为指导，治疗上以辨证与辨病相结合，在改善生存质量、延长生存期等方面取得了一定成效。

🪷 扶正消积汤

黄芪30g 丹参30g 半枝莲30g 半边莲30g 白花蛇舌草30g 六月雪30g 车前子30g 薏苡仁30g 生晒参6g 黄连6g 甘草6g 吴茱萸5g 党参20g 白术20g 酥鳖甲20g 半夏12g 青皮10g 生姜10g 红枣10g 赤芍15g

【用法】水煎服，每天2次，每日1剂。

【功效】益气温阳，理气化瘀，清热利湿，消痰化积。

【适应证】原发性肝癌晚期。

【临证加减】胁下刺痛加䗪虫、红花等；黄疸明显加茵陈、郁金等；口干舌红加生地、麦冬、天冬等。

【疗效】治疗44例，生存质量比较：升高8例，稳定20例，下降16例，总有效率63.6%；生存时间比较：0.5年、1年生存率为67.6%、39.6%，中位生存期平均为6.8个月。

【来源】王才党，洪小兵，陶毅强，等. 扶正消积汤治疗晚期肝癌44例. 浙江中医杂志，2011，(8)：575

🪷 肝癌汤

生地黄15g 麦冬20g 白芍15g 山茱萸15g 枸杞子15g 柴胡12g 郁金15g 砂仁10g 白花蛇舌草40g 半枝莲30g 党参15g 白术15g 茯苓10g 甘草5g

【用法】水煎服，每天2次，每日1剂。

【功效】柔肝养肝，疏肝理气。

【适应证】原发性肝癌（阴虚气滞型）。

【临证加减】痛甚者，加细辛（最大量用至9g）、全蝎、蜈蚣；黄疸者，加茵陈、黄柏；肿块坚硬者，加穿山甲、水蛭、浙贝母，无出血现象可加三棱、莪术以攻坚破积；腹水、下肢浮肿者，加薏苡仁、泽泻，重用茯苓；腹胀者，加陈皮、大腹皮；五心烦热、口干甚者，加栀子、黄柏、鳖甲；大便干者，加肉苁蓉、柏子仁，重用当归。

【来源】周晓园，陶凯. 顾振东治疗肿瘤的经验. 山东中医杂志，1999，（4）：186

消瘤膏

夏枯草20g 白花蛇舌草30g 元胡20g 三棱15g 莪术15g 七叶一枝花12g 丹参10g 龙葵15g 生乳香25g 血竭5g 黄、白蜡各10g 凡士林10g 猪胆汁20g 冰片10g（或麝香3g）

【用法】将前10味药物水煎取汁，入米醋、猪胆汁熬成糊状，加黄、白蜡溶化后，放入冰片、血竭、凡士林收膏即成。用时将膏药涂于敷料，外敷于病灶局部即可，1次/2天，10次为1疗程。

【功效】清热解毒抗癌，化瘀散结定痛。

【适应证】**原发性肝癌**。

【疗效】消瘤膏一般于应用2~6小时后即可显效，患者肝区疼痛减轻，腹胀缓解，食欲改善，且疗效稳固，无任何毒副作用及不良反应。

【来源】刘晓彦，杨庆运，唐海峰，等. 消瘤膏外敷治疗中晚期肝癌疗效观察. 时珍国医国药，1999，（11）：862

补肝软坚方

生牡蛎60g 仙鹤草30g 党参30g 半枝莲30g 海藻30g 陈葫芦30g 泽兰30g 灵芝30g 槲寄生30g 穿山甲20g 天冬20g 炙鳖甲20g 石斛20g 全蝎6g 天龙6g 三七粉（冲服）3g

【用法】水煎服，每天2次，每日1剂。

【功效】补益肝肾，化瘀解毒，化痰散结，利水除湿。

【适应证】**原发性肝癌**。

【临证加减】如便溏者牡蛎、鳖甲、石斛可减去或减量，加白术、茯苓；转氨酶异常者，全蝎、天龙减量或不用，加茵陈、泽泻、郁金等药。

【疗效】补肝软坚方治疗原发性肝癌100例，完全缓解0例，部分缓解8例，稳定75例；近期缓解率为8%，瘤体稳定率为83%。

【来源】彭海燕，章永红，王瑞平. 补肝软坚方治疗肝癌100例临床观察. 北京中医，2004，（1）：30

🪷 青消方

太子参20g　绞股蓝20g　灵芝20g　半枝莲20g　白芍15g　炙鳖甲（先煎）15g　蛇莓15g　冬凌草10g　穿山甲（先煎）10g　蛇六谷10g

【用法】水煎服，每天2次，每日1剂。

【功效】益气柔肝，软坚散结。

【适应证】**原发性肝癌**。

【临证加减】便溏者加白术、茯苓；转氨酶升高和（或）黄疸者加茵陈、虎杖、垂盆草。

【疗效】青消方原发性肝癌治疗16例，病灶近期缓解率为12.50%，生活质量总有效率为81.25%，治疗后TBIL、ALT较前明显降低，治疗后甲胎蛋白较前升高不明显。

【来源】范焕芳，黄茂，孙春霞，等. 青消方配合复方苦参注射液治疗中晚期原发性肝癌16例疗效观察. 新中医，2008，（4）：15

🪷 宣肺温肾利水方

桑白皮15g　紫苏叶15g　白术15g　茯苓皮15g　山药15g　大腹皮15g　黄芪20g　䗪虫6g　半枝莲30g　蜈蚣3条　附子10g　肉桂3g

【用法】水煎服，每天2次，每日1剂。

【功效】宣肺温肾利水。

【适应证】**肝癌腹水**。症见：脘腹胀满，腹壁青筋暴露，腹膨大，叩之呈鼓音，或移动性浊音；常伴乏力，纳呆，尿少，浮肿，出血倾向，面色萎黄，黄疸。

【临证加减】身目黄染、尿黄加茵陈30g、田基黄15g、土茯苓20g；纳呆、便溏加党参15g、扁豆10g、薏苡仁30g；尿少难解加车前子10g、白茅根30g；便血加茜根10g、侧柏叶15g；肝肾阴虚加生地黄20g、女贞子20g、枸杞子15g。

【疗效】宣肺温肾利水方治疗肝癌腹水30例，显效15例，有效11例，无效4例。

【来源】林奕堂. 宣肺温肾利水法治疗肝癌腹水 30 例. 新中医, 2008, (6)：85

软肝利胆汤

柴胡 12g　人参 12g　黄芩 12g　垂盆草 30g　半夏 12g　夏枯草 20g　生牡蛎 30g　山慈菇 12g　土贝母 15g　鳖甲 20g　丹参 20g　元胡 12g　姜黄 12g　甘草 6g

【用法】水煎服，每天 2 次，每日 1 剂。

【功效】疏肝健脾，清利湿热，化痰解毒，软坚散结。

【适应证】肝癌（肝郁脾虚，湿热蕴毒，枢机不利型）。

【来源】范先基，杨子玉. 王三虎治疗肝癌经验. 中国中医药信息杂志, 2009, (8)：86

保肝利水汤

柴胡 12g　人参 10g　黄芩 12g　生姜 6g　茯苓 30g　白术 15g　黄芪 40g　半边莲 30g　猪苓 30g　泽泻 20g　厚朴 12g　大腹皮 20g　半夏 15g　鳖甲 30g　穿山甲 6g　生牡蛎 30g　大枣 6 枚

【用法】水煎服，每天 2 次，每日 1 剂。

【功效】疏肝健脾，行气利水，软坚散结。

【适应证】肝癌腹水（肝郁脾虚，气滞水停型）。

【来源】范先基，杨子玉. 王三虎治疗肝癌经验. 中国中医药信息杂志, 2009, (8)：86

龙葵补肾合剂

龙葵 30g　熟地 20g　山药 15g　山茱萸 10g　枸杞 15g　炙甘草 6g　杜仲 15g　肉桂 3g　附子 15g

【用法】经煎煮水提浓缩配置成合剂，口服，每次 30ml，每日 3 次。

【功效】清热解毒，活血消肿，温补肾阳。

【适应证】中晚期肝癌（肾阳亏虚型）。

【疗效】龙葵补肾合剂治疗中晚期肝癌 60 例，具有提高生活质量，减少并发症和毒副作用的优势。

【来源】吕苑忠，孔庆志，熊振芳，等．龙葵补肾合剂治疗中晚期肝癌临床疗效观察．湖北中医杂志，2009，（11）：7

🪷 肝癌一号

柴胡 10g　枳实 10g　白芍 10g　龟板 15g　鳖甲 20g　牡蛎 15g　玳瑁 10g　三棱 10g　莪术 10g　海藻 10g　昆布 10g　青陈皮 6g　元胡 10g　川楝子 20g　制乳没各 6g　黄芪 20g　丹参 20g　白花蛇舌草 15g　半枝莲 15g

【用法】水煎服，每天 2 次，每日 1 剂。

【功效】扶正固本，疏肝理气，破血祛瘀，软坚散结，清热解毒。

【适应证】原发性肝癌。

【临证加减】高热不退加青蒿、知母、生石膏；出血者加大黄、黄连、黄芩；肝痛者加三七；黄疸者加茵陈；腹水者加大腹皮、葫芦皮、车前子；胃痛者加丹参、木香、草豆蔻。

【来源】刘媛，冯永笑．裴正学教授治疗原发性肝癌经验介绍．中国医药指南，2012，（2）：220

🪷 肝积方

柴胡 12g　莪术 12g　清半夏 12g　陈皮 12g　砂仁 12g　田基黄 30g　生黄芪 30g　白花蛇舌草 30g　蒲公英 30g　党参 20g　茯苓 20g　炒白术 15g　八月札 15g　蜈蚣 2 条　焦山楂 10g　焦神曲 10g　焦麦芽 10g　甘草 6g

【用法】水煎服，每天 2 次，每日 1 剂。

【功效】健脾理气，解毒散结，活血祛瘀。

【适应证】原发性肝癌中晚期（脾虚肝郁，痰毒瘀结型）。

【临证加减】伴黄疸者加茵陈蒿 30g、赤小豆 30g、大黄 6g；伴腹胀，双下肢浮肿，少尿者，加茯苓皮 30g、猪苓 30g、泽泻 30g、冬瓜皮 30g；伴呕血、黑便者，加三七粉 3g（冲服）、白及 12g、地榆炭 15g。

【疗效】治疗 36 例，结果病情稳定 24 例（66.67%），治疗后体重及 Karnofsky 评分较治疗前明显增加，AFP 值明显降低。

【来源】刘朝霞，周延峰，李秀荣．肝积方治疗中晚期肝癌36例．四川中医，2004，(8)：44

软肝汤

黄芪15g　丹参10g　太子参15g　白术10g　茯苓15g　龟板15g　鳖甲15g　三棱10g　莪术10g　茵陈15g　柴胡15g　炒山楂10g　炒神曲10g　炒麦芽10g　泽泻15g　白花蛇舌草30g　炙甘草10g

【用法】中药煎剂或散剂。

【功效】扶正祛邪，软肝散结。

【适应证】弥漫性肝癌。

【疗效】治疗51例，显效11例，占21.6%；有效26例，占51%；无效14例，占27.5%，总有效率72.6%。其中，生存6~12个月者10例，生存12~18个月者16例，生存18~24例者15例，生存24~30个月者5例，有1例存活超过36个月，有4例，于发病3~6个月间因上消化道出血而死亡。生存期超过12个月者37例，占总病例数的72.6%，疗效显著。

【来源】韩建国．软肝汤治疗弥漫性肝癌51例．辽宁中医杂志，2004，(8)：662

黄金昶经验方

黄芪20~30g　生地黄或熟地黄20~30g　山萸肉15~20g　当归20~30g　白芍20~30g　龟板15~20g　蜈蚣2条　莪术10g　八月札10g　干姜10g　川椒目10~15g　桂枝10g　炒白术10g　鸡内金20g　龙葵15~20g　虎杖20~30g　壁虎10~30g

【用法】水煎服，每天2次，每日1剂。

【功效】养阴血，补阳气，理气活血，以毒攻毒，清热，通便。

【适应证】原发性肝癌。

【临证加减】根据病理加减：上方为肝细胞癌的治疗方药，若为胆管细胞癌加苏梗10g、胆南星15g、清半夏15g、石菖蒲15g、郁金15g。

据症状加减：肝区痛者加川乌10g、白屈菜30g、鼠妇40g、元胡15克；眠差加蝉蜕10g、夜交藤30g；黄疸者加茵陈15g，配合芒硝1g、枯矾1g冲服；低热者加青蒿15g、地骨皮15g、银柴胡15g或安脑丸1丸，每日2次；

便秘加酒大黄10g、炒莱菔子20g，或用生大黄10g、芒硝15g，研末敷脐；腹泻去生地黄，加乌梅60g、细辛3g、附子（先下）10g、吴茱萸5g；便血或呕血加土大黄20g、蒲黄炭15g、血余炭15g、烧干蟾10g。

据转移部位加减：出现肺部转移者加黄芪至50g，再加麦冬15g、五味子10g、海浮石50g、白英20g、百合30g、桔梗10g、枳壳10g等；骨转移者加䗪虫6g、补骨脂30g、野菊花15g等；淋巴结转移加干蟾皮5g、海藻30g、夏枯草10g、猫爪草20g等。

【来源】黄金昶. 黄金昶肿瘤专科二十年心得. 北京：中国中医药出版社，2012：67

🪷 速效镇痛膏

生南星20g　生川乌20g　生附子20g　马钱子20g　乳香20g　没药20g　干蟾皮20g　芦根15g　穿山甲50g　雄黄30g　姜黄30g　山慈菇30g　皂角刺15g　麝香1g　冰片4.5g

【用法】各研成极细末，混匀，用米脂和黑狗胆（4∶1）调成糊状，摊于油纸上，贴敷肝区，并用胶布固定，2~3天换贴1次，10次为一疗程。

【功效】清热解毒，活血祛瘀，通络止痛。

【适应证】**原发性肝癌疼痛。**

【疗效】治疗26例，完全缓解13例，明显缓解11例，无效2例，总有效率92.31%。自贴敷药至起效平均时间为20分钟，最快6分钟，最慢54分钟；持续止痛时间平均为67小时，最长达83小时，最短27小时，全部病例均未发现药物毒副作用。

【来源】何子强，黄瑜峰，陈祖安. 速效镇痛膏贴敷治疗原发性肝癌疼痛26例. 河北中医，1994，(6)：19

🪷 消肝积汤

海藻10g　昆布10g　牡蛎30g　海螵蛸10g　瓦楞子30g

【用法】水煎服，每天2次，每日1剂。半月为1个疗程，间隔3~5天，连用5个疗程。

【功效】软坚散结。

【适应证】**原发性肝癌。**

【临证加减】肝阴不足加用沙参 10g、麦冬 10g、鳖甲 15g；脾虚湿盛加用茯苓 12g、炒白术 15g、薏苡仁 15g；乏力明显加用党参 12g、黄芪 15g、山药 15g；血虚明显加用阿胶 12g、鸡血藤 15g。

【疗效】配合服用大黄䗪虫丸治疗肝癌 50 例，显效 5 例（10%），有效 35 例（70%），总有效率为 80%。

【来源】彭轶霞. 消肝积汤治疗原发性肝癌 50 例. 陕西中医学院学报，2001，(7)：38

🪷 砂冰莪术酊

朱砂 15g　乳香 15g　没药 15g　当归 15g　丹参 15g　桃仁 15g　红花 15g　木香 15g　元胡 15g　莪术 30g　冰片 30g

【制法】将上述药捣碎置 500ml 米酒内，密封 2 天备用。

【用法】将密封好的砂冰莪术酊剂用棉签或纱布蘸药水，轻轻搽于肿瘤部位体表处，稍干再重复 3~5 遍，外搽 5~10 分钟。

【功效】化瘀止痛。

【适应证】肝癌疼痛。

【来源】陈庆仁，李湖潮，贺赐平. 砂冰莪术酊治疗晚期原发性肝癌疼痛的研究. 临床肝胆病杂志，2003，(5)：312

🪷 化岩汤

黄芪 50g　丹参 20g　白芍 15g　蚤休 20g　䗪虫 10g　桃仁 10g　白花蛇舌草 30g　茯苓 10g　炙鳖甲 10g　党参 15g　白术 10g　枳壳 10g　莪术 10g　薏苡仁 30g

【用法】水煎服，每天 2 次，每日 1 剂。

【功效】补气活血，行气化瘀。

【适应证】中晚期肝癌。

【临证加减】肝区痛甚加元胡 30g；湿热重者加大黄 6g、茵陈 20g；纳呆腹胀加白豆蔻 10g、谷芽 20g；阴虚甚者加麦冬 20g、枸杞 15g。

【疗效】配合化疗治疗中晚期原发性肝癌 60 例，部分缓解 6 例，稳定 31 例，恶 23 例。半年、1 年、2 年生存率分别为 45%、21.7%、6.7%，中位生存期 264 天。

【来源】隋道敬, 孙法丽, 李刚. 化岩汤治疗原发性肝癌 60 例. 江西中医药, 2002, (1): 17

疏肝化瘀汤

柴胡 15g 枳实 15g 泽兰 15g 郁金 12g 厚朴 15g 䗪虫 10g 龙葵 20g 半枝莲 20g 丹参 15g 莪术 15g 穿山甲 12g 桃仁 10g 黄芪 30g 当归 15g 生薏苡仁 20g

【用法】水煎服, 每天 2 次, 每日 1 剂。共服 2 个月。

【功效】疏肝健脾, 活血化瘀。

【适应证】中晚期原发性肝癌 (肝郁脾虚, 瘀血内阻型)。

【临证加减】腹水加猪苓、车前草; 黄疸加茵陈、金钱草; 肝区疼痛加元胡、川楝子; 低热加地骨皮、青蒿。

【疗效】治疗原发性肝癌 30 例, 肿瘤客观疗效: 完全缓解 0 例, 部分缓解 1 例, 稳定 22 例, 恶化 7 例。生活质量: 显著改善 0 例, 改善 9 例, 稳定 11 例, 减退 10 例。体重: 增加 1 例, 稳定 22 例, 下降 7 例。

【来源】赵付芝, 刘辉, 王传岱. 疏肝化瘀汤治疗原发性肝癌 30 例. 山东中医杂志, 2003, (4): 215

癌痛酊

雄黄 30g 冰片 30g 血竭 30g 三棱 30g 莪术 30g 枯矾 30g 元胡 30g

【用法】用 95% 酒精 500ml 浸泡 1 周后过滤即得, 用癌痛酊外擦疼痛部位, 每次 10ml, 每天 4~5 次。

【功效】止痛。

【适应证】晚期肝癌疼痛。

【来源】徐钧. 癌痛酊外用治疗晚期肝癌疼痛临床观察. 浙江中西医结合杂志, 1999, (3): 203

止痛奇效汤

柴胡 10g 乌药 10g 半夏 15g 当归 15g 桃仁 15g 白芍 20g

元胡 20g　川芎 20g　鳖甲 30g　黄芪 30g　蟅虫 10g

【用法】每天 1 剂，文火水煎 2 次，取汁 300ml，分 2 次口服，1 周为 1 疗程。服药期间忌食生冷辛辣之物，并逐渐减少原止痛剂剂量。

【功效】疏肝理气，活血化瘀，祛痰散结。

【适应证】肝癌疼痛。

【疗效】治疗 20 例，显效 7 例，有效 3 例。

【来源】席玉才，李竞. 止痛奇效汤治疗肝癌疼痛 20 例. 中国中医药科技，2002，(4)：227

软肝消肿止痛膏

生马钱子 6g　蟾酥 0.4g　生芫花 5g　水蛭 5g　冰片 5g　生大戟 3g　青娘子 5g　牙皂 5g　麝香 1g　血竭 5g　乳香 5g　没药 15g　当归 15g　白芍 15g　山慈菇 15g　生南星 15g　白附子 15g　麻油 500g　桃丹 200g

【用法】制成膏药外贴患处，1 周 1 换，半月复查 1 次有关项目，2 个月综合分析疗效。

【功效】逐瘀化痰，消肿止痛。

【适应证】晚期肝癌。

【疗效】治疗 42 例，平均生存 173 天。

【来源】刘训峰，蓝朝光. 软肝消肿止痛膏治疗晚期肝癌 42 例. 辽宁中医杂志，2001，(12)：737

扶正消积汤

黄芪 30g　太子参 20g　茯苓 15g　白术 15g　穿山甲 10g　桃仁 10g　丹参 15g　蚤休 20g　牡蛎 30g　白花蛇舌草 20g　麦芽 10g

【用法】水煎服，每天 2 次，每日 1 剂。2 个月为一疗程。

【功效】益气扶正，化瘀软坚，清热解毒。

【适应证】原发性肝癌。

【临证加减】气滞血瘀型加三棱 12g、枳实 10g、土元 6g、三七 6g（研末冲服）；肝郁脾虚型加柴胡 12g、香附 12g、炒扁豆 18g、山药 20g；肝胆湿热型加茵陈 30g、黄芩 15g、泽泻 20g；疼痛较重者加元胡 15g、川楝子 15g、苏木 10g。

【疗效】治疗 24 例，显效 8 例，有效 12 例，无效 4 例。

【来源】冯秀国，计磊. 扶正消积汤治疗肝癌 38 例临床分析. 实用中西医结合杂志，1998，(2)：123

❀ 扶正消瘤丸

西洋参 300g　三七 300g　制鳖甲 300g　莪术 300g　郁金 300g　鸡内金 300g　血竭 200g　蜈蚣 30 条　壁虎 400g　山慈菇 100g　柘木提取物 400g　制马钱子 70g　水蛭 100g　鼠妇 100g

【用法】共为细末，泛水为丸，10g/次，3 次/日口服。服 1 个月为一疗程，休息 3～5 天后继续下一疗程。

【功效】补气养阴，活血化瘀，软坚散结，抗癌解毒。

【适应证】原发性肝癌。

【疗效】治疗 54 例，配合甲基斑蝥胺片（吉林通化第二药厂）75mg、3 次/日，口服，其中 49 例患者应用超声引导下注射无水酒精，每次 3～5ml，每周 1 次，一般连续注射 6～8 次。显效 29 例，占 53.7%，有效 21 例，占 38.9%，无效 4 例，占 7.4%，总有效率 92.6%。

【来源】李可法，张连贵，杨志莲. 扶正消瘤丸为主治疗原发性肝癌 54 例. 实用中医药杂志，1998，(9)：5

❀ 调肝利水汤

柴胡 12g　人参 10g　黄芩 10g　生姜 6g　茯苓 30g　白术 15g　黄芪 20g　半边莲 30g　猪苓 20g　泽泻 20g　厚朴 12g　大腹皮 20g　半夏 15g　鳖甲 30g　生牡蛎 30g　大枣 6 枚

【用法】水煎服，每天 2 次，每日 1 剂。

【功效】疏肝健脾，行气利水，软坚散结。

【适应证】肝癌腹水。

【来源】胡学明，彭秀梅. 安丰辉主任肝癌治疗经验总结. 中国民间疗法，2012，(8)：9

🪷 克木汤

克木汤 I 号方：党参 15g　黄芪 15g　丹参 15g　凌霄花 15g　桃仁 15g　八月札 15g　香附 15g　炙鳖甲 20g　川楝子 10g　元胡 12g

克木汤 II 号方：白英 25g　白花蛇舌草 25g　龙葵 25g　丹参 25g　当归 12g　䗪虫 4g　川芎 6g　仙鹤草 15g　莪术 6g　郁金 10g　干蟾皮 8g　党参 15g　黄芪 15g　益母草 15g

克木汤 III 号方：当归 12g　泽兰 6g　乳香 6g　没药 6g　桃仁 10g　川芎 10g　柴胡 10g　升麻 6g　甘草 4g　续断 10g　木通 6g　木香 4g　地肤子 8g　苏木 6g　乌药 6g　白芥子 8g　生姜 3 片　童便 20ml　陈酒 20ml

【用法】以上 3 方，均用水煎，每日 1 剂，分 2 次服。按 I、II、III 号次序，每方各服 3 剂，3 方 9 剂共服 9 天为一疗程，共服 8~10 个疗程。每疗程间隔 2~3 天。

【功效】扶正解毒，开郁化瘀，破积软坚。

【适应证】原发性肝癌。

【临证加减】腹水加车前子、大腹皮、冬瓜皮、黑白牵牛子等；上消化道出血加三七、白及、云南白药等；黄疸加茵陈、山栀、满天星等；发热加石膏、知母、地骨皮等。

【疗效】治疗 63 例，该方对改善食欲和癌痛最突出，而失眠、蛋白比例倒置和上消化道出血的改善不够理想，中位生存期 8.4 月。

【来源】郭士全，刘德生. 克木汤治疗原发性肝癌 63 例临床观察. 徐州医学院学报，1996，(4)：434

🪷 华虎内攻汤合消癌散外敷

华虎内攻汤：炙华蟾 10g　炙守宫 6g　泽漆 15g　蜈蚣 3 条　三七 10g　人参 10g　炒白术 10g　茯苓 10g　醋炙莪术 10g　炙三棱 10g　炙黄芪 10g　当归 10g　炒川芎 10g　白芍 10g　熟地 15g　赤芍 10g　威灵仙 10g　金不换 10g　大黄 10g　重楼 10g　鳖甲 10g　元胡 10g　白头翁 15g　天花粉 10g　姜南星 10g　姜半夏 10g　半枝莲 15g　八月札 15g　八角莲 10g　䗪虫 10g　蒲公英 15g　炙甘草 6g

外敷消癌散：泽漆 60g　华蟾 50g　炙守宫 20g　莪术 20g　三棱 20g　川芎 20g　元胡 20g　独活 20g　乳香 20g　没药 20g　当归 20g　川乌 20g　草乌 20g　木香 20g　麻黄 20g　䗪虫 20g　大戟 20g　皂矾 20g　红花 10g　甘遂 10g（以上药物分别按规定炮制粗粉过筛掺匀，装在 20cm×20cm 布袋内缝口备用）

【用法】华虎内攻汤每日 1 剂，水煎，饭后半小时服。

消癌散用法：先将药袋在普通饭锅内加热蒸 20～30 分钟，为保持一定的温湿度，洒洒 50～100ml 于药袋上，为防止烫伤皮肤，用毛巾将药袋包好敷于癌灶原发部位，待温度适宜时，再将毛巾去掉。热敷时药袋上放一热水袋，患者若感太重可采用立位热敷，待局部感到温度下降时，再将热敷时间持续 30 分钟左右。反复间断热敷，每包药物可连续使用 5 天，有软坚散结，破瘀，收敛癌毒作用。

【功效】去寒化瘤，理气排毒，化腐生肌，气血双补。

【适应证】**原发性肝癌**。

【疗效】治疗 118 例，治愈 34 例，占 28.81%，临床治愈 39 例，占 33.05%，显效 40 例，占 33.90%，无效 5 例，占 4.24%，总有效率为 95.76%。经观察，瘤块消失时间最长者用药 150 天，最短者用药 60 天，平均用药时间 105 天。

【来源】宋洪恩，宋慧敏，单国英，等．华虎内攻汤及热敷消癌散治疗原发性肝癌 118 例．江苏中医，1996，(7)：22

🪷 健脾化瘀汤

党参 30g　丹参 30g　茯苓 30g　白术 15g　陈皮 10g　半夏 10g　枳壳 10g　厚朴 10g　乌梢蛇 10g　䗪虫 10g　蜈蚣 2 条　甘草 6g

【用法】水煎服，每天 2 次，每日 1 剂。

【功效】健脾益气，活血化瘀。

【适应证】**中、晚期原发和继发肝癌**。

【临证加减】兼血虚者加当归 10g、白芍 10g、鸡血藤 15g；阴虚加旱莲草 15g、生地黄 12g、沙参 12g、麦冬 10g；肾虚加枸杞子 12g、续断 10g；气滞加莱菔子 15g、厚朴 10g、木香 10g；胃气上逆加半夏 12g、陈皮 10g；瘀血甚者加桃仁 10g、红花 8g；低热者加地骨皮；出血者加茜草 10g、白及 12g、仙鹤草 15g。

【疗效】治疗 30 例，联合化疗，显效 12 例，有效 14 例，无效 4 例，总有效率 86.67%，改善中晚期肝癌的临床症状，提高患者生活质量。

【来源】陈玉．健脾化瘀汤治疗中晚期肝癌临床疗效观察．甘肃中医学院学报，2006，(2)：34

健脾化积汤

太子参 25g　白术 12g　茯苓 15g　猪苓 10g　陈皮 12g　法半夏 12g　生黄芪 10g　枳实 12g　郁金 15g　莪术 10g　穿山甲 15g（先煎）䗪虫 10g　绵茵陈 20g　半枝莲 30g　鸡内金 10g

【用法】水煎服，每天 2 次，每日 1 剂。30 天为 1 个疗程，3 个疗程后评定疗效。

【功效】疏肝理气，健脾益气，活血化瘀。

【适应证】中、晚期原发性肝癌（脾虚肝郁型）。

【临证加减】腹胀纳呆者加大腹皮 15g、川厚朴 15g；肝区疼痛者加三七 10g、川楝子 12g；黄疸加山栀 10g、虎杖 12g、玄参 12g。

【疗效】治疗 36 例，近期疗效，部分缓解 5 例，轻度消退 9 例，无变化 13 例，恶化 9 例，总有效率 75%。

【来源】刘绮．自拟健脾化积汤治疗中晚期原发性肝癌 36 例．广西中医药，2000，(1)：16

益气健脾疏肝汤

党参 20g　茯苓 15g　白术 12g　黄芪 12g　枳壳 12g　生薏苡仁 12g　柴胡 6g　鸡内金 12g　白花蛇舌草 20g　山药 20g　元胡 12g　半夏 6g　郁金 12g

【用法】1 剂/天，加水煎至 200ml，早晚分 2 次服，14 天为 1 个周期，治疗 3 个周期，同时联合化疗。

【功效】益气健脾疏肝，行气消积。

【适应证】原发性肝癌（肝郁脾虚型）。

【疗效】治疗 140 例，部分缓解 38 例，稳定 51 例，进展 51 例，总有效率 63.57%。自拟益气健脾疏肝汤能够降低化疗不良反应发生几率，提高患者免疫功能，从而提高治疗效果，改善生活质量。

【来源】刘创健. 自拟益气健脾疏肝汤联合化疗治疗晚期原发性肝癌的临床观察. 中医药学报，2012，（5）：134

❀ 鲫鱼膏贴敷

鲫鱼二两　生山药 100g　麝香 0.5g　元胡 30g　川楝子 30g　细辛 3g

【用法】制成糊状，根据病变部位及面积，均匀敷于白色棉布上。在贴敷前把需贴部位用酒精棉球擦洗干净，然后贴敷于上，每贴 5~7 天，此药对局部无明显刺激作用。

【功效】活血化瘀，消肿止痛。

【适应证】癌痛。

【疗效】治疗 168 例，其中肝癌 98 例，肺癌 36 例，肺、肝转移癌 34 例。112 例疼痛消失，39 例疼痛减轻可以忍受，17 例疼痛无减轻。112 例显效中，贴敷后有效止痛时间持续长者 13 个月，最短者 1 月 20 天。39 例有效止痛时间持续长者 6 个月，短者 2 个月 10 天。此方并可使肿瘤缩小及肝实质变软。

【来源】周韩军，贺红艳. 中药贴敷法治疗肝肺癌晚期疼痛 168 例临床观察. 光明中医杂志，1997，（2）：29

❀ 钱氏肝癌方

莪术 12g　白术 12g　苦参 20g　白花蛇舌草 20g

【用法】水煎服，每天 2 次，每日 1 剂。

【功效】益气健脾，清热解毒化湿，理气活血。

【适应证】原发性肝癌。

【临证加减】脾虚湿阻型选加异功散、参苓白术散、香砂六君子丸等，常用药生黄芪、白扁豆、生薏苡仁、生山楂等；气滞血瘀型选加桂枝茯苓丸、越鞠丸、血腑逐瘀汤等，常用药柴胡、川芎、当归、大黄等；热毒内蕴型选加当归龙荟丸、龙胆泻肝丸等，常用药田基黄、龙胆草、蒲公英等；

气阴两虚型选加参脉饮、大补阴丸、加减复脉汤等，常用药熟地、枸杞子、麦冬、北沙参等。主症加减：肝区疼痛者，加郁金、元胡、白芍等；恶心呕吐者，加姜竹茹、姜半夏等；腹水者，去莪术，加大腹皮、车前子、煅牡蛎等；黄疸深重者，加茵陈、山栀子、大黄等。放化疗副反应症状加减：阴液耗伤者，加北沙参、天花粉、知母、川石斛等；骨髓抑制者，加生黄芪、当归、白芍、女贞子、枸杞子等；恶心呕吐者，加姜半夏、陈皮；腹泻者，加白扁豆、煨木香；腹胀者，加大腹皮、枳壳；便秘者，加生地、肉苁蓉；发热者，加银柴胡、地骨皮等；谷丙转氨酶升高者，加垂盆草、田基黄、土茯苓等；心悸失眠者，加枣仁安神丸、六味地黄丸或远志、枣仁、麦冬等。

【疗效】治疗 53 例，生存率，寿命表法（以初诊之日起，至末次就诊或信访为准）。本组 53 例经钱氏肝癌方加减治疗后，1、3、5、年生存率分别为73.58%、38.66%、22.57%。症状、体征改善情况：根据中国常见肿瘤诊疗规范所制定的体力状况计分标准，2 年随访结果：15 例由原来的 4 度上升到 6 度、5 度，6 例由原来的 5 度、6 度上升到 8 度、7 度，治疗后肝区疼痛、恶心呕吐、纳呆乏力、腹胀、腹泻等症状均有不同程度的改善。AFP改善情况：16 例 AFP 升高者，治疗后 8 例恢复至正常范围，5 例有所下降，3 例无变化。

【来源】陈伟，钱力兰，王昌俊，等．"钱氏肝癌方"加减治疗 53 例原发性肝癌临床观察．光明中医杂志，1998，(4)：14

🪷 清肝软坚汤

蝉蜕 6～10g　僵蚕 10g　露蜂房 10～15g　半枝莲 15～30g　白花蛇舌草 30g　龟板 15g（先煎）　鳖甲 15g（先煎）　莪术 10～20g　丹参 15～30g　桃仁 10g　三七 3～6g（分冲服）　生黄芪 15～30g　西洋参 5～10g（另炖）或太子参 15～30g　生大黄 6～15g（后下）

【用法】水煎服，每天 2 次，每日 1 剂。

【功效】清肝化瘀，软坚散结。

【适应证】介入后复发肝癌。

【临证加减】有出血倾向者，去桃仁；纳呆者，加炒麦芽；腹泻者，去大黄、半枝莲；腹水者，加葶苈子、木防己。

【疗效】治疗 10 例，完全缓解 3 例，部分缓解 1 例，好转 2 例，稳定 2 例，病变进展 2 例；AFP 恢复 4/8 例，生存期超过 2 年 2 例，超过 1 年 2 例，超过半年 3 例，不足半年 3 例。

【来源】刘义生．清肝软坚汤治介入后复发肝癌 10 例．江西中医药，1998，(3)：20

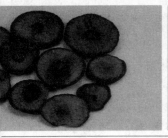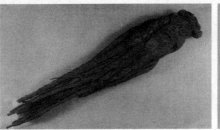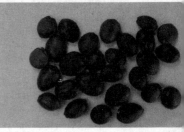

第四章

脂 肪 肝

脂肪肝是由于各种原因引起的肝细胞内脂肪堆积过多的病变。脂肪肝是一种常见的临床现象，而非一种独立的疾病。

脂肪肝的诊断要点：①临床表现：可无症状，或有疲乏无力，肝区不适，胀满，甚或疼痛，腹胀，胃纳差，颜面痤疮等。②病史：有暴吃酗酒、缺乏运动等行为习惯异常史，或慢性肝病、或服用肝毒药物史。近期体重超重（即超过标准体重10%）或患肥胖病（超过标准体重20%）者，或腹部脂肪积蓄，或高脂血症史。③实验室检查：血脂升高，尤其是甘油三酯；肝功能正常或轻、中度异常。酒精脂肪肝多有血中乙醇和尿酸浓度增高，血清中 IgA 常明显增高，并有乙醇透明小体。肝炎后脂肪肝多有 HBsAg、HBeAg 阳性。中毒性脂肪肝有血药浓度异常。糖尿病性脂肪肝有血糖、尿糖、血浆胰岛素异常。甲亢性脂肪肝 T_3 和 T_4 升高。④肝脏 B 超或 CT 和 MR 检查：可见脂肪肝图像。

本病散见于中医学"痰证"、"脂满"、"积聚"、"癥瘕"、"胁痛"、"湿阻"等病证中，其病机特点为肝经湿热蕴结，肝胆疏泄失调，致使痰湿内生，气滞血瘀；瘀久化热致脾胃痰热壅盛；病久则引起肝肾阴亏。根据以上病机，治疗通常采用疏肝理气，活血化瘀，养阴补血，化痰散结等治法。在治疗上西医尚无防治脂肪肝的特效药物，主要是祛除病因以及对症治疗，临床治疗效果欠佳，而中医药在治疗脂肪肝表现出明显的优势。

🪷 健脾降脂汤

黄芪 15g　茯苓 15g　丹参 12g　陈皮 10g　姜黄 10g　首乌 15g
生山楂 9g　决明子 12g　郁金 12g　柴胡 12g　白芍 10g

【用法】水煎服，早晚分服，每日 1 剂。

【功效】健脾益气，养肝化浊。

【适应证】**非酒精性脂肪肝（脾虚湿阻型）**。症见：胁肋疼痛，脘腹胀满，食欲不振，倦怠乏力，头重身困，舌质淡，苔滑或腻，脉滑。

【疗效】联合口服多烯磷脂酰胆碱胶囊治疗 30 例，临床痊愈 7 例，显效 13 例，有效 5 例，无效 5 例，总有效率 83.8%。健脾降脂汤可明显改善肝功能，其疗效可能与调节血脂、血糖等作用有关。

【来源】徐玉玲. 中西医结合治疗非酒精性脂肪肝脾虚湿阻型的疗效观察. 中国现代医生，2012，(15)：64

🪷 降脂方

柴胡 15g　丹参 19g　泽泻 15g　半夏 12g　白术 15g　枳实 10g
首乌 10g　制大黄 10g　白芥子 6g　山楂 30g　蔗糖 0.1g

【用法】水煎服，每天 2 次，每日 1 剂。

【功效】祛瘀消积。

【适应证】**脂肪肝（湿热痰瘀型）**。症见：胀痛或刺痛，食欲不振，脘痞腹胀，倦怠乏力或见黄疸，大便溏垢，小便黄赤，舌质红或黯紫，苔腻，脉弦涩或弦滑。

【疗效】治疗 35 例，基本治愈 7 例，显效 11 例，有效 15 例，无效 2 例，总有效率 94.3%。治疗后 TG、TC、HDL－C 指标明显改变。

【来源】李军. 复方降脂方治疗脂肪肝 35 例临床观察. 中国医学创新，2012，(22)：97

🪷 疏肝健脾降脂方

柴胡 10g　半夏 15g　丹参 10g　赤芍 15g　生山楂 15g　茯苓 10g

陈皮 10g　生荷叶 20g　白术 15g　何首乌 20g　泽泻 10g　生甘草 10g

【用法】上方每日 1 剂，每剂水煎 2 次，共取汁 500ml 左右，分早中晚 3 次温服。服药期间可根据患者病情变化酌情加减变化。

【功效】疏肝健脾，降脂化痰祛瘀。

【适应证】非酒精性脂肪肝（肝郁脾虚，痰瘀阻滞型）。

【疗效】治疗非酒精性脂肪肝 100 例，显效 63 例，有效 29 例，无效 8 例，总有效率 92.0%。治疗后肝功能、血脂各项指标均明显改善。疏肝健脾降脂方治疗非酒精性脂肪肝有较好的临床疗效，且其疗效优于辛伐他汀。

【来源】张玉坤，李军，李慧．"疏肝健脾降脂方"治疗非酒精性脂肪肝 100 例临床研究．江苏中医药，2012，（8）：26

健脾消脂汤

半夏 15g　天麻 15g　白术 15g　红花 10g　陈皮 15g　竹茹 10g　枸杞子 15g　太子参 15g　草决明 15g

【用法】水煎服，每天 2 次，每日 1 剂。

【功效】疏肝健脾，化痰祛瘀。

【适应证】2 型糖尿病合并脂肪肝。

【注意事项】糖尿病饮食、低脂饮食、戒烟酒、适当运动，多进食蔬菜水果，忌食动物内脏，控制体重；根据病情和依从性，给予口服降糖药物或胰岛素治疗。

【疗效】治疗 30 例，临床治愈 4 例（13%），显效 15 例（50%），无效 11 例（36%），总有效率 63%。

【来源】李居一，刘怀珍，张进军．健脾消脂汤治疗 2 型糖尿病合并脂肪肝患者 30 例临床观察．世界中西医结合杂志，2012，（8）：676

关幼波经验方

青黛 10g　明矾 3g　草决明 15g　生山楂 15g　醋柴胡 10g　郁金 10g　丹参 12g　泽兰 12g　六一散 15g

【用法】水煎服，每天 2 次，每日 1 剂。

【功效】祛湿化痰，疏肝利胆，活血化瘀。

【适应证】**脂肪肝（痰湿阻络证）**。症见：舌苔多白腻，舌质暗，脉沉滑。

【来源】齐京，王新颖，徐春军．关幼波中医药防治脂肪肝学术思想及临床经验．北京中医药，2012，（11）：824

邓铁涛软肝消脂方

太子参 30g　白术 15g　茯苓 15g　川草薢 10g　炒鳖甲 30g　丹参 20g　山楂 20g　楮实子 15g　菟丝子 15g　甘草 5g

【用法】水煎服，每天 2 次，每日 1 剂。

【功效】健脾益气，软坚化瘀，调补肝肾。

【适应证】**非酒精性脂肪肝**。

【疗效】治疗 40 例，显效 4 例，有效 30 例，无效 6 例，有效率 85.00%。

【来源】樊冬梅，曾燕静，吴咏梅，等．肝脾相关理论干预非酒精性脂肪肝肝纤维化的临床研究．时珍国医国药，2012，（11）：2846

运脾消脂汤

半夏 10g　黄芩 10g　黄连 10g　干姜 10g　党参 10g　苍术 10g　白术 10g　茯苓 15g　泽泻 10g　泽兰 10g　海藻 20g　荔枝核 15g　山楂 15g　甘草 6g

【用法】水煎服，每天 2 次，每日 1 剂。

【功效】运脾化湿，软坚散结，理气逐瘀。

【适应证】**非酒精性脂肪肝（痰浊阻滞型）**。

【临证加减】腹胀甚者加炒莱菔子 10g；胁痛者加元胡 10g、川楝子 6g；肝脾肿大者加三棱 10g、莪术 10g。

【疗效】治疗 40 例，痊愈 20 例（50%），显效 10 例（25%），有效 6 例（15%），无效 4 例（10%），总有效率 90%。

【来源】王倚东．运脾消脂汤治疗非酒精性脂肪肝的疗效观察．航天航空杂志，2012，（10）：1246

化痰祛瘀疏肝方

全瓜蒌 30g　丹参 30g　生山楂 30g　炒白芍 15g　柴胡 10g　法半

夏^10g 黄芩10g 莪术10g 白芥子10g 大黄10g 胆南星6g 水蛭6g

【用法】水煎服，每天2次，每日1剂。适当减少饮食摄入量，尤其是动物脂肪的摄入量，忌酒。每4周观察1次症状、体征，检查肝功能、血脂、B超。疗程为12周。

【功效】疏肝散结，活血通络，化痰祛脂。

【适应证】脂肪肝（痰浊互结型）。

【疗效】治疗68例，治愈21例（30.9%），显效32例（47.1%），有效10例（14.7%），无效5例（7.3%），总有效率92.7%。

【来源】高国凤，徐惠祥．化痰祛瘀疏肝方治疗脂肪肝68例观察．实用中医药杂志，2012，（11）：921

金骨清膏饮

郁金15g 鸡骨草30g 山楂20g 鸡内金20g 白术20g 僵蚕10g 酒大黄5g 五味子15g 田基黄25g

【用法】水煎服，每天2次，每日1剂。

【功效】清膏化积。

【适应证】非酒精性脂肪肝。

【疗效】治疗64例，临床治愈25例，显效17例，有效15例，无效7例，总有效率89.1%。

【来源】佟凤华．金骨清膏饮治疗非酒精性脂肪性肝炎64例临床观察．河北中医，2012，（10）：1470

降脂软肝汤

鸡内金15g 陈皮15g 泽兰15g 绞股蓝15g 泽泻15g 荷叶10g 五味子10g 决明子20g 丹参20g 三七（水冲服用）1.5g 生山楂30g

【用法】水煎服，每天2次，每日1剂。

【功效】活血化瘀，疏肝健脾，化痰祛湿。

【适应证】脂肪肝。

【临证加减】味觉感到苦黏腻者加虎杖 10g；严重腹胀者加大腹皮 15g。

【疗效】治疗 21 例，治愈 2 例，显效 8 例，有效 7 例，无效 4 例，总有效率 80.95%。

【来源】王俊. 降脂软肝汤加味治疗脂肪肝的临床观察. 湖北中医药杂志，2012（12）：38

🪷 化浊理肝汤

柴胡 12g　生白芍 15g　生白术 15g　丹参 20g　生山楂 30g　郁金 12g　制首乌 20g　泽泻 15g　荷叶 20g　绞股蓝 20g　草决明 30g　陈皮 10g

【用法】水煎服，每天 2 次，每日 1 剂。一般 5～7 天一疗程，总疗程 3 周至半年不等。

【功效】活血化瘀，益气养阴。

【适应证】**脂肪肝（肝郁脾虚、痰阻血瘀型）**。症见：胁肋胀闷或刺痛，脘腹痞塞不舒，善叹息，倦怠乏力，恶心纳呆，舌胖苔淡白或白腻或紫暗见瘀点，脉弦细。

【临证加减】胁肋疼痛明显加元胡、川楝子；乏力明显加生黄芪、明党参；伴见黄疸加茵陈、虎杖；转氨酶升高明显加垂盆草、六月霜；大便溏加山药、炒扁豆；酗酒者加葛花；合并糖尿病者加苍术、玄参。

【疗效】治疗 115 例，治愈 52 例，显效 31 例，有效 21 例，无效 11 例，总有效率 90.4%。

【来源】倪京丽，罗晓风. 自拟化浊理肝汤治疗脂肪肝 115 例. 中国中医药科技，2012，（2）：181

🪷 三仁汤加味

杏仁 12g　蔻仁 12g　薏苡仁 12g　茵陈 12g　柴胡 10g　川楝子 10g　青皮 6g　厚朴 10g　半夏 10g　滑石 6g　白通草 6g　竹叶 6g　甘草 3g

【用法】水煎服，每天 2 次，每日 1 剂。同时予西药凯西莱片 3 次/天，0.2g/次。

【功效】宣上，畅中，渗下，升清降浊，健脾利湿，调畅气机。

【适应证】非酒精性脂肪肝。

【疗效】治疗 49 例，显效 42 例（85.7%），有效 5 例（10.2%），无效 2 例（4.1%），有效率 95.9%。

【来源】王庆向．三仁汤加味治疗非酒精性脂肪肝 49 例疗效观察．医学理论与实践，2012，（8）：929

疏肝活血降脂汤

　　柴胡 12g　郁金 12g　香附 12g　三棱 12g　莪术 12g　丹参 15g
白术 12g　山药 30g　薏苡仁 30g　焦山楂 20g　泽泻 12g　虎杖 12g
甘草 6g

【用法】水煎服，每天 3 次，每日 1 剂。

【功效】健脾化痰降血脂，活血化瘀疏肝络。

【适应证】脂肪肝（肝郁脾虚血瘀型）。症见：肝区胀痛，隐痛或两胁不适，胃脘满闷不适，疲乏无力，烦急，大便黏滞不爽，腹胀，食后为甚。

【疗效】治疗 40 例，显效 24 例，有效 12 例，无效 4 例，总有效率为 90%。

【来源】陈刚俊．疏肝活血降脂汤治疗脂肪肝疗效观察．实用中医药杂志，2012，（4）：270

杞荷祛脂汤

　　枸杞 20g　荷叶 30g　草决明 15g　泽泻 10g　丹参 20g　连翘 15g
山楂 10g

【用法】水煎服，每天 2 次，每日 1 剂。配合熊去氧胆酸胶囊，0.25g，2 次/天，口服。12 周为 1 个疗程，治疗期间进食低脂、低热量饮食，禁酒，适当体育锻炼。

【功效】调补脾肾，醒脾化湿，活血化瘀。

【适应证】非酒精性脂肪肝。

【临证加减】胁肋疼痛者加白芍 15g、元胡 15g；上腹胀满者加陈皮 10g、厚朴 10g、全瓜蒌 15g；纳差者加茯苓 15g、炒白术 15g。

【疗效】治疗 29 例，治愈 8 例，显效 15 例，有效 4 例，无效 2 例，总有效率 93.10%。

【来源】王青，刘文涛，费新应.杞荷祛脂汤联合熊去氧胆酸胶囊治疗非酒精性脂肪性肝炎临床观察.湖北中医杂志，2012，(5)：9

🪷 柴胡温胆汤

柴胡 10g　黄芩 10g　姜半夏 9g　茯苓 15g　枳实 10g　竹茹 10g　陈皮 10g　泽泻 20g　虎杖 30g　生姜 5g　大枣 10g

【用法】水煎服，每天 2 次，每日 1 剂。要求患者控制饮食，适当运动。每 3 个月为 1 疗程。

【功效】理气化痰，消痞散结。

【适应证】**非酒精性脂肪肝（湿（痰）热阻滞型）**。症见：肥胖，神疲乏力，胸胁胀闷，口苦黏腻，舌苔白厚或黄厚。

【疗效】治疗 50 例，连续治疗观察 2 个疗程。本方能明显缓解神疲乏力，胸胁胀痛等不适症状，改善肝功能，降低甘油三酯、总胆固醇及 B 超积分，临床疗效显著。

【来源】胡洪涛，蒋开平，李建鸿，等.柴胡温胆汤治疗非酒精性脂肪肝 50 例临床观察.中医临床研究，2012，(10)：3

🪷 化痰祛瘀汤

炒白术 15g　茯苓 15g　苍术 12g　枸杞子 12g　制首乌 12g　泽泻 20g　青黛 10g（包）　制大黄 10g　郁金 10g　丹参 30g　山楂 30g　决明子 50g

【用法】水煎服，每天 2 次，每日 1 剂。

【功效】健脾利湿，活血化瘀。

【适应证】**非酒精性脂肪肝（脾虚湿滞型、痰瘀内阻型）**。

【临证加减】若湿重者加藿香 10g、佩兰 10g；气滞者加元胡 12g、青皮 10g。

【疗效】治疗 55 例，显效 27 例，有效 22 例，无效 6 例，总有效率 89.09%。

【来源】钱海青. 化痰祛瘀汤治疗非酒精性脂肪肝 55 例. 浙江中医杂志, 2012, (5)：330

健脾化浊饮

茯苓 20g　白术 20g　茵陈 15g　败酱草 15g　橘红 15g　泽泻 10g　山楂 15g　人参 5g

【用法】水煎服，每天 2 次，每日 1 剂，2 个月为 1 个疗程。

【功效】祛湿化痰，健脾补肾。

【适应证】非酒精性脂肪肝。

【疗效】治疗 34 例，基本痊愈 3 例（8.82%），显效 12 例（35.29%），有效 17 例（50.00%），无效 2 例（5.88%），总有效率94.12%。

【来源】李春颖. 健脾化浊饮治疗非酒精性脂肪性肝病临床观察. 中国实用医药, 2012, (15)：45

降脂保肝方

白芍 30g　郁金 20g　菖蒲 15g　姜黄 15g　绞股蓝 15g　茯苓 15g　柴胡 15g　川朴 15g　茵陈 15g　丹参 15g　枳壳 15g　山楂 15g　栀子 9g　川芎 9g

【用法】用中药煎药机煎制而成，每煎 2 袋，每袋 150ml，早晚饭后 2 小时服用，15 天为一疗程，治疗期间停用其他药物。

【功效】疏肝理气，活血通络，祛瘀化浊，清除湿热。

【适应证】非酒精性脂肪肝。

【疗效】治疗 120 例，痊愈 22 例（18.33%），显效 60 例（50.00%），有效 22 例（18.33%），无效 16 例（13.33%），总有效率86.67%。

【来源】张仲，刘亚静，安福丽. 降脂保肝方治疗非酒精性脂肪肝 120 例. 中国药业, 2012, (12)：90

郭光业经验方

茵陈 30g　郁金 10g　柴胡 10g　黄芪 30g　泽泻 10g　丹参 15g　生大黄 10g　决明子 10g　生山楂 15g　枳实 10g　制首乌 15g

【用法】水煎服，每天 2 次，每日 1 剂，共服 2 个月。

【功效】疏肝降浊。

【适应证】**脂肪肝**。

【临证加减】肝肾阴虚则加生地、白芍、当归、鳖甲、山茱萸；肾阳不足者加肉桂、附子；若胁肋胀痛，急躁易怒，肝郁气滞者加香附 10g、川楝子 10g；头晕且胀，面红耳赤，胁肋灼痛，肝郁化火者加栀子 10g、龙胆草 6g、黄芩 10g；若大便干结难下，热郁津亏者加生地黄 15g、玄参 15g、麦冬 15g；若嗳气反酸，肝胃失和者加旋覆花 10g（布包）、代赭石 15g（先煎）、柿蒂 10g、炙枇杷叶 10g、姜竹茹 10g；脾虚加山药、干姜、白术、陈皮、茯苓、内金、荷叶；痰湿偏盛加茯苓 10g、炒杏仁 10g、白豆蔻 10g（后下）、薏苡仁 15g；瘀血偏重加丹参 30g、赤芍 15g、虎杖 30g；若血瘀日久不愈，胁下积者加水蛭 6g、三棱 10g、莪术 10g；气虚血瘀痰阻，虚实夹杂加太子参 15g、刺五加 30g。

【来源】李智滨，杨露梅. 郭光业教授用疏肝降浊法治疗脂肪肝的临床经验. 四川中医，2011，（6）：3

🪷 护肝降脂汤

　　柴胡 10g　郁金 12g　丹参 10g　赤芍 10g　茯苓 15g　泽泻 10g
何首乌 10g　三七粉（冲服）3g

【用法】水煎服，每天 2 次，每日 1 剂。1 个月为一疗程，所有病例在治疗期间戒烟酒、戒肥甘厚味，适度锻炼，起居有节。

【功效】疏肝健脾，化痰降浊。

【适应证】**脂肪肝**。症见：肝区不适或隐痛，脘腹胀满，乏力或伴有肝脾肿大。排除由糖尿病、慢性肝病、酒精及药物等因素引起的脂肪肝。

【临证加减】肝功能异常者加白花蛇舌草 30g、虎杖 15g；肝区隐痛不适者加元胡 10g、八月札 12g；脾虚湿郁者加苍术 12g、黄芪 15g；肝肾阴虚者加枸杞子并重用首乌。

【疗效】治疗 48 例，3 个疗程后复查血脂、B 超、肝功能。显效 21 例，有效 24 例，无效 3 例，有效率 93.75%。

【来源】茅裕琴. 护肝降脂汤治疗脂肪肝临床观察. 四川中医，2008，（10）：66

膈下逐瘀汤

五灵脂 10g　当归 10g　川芎 10g　桃仁 10g　丹皮 15g　赤芍 10g　乌药 6g　元胡 9g　甘草 10g　香附 10g　红花 10g　枳壳 10g　山楂 30g

【用法】水煎服，每天 2 次，每日 1 剂。以连续服用 2 个月为一疗程，全部病例在治疗前 2 周停服其他药物。

【功效】活血化瘀祛脂。

【适应证】脂肪肝。

【临证加减】肝脾肿大者加鳖甲、穿山甲。

【疗效】治疗 50 例，治愈 26 例（52%），显效 13 例（26%），有效 6 例（12%），无效 10%。

【来源】苏建超．膈下逐瘀汤治疗脂肪肝的临床观察．黑龙江中医药，2006，（4）：35

五虫方

水蛭　蜈蚣　全蝎　乌梢蛇　僵蚕　蚕蛹（各等份）

【用法】共研粉末（或将粉末装胶囊），每次 20g，每日 3 次，温水送服，1 个月为 1 个疗程，连续治疗 3 个疗程，全部病例均在治疗前 2 周停用其他降脂药物，禁烟酒辛辣，多食水果、蔬菜与低脂饮食。

【功效】活血化瘀，剔络散结。

【适应证】脂肪肝。

【疗效】治疗 128 例，治愈 39 例，显效 38 例，有效 34 例，无效 17 例，总有效率达 86.7%。

【来源】李毅，伍彩霞，沈玲妹．自拟五虫方治疗脂肪肝 128 例．辽宁中医杂志，2006，（1）：41

丹田降脂丸

丹参 9~12g　三七 0.3~1.5g　川芎 6~9g　泽泻 9~12g　人参 5~10g　当归 9~12g　首乌 10~15g　黄精 10~15g

【用法】2g 口服，2 次/天，配合水飞蓟宾胶囊 70mg，口服，3 次/天，疗程为 4 周。

【功效】祛湿化痰，活血化瘀，疏肝利胆，调和脾胃护肝降脂。

【适应证】**非酒精性脂肪肝**。

【疗效】治疗 30 例，显效 17 例，有效 10 例，无效 3 例，总有效率达 90%。

【来源】孙蓉蓉，李睿，韦维，等．丹田降脂丸联合水飞蓟宾胶囊治疗非酒精性脂肪肝的疗效观察．临床合理用药，2012，(7c)：75

葛花决明饮

葛花 15g　决明 15g　茵陈 15g　丹参 12g　山楂 10g　陈皮 10g
柴胡 6g　金银花 6g

【用法】煎药机制备，150ml 1 袋，每次 1 袋（150ml）口服，1 天 2 次，治疗 3 个月。配合硫普罗宁肠溶片，每次 200mg 口服，1 天 3 次，连服 12 周。

【功效】解酒化痰，利湿化瘀，疏肝健脾。

【适应证】**酒精性脂肪肝**。

【疗效】治疗 100 例，显效 75 例，有效 17 例，无效 8 例，总有效率达 92%。

【来源】刘爱丽，窦现风．葛花决明饮配合西药治疗酒精性脂肪肝 100 例．陕西中医，2012，(9)：1120

利湿化痰祛瘀方

丹参 20g　茯苓 20g　山楂 15g　泽泻 15g　荷叶 15g　虎杖 15g
柴胡 15g　白术 15g　郁金 12g　决明子 12g　陈皮 12g　甘草 6g

【用法】水煎服，每天 2 次，每日 1 剂。

【功效】祛湿化痰，清利湿热，健脾疏肝。

【适应证】**非酒精性脂肪肝**。

【疗效】治疗 31 例，痊愈 10 例，显效 7 例，有效 7 例，无效 4 例，总有效率达 85.7%。

【来源】凌家生，宋斌，黄献华．利湿化痰祛瘀法治疗非酒精性脂肪性肝炎 31 例．陕西中医，2012，(9)：1118

降脂抗纤方

生山楂 15g 女贞子 15g 茵陈蒿 30g 垂盆草 20g 红花 20g 赤芍 15g 半夏 12g 葛根 12g 茯苓 18g 柴胡 10g 虎杖 15g 泽泻 20g

【用法】水煎服，每天 2 次，每日 1 剂。30 天为 1 个疗程，连用 3 个疗程。

【功效】化痰祛瘀，疏肝健脾益肾。

【适应证】非酒精性脂肪肝。

【疗效】治疗 34 例，临床痊愈 9 例，显效 13 例，有效 7 例，无效 5 例，总有效率达 85.3%。

【来源】肖倩，蒋淑莲，梁重峰，等. 降脂抗纤方治疗非酒精性脂肪肝 34 例临床观察. 中医药导报，2012，(8)：31

轻身降脂方

牛膝 12g 夏枯草 6g 桑寄生 12g 黄芩 9g 杜仲 12g 菊花 15g 石决明 9g 制何首乌 12g 银杏叶 9g 牡丹皮 12g 白芍药 12g 桂枝 9g 山楂 12g 酒大黄 6g 生地黄 12g 甘草 12g

【用法】取处方药，称量配齐，制成颗粒剂，包装入袋，入盒密封，贴签，每袋 6g，每次 2 袋，每日 2 次口服。3 个月为 1 个疗程。

【功效】滋补肝肾，健脾消积，清热泻火。

【适应证】脂肪肝。

【疗效】治疗 30 例，1 个疗程后统计疗效。临床控制 3 例，显效 17 例，有效 8 例，无效 2 例，总有效率达 93.3%。

【来源】唐秀丽，郎淑敏. 轻身降脂方治疗脂肪性肝炎 30 例临床观察. 河北中医，2012，(7)：995

逍遥散加味

柴胡 10g 当归 15g 白芍药 12g 茯苓 15g 白术 15g 枳壳 12g 郁金 12g 丹参 30g 薏苡仁 30g 泽泻 15g 生山楂 30g 甘草 5g

【用法】水煎服，每天 2 次，每日 1 剂。30 天为一疗程。

【功效】健脾化湿，清热化痰，活血通络。

【适应证】**脂肪肝（肝郁脾虚、痰湿瘀滞、肝经湿热、肝郁血瘀型）。**症见：腹胀，胸胁胀满，纳呆，倦怠乏力，舌质红，苔白黄而腻，脉弦滑。

【临证加减】伴右上腹胁疼者加川楝子 15g、元胡 15g；血清胆红素高和转氨酶高者加茵陈 15g、田基黄 15g、垂盆草 15g；脾虚便稀者加党参 20g、山药 30g。

【疗效】治疗 86 例，共观察 3 个疗程。痊愈 16 例，显效 34 例，有效 32 例，无效 4 例，总有效率达 95.35%。

【来源】何召叶．逍遥散加味治疗脂肪肝 86 例．环球中医药，2012，(9)：702

❀ 清肝降脂汤

柴胡 20g　泽泻 12g　白芍 12g　茵陈 20g　枳壳 9g　白术 15g　茯苓 12g　制首乌 9g　丹参 20g　大黄 3g　山楂 20g　甘草 6g

【用法】水煎服，每天 2 次，每日 1 剂。12 周为一疗程。

【功效】清肝降脂。

【适应证】**非酒精性脂肪肝。**

【临证加减】肥胖痰浊偏盛者可选加黄芩 12g、黄连 12g、法半夏 12g；胆囊炎、胆结石者加金钱草 15g；肝肾阴虚明显者加山药 20g、女贞子 10g、枸杞子 10g。

【疗效】治疗 30 例，显效 17 例，有效 11 例，无效 2 例，总有效率达 93.3%。

【来源】余世敏，胡东辉，张京伟．清肝降脂汤治疗非酒精性脂肪肝的临床疗效研究．重庆医学，2012，(31)：3255

❀ 清肝汤

柴胡 18g　白术 15g　茯苓 15g　白芍 12g　当归 12g　垂盆草 12g　白花蛇舌草 12g　白茅根 9g　茵陈 9g　焦山栀 9g　丹皮 9g　枳实 6g　大黄 6g　甘草 6g

【用法】水煎服，每天 2 次，每日 1 剂。2 个月 1 个疗程。

【功效】清肝降脂。

【适应证】**脂肪肝（湿热中阻型）**。症见：脘腹痞闷，胁肋胀痛，恶心呕吐，便秘或秘而不爽，困倦乏力，小便黄，口苦，口干，舌红，苔黄腻，脉弦滑。

【疗效】治疗 32 例，基本治愈 1 例，显效 7 例，有效 16 例，无效 8 例，总有效率达 75.0%。

【来源】余松，朱肖鸿．自拟清肝汤治疗湿热中阻型脂肪肝临床观察．浙江中西医结合杂志，2012，（11）：861

降脂汤

柴胡 10g　茵陈蒿 15g　决明子 10g　丹参 20g　赤芍 10g　生山楂 20g　泽泻 10g　陈皮 10g　半夏 10g　白术 10g　茯苓 15g　甘草 6g

【用法】水煎服，每天 2 次，每日 1 剂。加服辛伐他丁片 5mg，2 次/天，治疗 2 个月。

【功效】疏肝理气，活血化瘀，祛湿化痰。

【适应证】**非酒精性脂肪肝**。

【疗效】治疗 98 例，临床治愈 54 例，显效 16 例，有效 9 例，无效 19 例，总有效率达 80.6%。

【来源】王朝霞，赵静，罗华彬，等．中药降脂汤治疗脂肪肝 98 例临床观察．中医药导报，2012，（9）：116

异功泽泻汤

山楂 20g　黄芪 15g　党参 15g　丹参 15g　炒白术 15g　茯苓 15g　陈皮 10g　泽泻 10g　香附 10g　甘草 6g

【用法】水煎服，每天 2 次，每日 1 剂。3 个月为一疗程。

【功效】疏肝解郁，健脾化湿，祛痰化瘀。

【适应证】**非酒精性脂肪肝**。

【临证加减】胁痛明显加郁金、白芍药；腹胀明显加厚朴、藿香；黄疸明显加茵陈、猪苓。

【疗效】治疗 52 例，1 个疗程后统计疗效。临床治愈 8 例，显效 21 例，有效 18 例，无效 5 例，总有效率达 90.4%。

【来源】李金海．异功泽泻汤治疗非酒精性脂肪性肝炎 52 例．河北中医，2012，(6)：833

🪷 山楂降脂方

生山楂 20g　茵陈 30g　茯苓 20g　泽泻 10g　决明子 20g　菊花 10g　丹参 20g　当归 20g　川芎 10g　枸杞子 10g　大黄 20g　何首乌 20g

【用法】制成丸，9g/丸，2 丸，每日 2 次口服。配合耳穴贴压取穴：肝、脾、肾、三焦、内分泌，用王不留行贴压于耳穴上，每次选穴 3 ~ 5 个，每次按压 1 ~ 2 分钟，每次按压 3 ~ 4 次，每 3 ~ 5 天更换王不留行和穴位。

【功效】清热化湿，凉肝利胆，活血散瘀，健脾和中。

【适应证】非酒精性脂肪肝。

【疗效】治疗 40 例，治疗 16 周。临床治愈 8 例，显效 15 例，有效 17 例，无效 0 例，总有效率达 100%。

【来源】黄俊敏，王彦人，康霞，等．山楂降脂方配合耳穴贴压治疗非酒精性脂肪性肝病 40 例临床观察．河北中医，2012，(9)：1297

🪷 脂肝乐煎剂

黄精 25g　姜黄 25g　生山楂 25g　白术 25g　香附 25g　首乌 25g　枸杞 25g　赤芍 25g　丹参 25g　柴胡 25g　泽泻 25g

【用法】用上述 11 种等量药磨粉，装入胶囊，每粒胶囊 0.5g，每次 3.0g，每天 3 次，连续服用 3 个月。

【功效】滋补肝肾，健脾化痰，活血化瘀。

【适应证】脂肪肝。

【疗效】治疗 48 例，临床治愈 33 例，显效 11 例，有效 1 例，无效 3 例，总有效率达 93.8%。

【来源】姚春莆，邵石祥．脂肝乐煎剂治疗脂肪肝 48 例．陕西中医，2007，(1)：21

🪷 净肝祛脂汤

沙棘 15g　泽泻 10g　山楂 15g　柴胡 12g　茵陈 15g　陈皮 12g

决明子 12g　丹参 15g　白术 15g　大黄 6（后下）

【用法】水煎服，每天 2 次，每日 1 剂。疗程为 3 个月。

【功效】疏肝清肝，活血通络，健脾化浊。

【适应证】非酒精性脂肪肝。

【疗效】治疗 40 例，痊愈 4 例，好转 20 例，无效 16 例，总有效率达 60.0%。

【来源】林雪，尚玉红，周斌．净肝祛脂汤治疗非酒精性脂肪肝的临床研究．中国中西医结合急救杂志，2008，（2）：98

降脂调肝汤

黄芪 30g　茵陈 30g　香附 30g　郁金 30g　泽泻 15g　姜黄 15g 贝母 15g

【用法】水煎服，每天 2 次，每日 1 剂。连续服用 2 个月。

【功效】益气健脾，舒肝化瘀。

【适应证】脂肪肝。

【疗效】治疗 94 例，治愈 17 例，显效 26 例，有效 33 例，无效 18 例，总有效率达 80.85%。

【来源】马可，杨钦河．降脂调肝汤治疗脂肪肝 94 例．辽宁中医杂志，2005，（8）：808

清肝降脂汤

茵陈 15g　草决明 15g　山楂 15g　枸杞 15g　瓜蒌 15g　薏仁 30g 苍术 12g　陈皮 9g　佩兰 9g　大黄 3g　山豆根 6g　丹参 12g　生甘草 3g

【用法】煎药机自动煎药，100ml/袋，每天 2 次，每次 1 袋。3 个月为一疗程。

【功效】清肝解郁，健脾化湿，活血化瘀。

【适应证】脂肪肝。

【疗效】治疗 138 例，显效 77 例，有效 49 例，无效 12 例，总有效率达 91.3%。

【来源】张秀云，林山北．清肝降脂汤治疗脂肪肝 138 例．实用医技杂志，2005，（10）：2727

益肝调脂饮

生黄芪 20g　紫丹参 15g　软柴胡 9g　广郁金 15g　石菖蒲 15g
茶树根 15g　福泽泻 20g

【用法】水煎服，每天 2 次，每日 1 剂。1 个月为 1 个疗程，共 3 个疗程。

【功效】健脾疏肝，活血降脂。

【适应证】非酒精性脂肪肝。

【临证加减】形体肥胖、脾虚湿阻者，加潞党参 15g、生白术 15g、云茯
苓 15g、生薏苡仁 30g；肝郁气滞者，加夏枯草 15g、炒枳壳 15g；肝肾两虚
者，加枸杞 15g、首乌 15g、淫羊藿 15g；血瘀明显者，加桃仁 15g、赤芍 15g；
转氨酶升高者，加垂盆草 30g、田基黄 15g。

【疗效】治疗 39 例，显效 25 例，有效 11 例，无效 3 例，总有效率达
92.3%。

【来源】吴娅妮．益肝调脂饮治疗非酒精性脂肪肝临床观察．辽宁中医药大学学报，2009，（11）：14

清肝消脂方

生黄芪 9g　炒白术 9g　白茯苓 12g　制半夏 9g　元胡 12g　广郁
金 12g　丹参 30g　刘寄奴 15g　平地木 30g　泽兰 9g　泽泻 9g　决明
子 30g　生鸡内金 15g　金钱草 30g　田基黄 15g　茵陈 30g　败酱
草 30g

【用法】水煎服，每天 2 次，每日 1 剂。3 个月为一疗程。

【功效】健脾补虚，行气活血，祛痰化湿，清肝降酶，利胆通络。

【适应证】脂肪肝。

【疗效】治疗 60 例，显效 32 例，有效 20 例，无效 8 例，总有效率达
86.67%。

【来源】刘晏．清肝消脂方治疗脂肪肝的临床观察．四川中医，2008，(6)：62

疏利清脂散

虎杖 120g　茵陈 100g　川芎 100g　赤芍 100g　白芍 100g　郁金 80g　香附 80g　瓜蒌 100g　薤白 100g　山药 150g　沉香 80g　地龙 80g　银耳 120g　黑木耳 120g　生黄芪 200g　当归 100g

【用法】上药共研为末，每次 10g，日服 2 次，3 个月为一疗程。

【功效】疏肝利胆，清热利湿，化瘀降浊。

【适应证】脂肪肝。

【临证加减】肥胖者加白术 100g、赤茯苓 100g；肝功能异常者加五味子 80g、青黛散 80g。

【疗效】治疗 30 例，显效 12 例，有效 16 例，无效 2 例，有效率 93.3%。

【来源】戴德清，高加隆，秦亮，等. 疏利清脂散治疗脂肪肝 60 例疗效观察. 河北北方学院学报，2009，（5）：53

肝脂合剂

黄芪 30g　柴胡 9g　茵陈 30g　郁金 15g　决明子 15g　丹参 15g　虎杖 20g　泽泻 20g

【用法】水煎服，每日分 2 次饭前口服，每日 1 剂，1 个月一疗程。

【功效】疏肝健脾，祛湿化痰，行气化淤。

【适应证】脂肪肝。

【疗效】治疗 53 例，共 3 个疗程。显效 28 例，好转 19 例，无效 6 例，总有效率 88%。

【来源】张永霞. 脂肝合剂治疗脂肪肝 53 例. 陕西中医，2007，（1）：19

桑明合剂

桑叶 10g　菊花 10g　夏枯草 10g　生山楂 15g　怀牛膝 10g　决明子 30g　丹参 15g　地龙 10g　海藻 10g　松子仁 15g

【用法】每日 1 剂，煎 2 次，取汁 300ml，每次 100ml，每日 3 次。同时给予静脉点滴 5% 葡萄糖 250ml + 清开注射液 40ml 及 5% 葡萄糖 250ml + 复方丹参注射液 20ml，每日 1 次，连续静点 15 天，休息 3 天，继续静脉点滴。

【功效】疏肝健脾，祛湿化痰，活血通络。

【适应证】**非酒精性脂肪肝。**

【临证加减】血热明显者加虎杖 15g；心烦不眠者加合欢皮 15g、枣仁 15g；脾虚挟湿加佩兰叶 15g、炒鸡内金 15g；若肝郁乘脾，腹泻便溏者加白术 10g、山药 12g。

【疗效】治疗 60 例，基本治愈 35 例，有效 21 例，无效 4 例，总有效率为 93.3%。

【来源】凌嫒芝．桑明合剂治疗非酒精性脂肪肝 60 例．四川中医，2007，（7）：42

❀ 益肝降脂方

瓜蒌 30g　姜黄 15g　郁金 10g　水蛭 9g　白芥子 12g　茵陈 30g 制大黄 20g　柴胡 9g

【用法】上述药物制成袋装水煎溶液，每袋 250ml，每次 1 袋，每日 2 次，3 个月为 1 个疗程，治疗 2 个疗程。并配合基础治疗，合理控制饮食量，低盐低脂饮食，适量运动等。

【功效】祛痰化瘀，泻浊行气。

【适应证】**非酒精性脂肪肝（痰瘀互结型）。**

【临证加减】合并气虚加黄芪、党参；肝肾阴虚加首乌、黄精；脾胃虚弱加焦白术、白茯苓；大便秘结加生大黄或芦荟；转氨酶异常升高加垂盆草、龙胆草、六月雪；肝脾肿大加生牡蛎、莪术等。

【疗效】治疗 64 例，痊愈 18 例，显效 23 例，有效 16 例，总有效率为 89.06%。

【来源】王亚平，要全保，张志银，等．益肝降脂方治疗痰瘀互结型非酒精性脂肪肝 64 例．上海中医药杂志，2006，（2）：21

❀ 降脂清肝汤

草决明 20g　泽兰 20g　柴胡 10g　郁金 10g　丹参 15g　鸡内金 10g　荷叶 10g　山楂 15g　茯苓 10g　白豆蔻 10g　薏苡仁 20g　葛根 10g　瓜蒌 20g

【用法】水煎服，每天 2 次，每日 1 剂。同时静滴甘利欣，每日 150mg 加入 5%葡萄糖中静滴。调整饮食结构，高蛋白、低脂肪、低糖，并多吃蔬菜水果，戒酒和控制体重，1 个月为一疗程。

【功效】清肝降脂，健脾行瘀。

【适应证】**脂肪肝**。

【疗效】治疗 150 例，2 个疗程后统计治疗结果。显效 92 例，有效 49 例，无效 9 例，有效率为 95.61%。

【来源】乔冶．中药降脂清肝汤合甘利欣治疗脂肪肝 150 例．天津中医，2001，(5)：10

❀ 参苓白术散

茯苓 20g　薏苡仁 20g　山楂 20g　党参 15g　白术 15g　丝瓜络 15g　泽泻 15g　丹参 12g　郁金 12g　柴胡 12g　元胡 12g　三棱 12g　莪术 12g　砂仁 9g　大黄 9g　甘草 6g

【用法】水煎服，每天 2 次，每日 1 剂。30 日为一疗程。

【功效】疏肝健脾，清热利湿，活血化瘀，软坚散结。

【适应证】**脂肪肝**。

【疗效】治疗 86 例，2 个疗程结束后评定疗效。治愈 42 例，显效 26 例，好转 14 例，无效 4 例，有效率为 95.35%。

【来源】华刚，李相杰，管爱芬．参苓白术散加减治疗脂肪肝 86 例．光明中医，2009，(9)：1724

❀ 柴苓降脂方

柴胡 10g　枳壳 15g　白芍 15g　茯苓 15g　白术 10g　半夏 10g　陈皮 10g　车前子 15g　丹参 15g　山楂 15g　五味子 10g　香附 15g　葛根 20g　赤芍 15g

【用法】水煎服，每天 2 次，每日 1 剂。治疗期间戒酒，低脂饮食，规律生活，适当运动，10 天为一疗程。

【功效】疏肝行气燥湿化痰。

【适应证】**脂肪肝合并高脂血症（痰湿郁阻型）**。症见：肝区不适或隐痛，全身困重，舌质暗，苔白腻，脉弦。

【疗效】治疗 110 例，3 个疗程后评定疗效。治愈 60 例，显效 25 例，进步 16 例，无效 9 例，总有效率为 91.82%。

【来源】范志刚，贾高锁，梁培福，等. 柴苓降脂方治疗脂肪肝合并高脂血症 110 例. 中医杂志，2011，(3)：238

理气清脂汤

柴胡 12g　决明子 20g　茵陈 30g　黄芪 30g　金钱草 30g　虎杖 30g　生山楂 30g　首乌 15g　郁金 15g　丹参 15g　白术 10g　泽泻 10g

【用法】水煎服，每天 2 次，每日 1 剂。30 剂为 1 个疗程。

【功效】理气，疏肝，清肝，活血通络，健脾化浊。

【适应证】脂肪肝。

【疗效】治疗 86 例，共 3 个疗程。显效 55 例，有效 24 例，无效 7 例，总有效率为 91.86%。

【来源】付玉军，李莲花，田恩照. 理气清脂汤治疗脂肪肝的临床观察. 辽宁中医药大学学报，2007，(4)：105

舒肝降脂汤

柴胡 12g　决明子 20g　丹参 20g　赤芍 15g　茵陈 30g　生山楂 30g　陈皮 10g　生首乌 20g　白术 10g　泽泻 10g

【用法】水煎服，每天 2 次，每日 1 剂。30 剂为一疗程。

【功效】疏肝清肝，活血通络，健脾化浊。

【适应证】脂肪肝。

【疗效】治疗 86 例，共 3 个疗程后评定疗效。显效 55 例，有效 24 例，无效 7 例，总有效率为 91.85%。

【来源】马民，杨钦河. 舒肝降脂汤治疗脂肪肝 86 例临床观察. 四川中医，2005，(4)：44

脂肪肝化汤

茵陈蒿 15g　草决明 15g　赤丹参 15g　炒山楂 15g　嫩桑枝 15g　广郁金 12g　石菖蒲 12g　枸杞子 12g　泽泻 12g　薏苡仁 30g　败酱草

30g 茅苍术 10g 鸡内金 10g

【用法】水煎服，每天 2 次，每日 1 剂。1 个月为 1 个疗程，治疗期间停用其他降脂降酶药。

【功效】清热利湿，化痰泻浊，理气活血，消脂散结。

【适应证】**脂肪肝（湿热痰瘀互结型）。**

【疗效】治疗 36 例，3 个疗程后评定疗效，治愈 10 例，显效 18 例，有效 5 例，无效 3 例，总有效率为 91.67%。

【来源】李延芳. 脂肪肝化汤治疗湿热痰瘀互结型脂肪肝 36 例. 陕西中医，2008，(6)：681

❁ 清肝健脾活血汤

虎杖 15g 田基黄 15g 夏枯草 15g 丹参 15g 山楂 15g 茯苓 12g 郁金 12g 白术 10g 莪术 10g 泽泻 10g 陈皮 6g

【用法】水煎服，每天 2 次，每日 1 剂。1 个月为一疗程。

【功效】清热利湿，健脾理气，化痰祛瘀。

【适应证】**脂肪肝。**

【临证加减】肝功能异常者加鸡骨草、柴胡、茵陈；合并高血压酌加钩藤、菊花、草决明；合并糖尿病者加天花粉、麦冬、葛根；肥胖者加荷叶、薏苡仁、大黄；嗜酒者加栀子、银花、砂仁；湿重者加苍术、白蔻仁、薏苡仁；热重加栀子、公英；胁痛者加元胡、白芍、川楝子、枳实；肝大加炮甲片。

【疗效】治疗 56 例，显效 33 例，有效 16 例，无效 7 例，总有效率为 87.5%。

【来源】朱小晓. 清肝健脾活血汤治疗脂肪肝 56 例. 陕西中医，2002，(7)：586

❁ 祛脂汤

山楂 30g 丹参 30g 泽泻 15g 决明子 15g 虎杖 15g 茺蔚子 15g 荷叶 10g 青皮 10g

【用法】煎煮后取药汁约 400ml，分早晚温服，2 个月为一疗程。治疗期间提倡低脂、低糖、高蛋白饮食，并建议戒烟、戒酒、适量运动。

【功效】健脾化痰，疏肝消瘀。

【适应证】**脂肪肝**。

【疗效】治疗 90 例，治愈 28 例，显效 30 例，有效 24 例，无效 8 例，总有效率为 91.1%。

【来源】张建伟，顾勇主. 自拟祛脂汤治疗脂肪肝 90 例. 陕西中医，2002，(1)：10

茵陈丹参降脂方

茵陈 30g　丹参 20g　赤芍 20g　怀山 20g　山楂 20g　泽泻 15g
车前草 15g　柴胡 10g　郁金 10g　防己 10g　大黄 6g　甘草 3g

【用法】水煎服，每天 2 次，每日 1 剂。1 个月为一疗程。服药期间注意饮食调节，勿食油腻、刺激性食物。

【功效】疏肝祛湿化痰，活血化瘀行气，健脾和胃消食。

【适应证】**脂肪肝**。

【疗效】治疗 35 例，痊愈 17 例，有效 15 例，无效 3 例，总有效率为 94.30%。

【来源】周小平. 茵陈丹参降脂方治疗脂肪肝 35 例. 陕西中医，2001，(1)：8

化湿消脂汤

泽泻 15g　茵陈 15g　白芍 15g　葛根 15g　白术 10g　山楂 10g
柴胡 10g　丹参 20g

【用法】水煎服，每天 2 次，每日 1 剂。连续服用 2 月。

【功效】利湿化浊，活血化积。

【适应证】**脂肪肝**。

【临证加减】肝区疼痛明显者加郁金、虎杖；腹胀明显者加枳壳、厚朴；乏力明显者加黄芪；便稀者加山药、扁豆、薏苡仁；肝脾肿大者加鳖甲、山甲。

【疗效】治疗 36 例，治愈 7 例，显效 12 例，有效 13 例，无效 4 例，总有效率为 88.3%。

【来源】刘雅玲. 化湿消脂汤治疗脂肪肝 36 例. 陕西中医，2003，(7)：588

祛脂愈肝汤

绞股蓝6g　石菖蒲6g　何首乌10g　白芍药10g　白术15g　茯苓 15g　枳壳15g　丹参15g　半夏9g　郁金12g　泽泻20g　山楂30g

【用法】水煎服，每天2次，每日1剂。4周为1个疗程，连续治疗3个疗程。治疗前后停用其他一切消脂保肝的药物，观察期间保持与平时相似的膳食和生活方式。

【功效】健脾化痰，理气活血。

【适应证】脂肪肝。

【临证加减】湿热内阻口苦舌苔黄腻者加黄芩、黄连；湿浊内阻舌苔白腻者加苍术、佛手、川朴；大便秘结者用大黄；中焦气滞脘腹胀闷者加砂仁。

【疗效】治疗32例，痊愈7例，显效13例，有效6例，无效或恶化6例，有效率81.25%。

【来源】赵琦.祛脂愈肝加减治疗脂肪肝32例.陕西中医，2008，(1)：19

加味五子衍宗汤

枸杞子20g　菟丝子20g　覆盆子20g　五味子20g　车前子20g 山楂20g　丹参20g　生大黄6g　黄精15g　莱菔子15g　草决明15g 首乌15g

【用法】水煎服，每天2次，每日1剂。连服3个月为一疗程。治疗期间戒酒，治疗前后复查肝B超、血脂等指标。

【功效】补益肝肾，疏肝活血，化痰消滞。

【适应证】脂肪肝。

【疗效】治疗42例，显效30例，有效9例，无效3例，总有效率92.8%。

【来源】欧琴，何坚.加味五子衍宗汤治疗脂肪肝82例.陕西中医，2003，(7)：587

消脂复肝汤

木香10g　槟榔10g　青皮10g　鳖甲10g（先煎半小时）　丹参

20g　首乌 20g　草决明 20g　泽泻 30g　山楂 30g　荷叶 30g

【用法】水煎服，每天 2 次，每日 1 剂。1 个月为 1 个疗程，服药 3 个月评估疗效。服药期间停用其他治疗本病的药物。

【功效】行气导滞，化瘀消积。

【适应证】脂肪肝。

【临证加减】肝郁气滞者加郁金、柴胡、乌药、香附；气滞痰湿者半夏、厚朴、胆星、浙贝母、鸡内金；气滞血瘀者加元胡、桃仁、郁金、红花、三棱、莪术；气虚水湿加北芪、茯苓、猪苓、车前子、益母草。

【疗效】治疗 80 例，治愈 32 例，显效 35 例，有效 8 例，无效 5 例，总有效率 93.7%。

【来源】郑颖俊. 消脂复肝汤治疗脂肪肝 80 例. 陕西中医，2003，（1）：36

消胀汤

焦山楂 30g　半夏 10g　泽泻 20g　柴胡 10g　郁金 15g　茯苓 10g
白术 30g　三棱 10g　莪术 10g　甘草 3g

【用法】水煎服，每天 2 次，每日 1 剂。1 个疗程为 3 个月。同时口服非诺贝特 100mg，100mg/次，日 3 次，口服。

【功效】消积化痰，活瘀通络，疏肝理气，健脾利湿。

【适应证】脂肪肝。

【注意事项】①适当控制饮食，控制高脂肪、高能量食物的摄入。②合并肝功能异常的患者适当休息，肝功能正常者适当加强活动。③饮酒多者禁酒。④肝功能异常、高脂血、糖尿病者给予对症治疗。

【临证加减】长期大便稀溏，气短乏力，中气下陷者，加黄芪 30g～50g、党参 15g；腹胀甚者，加莱菔子 30g；胸胀痛，加全瓜蒌 20g、薤白 10g；大便秘结者，加生大黄 9g、决明子 15g；湿热较重者，加蒲公英 12g、茵陈 20g。

【疗效】治疗 46 例，临床控制 8 例，显效 17 例，有效 14 例，无效 7 例，总有效率 84.78%。

【来源】侯勇谋，赵玉瑶. 消胀汤加非诺贝特治疗脂肪肝 46 例. 中医研究，2005，（11）：44

🪷 双合汤

　　生姜6g　桃仁6g　甘草6g　红花6g　半夏9g　陈皮9g　白芥子
9g　茯苓9g　当归9g　生地黄9g　白芍9g

【用法】水煎至400ml，取汁加入30g竹沥，每日1剂，早晚2次服用。
同时配以运动疗法：运动的类型以有氧呼吸为主，强度不宜过高，运动时心
率应维持在100次/分，运动类型的选择可结合自己的兴趣和身体状况，如步
行、慢跑、上下楼梯、踢毽子、骑车、打羽毛球、跳绳、游泳、跳舞等均可
考虑。其运动量的大小以汗微出、呼吸加快、运动后有疲惫感，且20分钟以
内消失为宜。每次运动时间可持续20分钟至1个小时左右，1周内应持续锻
炼3~5次。

【功效】活血化瘀，祛湿通络。

【适应证】脂肪肝（肝瘀湿阻型）。

【疗效】治疗40例，治愈9例，显效12例，有效10例，无效9例，总
有效率77.5%。

【来源】彭春明．双合汤联合运动疗法治疗肝瘀湿阻型脂肪肝的临床分析．求医问
药，2012，（7）：712

🪷 祛脂护肝汤

　　生黄芪30g　白术10g　五味子20g　丹参20g　生薏苡仁20g　决
明子20g　当归12g　姜黄12g　元胡12g　柴胡10g　广郁金10g　泽
泻15g　生山查15g　首乌30g　大黄10g　鳖甲10g

【用法】水煎服，每天2次，每日1剂。2个月为1个疗程，连用2个疗
程。全部患者治疗期间不再服用其他降脂药，控制饮食，戒酒，适当运动。

【功效】疏肝健脾，活血祛湿。

【适应证】脂肪肝。

【临证加减】饮酒者加葛根15g；肝肿大加海藻30g、生牡蛎30g；痰湿重
者加苍术10、藿香10、佩兰10g；湿热重者去首乌加栀子10g、茵陈30g。

【疗效】治疗60例，临床治愈16例，显效30例，有效8例，无效6例，
总有效率90.0%。

【来源】张桂芬．中药祛脂护肝汤治疗脂肪肝的临床研究．四川中医，2013，

（9）：32

🪷 化痰活血方

醋柴胡 6g　丹参 10g　茯苓 10g　泽泻 15g　半夏 10g　炒麦芽 15g
生山楂 15g　荷叶 10g

【用法】水煎服，每天 2 次，每日 1 剂。以 4 周为一疗程。治疗期间均停用其他降脂药物，同时配合控制体重、增加有氧运动、合理饮食、控制血糖等，对血清转氨酶异常者嘱其注意休息。

【功效】化瘀理气化痰，消食祛瘀。

【适应证】**非酒精性脂肪肝**。

【临证加减】乏力明显者加黄芪 15g、白术 10g；肝区不适、胀痛者加川楝子 10g、炒枳壳 10g；脾虚便溏者加党参 10g、白术 10g；肝肾阴虚者加制首乌 15g、枸杞子 15g；谷丙转氨酶明显升高者加虎杖 10g、垂盆草 30g。

【疗效】治疗 47 例，治疗 3 个疗程总计 12 周。治愈 23 例，显效 13 例，有效 7 例，无效 4 例，总有效率 91.5%。

【来源】陈永春. 化痰活血方加减治疗非酒精性脂肪肝 47 例临床观察. 中医药导报，2010，（10）：32

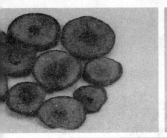
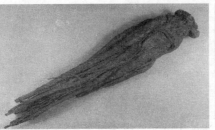
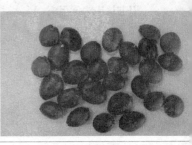

第五章

酒精性肝病

酒精性肝病是由于长期大量饮酒导致的肝脏疾病。初期通常表现为脂肪肝，进而可发展成酒精性肝炎、肝纤维化和肝硬化。其主要临床特征是恶心、呕吐、黄疸，可有肝脏肿大和压痛，且可并发肝功能衰竭和上消化道出血等。严重酗酒时可诱发广泛肝细胞坏死，甚至肝功能衰竭。

酒精性肝病属中医学"伤酒"、"酒癖"、"酒疸"等范畴。病因为酒毒湿热之邪。治疗上，需结合患者的病程和嗜酒程度，谨守病机，审时度势，明辨虚实，根据疾病发展的不同阶段和证候特点，制定扶正、祛邪之法。扶正有益肝气、养肝阴、补脾、益肾之不同，祛邪有解酒毒、祛湿热、化痰浊、理气、祛瘀之异。一般来说，疾病初期宜清化湿热、利胆退黄；中期宜行气活血、消癖化痰；后期宜扶正祛邪，攻补兼施，做到补虚不忘实，泄实不忘虚。然本病是由酒之湿热二性，蕴积化毒，伤及脏腑所致，故其治疗法，当在辨证论治的基础上，配合解酒毒药物，以分清湿热。化解酒毒当首重脾胃，使其从肌股透发，或从小便分利，排出体外。既要发挥辨证论治的特色，又要重视在不同病证中突出解酒毒的作用，才能达到治疗目的。

🪷 软肝汤

鳖甲20g　黄芪15g　葛根15g　茵陈15g　扁豆10g　青皮10g
莱菔子10g　柴胡10g　丹参10g　当归10g　茯苓10g　泽泻10g　海
藻10g　昆布10g　鸡内金10g　白术10g　三七6g

【用法】水煎服，日1剂，分2次温服。30天为一疗程。一般服用1~3
个疗程。

【功效】疏肝健脾，升清化浊，软坚利水。

【适应证】**早中期酒精性肝硬化（酒湿内蕴，肝脾肾失调，气血睡壅结腹
中者）**。症见：腹胀而大，面色稍红，大便频数，小便少，舌质淡，苔白，
脉弦。

【注意事项】治疗期间应低盐、高热量、高蛋白饮食，禁止饮酒，忌郁
怒，慎房事。

【临证加减】腹胀甚者加青皮，莱菔子分别增至20g，右胁疼痛者加元
胡、五灵脂；纳差加焦三仙；黄疸者加茵陈至30g；气虚加党参或西洋参；阴
虚加熟地、麦冬；阳虚加干姜、吴茱萸；有腹水者加猪苓、大腹皮；腹水多
者给予腹腔穿刺放水后，黄芪增至100g。

【疗效】共治30例男性，13例患者肝功能复常，肝硬化消失。6例患者
肝功能基本正常，肝硬化明显减轻。9例患者肝功能明显好转，肝硬化得到改
善。2例患者无效。患者最少服药30剂，最多服药90剂。

【来源】范杰华. 软肝汤治疗酒精性肝硬化30例. 中医研究，2003，16（4）：44

🪷 疏肝健脾汤

柴胡10g　法半夏10g　草决明15g　何首乌15g　泽泻15g　葛根
15g　生山楂20g　丹参20g　茯苓20g　陈皮12g

【用法】水煎服，日1剂，分2次温服。嘱患者加强体育锻炼，清淡饮
食，忌酒。

【功效】疏肝健脾，行气活血，消脂化痰。

【适应证】**酒精性脂肪肝（肝郁脾虚，痰湿内蕴者）**。症见：时有胁痛，

或腹胀腹痛，乏力，胃纳一般，便溏，舌质淡肥有齿印，苔薄白。

【临证加减】若两胁下隐痛者，加元胡 9g；ALT 升高者，加垂盆草 15g，岗稔根 10g；肝脾肿大者，加生牡蛎 15g、䗪虫 9g；痰湿明显者，加苍术 9g；腹胀者，加枳壳 8g。

【来源】任泽久，龚玉清，陈悦，等．疏肝健脾汤治疗酒精性脂肪肝疗效观察．湖北中医杂志，2004，26（5）：20－21

🪷 赵文霞验方

党参 30g　黄芪 30g　茯苓 15g　苍术 10g　半夏 10g　枳壳 10g　郁金 10g　丹参 10g　赤芍 10g　葛根 10g　砂仁 6g　九香虫 10g　甘松 6g

【用法】水煎服，日 1 剂，分 2 次温服。

【功效】疏肝健脾，化瘀消浊。

【适应证】**酒精性脂肪肝**（**肝郁脾虚，痰瘀互结者**）。症见：右胁肋反复胀痛，乏力，纳呆，便溏，舌质暗红，边有齿痕，苔薄白腻，脉弦滑。

【临证加减】可在辨证的基础上，配合解酒毒的药物如葛花、枳实子、蔻仁、砂仁、陈皮等，同时还可以加具降脂护肝作用的生山楂、何首乌、决明子、泽泻等药。

【来源】张慧．赵文霞教授治疗酒精性脂肪肝经验．河南中医，2005，25（8）：17－18

🪷 丹参养肝汤

丹参 30g　山楂 15～30g　郁金 12g　麦芽 12g　黄精 12g　泽泻 15g　白茅根 15g　神曲 10g　茯苓 10g　猪苓 10g　陈皮 6g

【用法】水煎服，日 1 剂，分 2 次温服。

【功效】消食活血，利湿健脾。

【适应证】**酒精性脂肪肝**（**气机郁滞，瘀湿内生**）。症见：纳呆、腹胀，食后加剧，便溏，右胁隐痛，舌质淡，苔薄白，脉弦细。

【临证加减】气虚家黄芪，太子参各 15g；纳差加白术、苍术各 10g；黄疸加茵陈 10g；口苦加黄芩、栀子各 10g，腹胀加砂仁 9g，枳壳 10g；便结加大黄 6～9g。

【疗效】治疗45例酒精性脂肪肝，有效率达84.5%。

【来源】李方，陈强松．复方丹参养肝汤治疗酒精性脂肪肝45例．陕西中医，2007，28（9）：1180－1182

❀ 加味柴胡疏肝散

柴胡15g　陈皮15g　川芎10g　香附15g　枳壳15g　白芍30g　甘草5g　丹参20g　山楂30g　决明子15g　何首乌20g　夏枯草15g　茯苓30g　泽泻15g

【用法】水煎服，日1剂，分2次温服。2个月一疗程。

【功效】疏肝理气，活血降脂。

【适应证】**酒精性脂肪肝（肝气郁结，痰湿内生夹瘀）**。症见：饮酒之后，心烦易怒，纳少，右胁时痛，腹部易胀，大便频，小便少，舌质红，苔薄，脉弦。

【疗效】本方用于治疗52例脂肪肝，有效（症状消失或改善，B超影像学指标善）达100%。

【来源】林艳，田谧，于歌，等．加味柴胡疏肝散治疗酒精性脂肪肝52例临床研究．吉林中医药，2007，27（8）：32－33.

❀ 解酒肝康汤

人参10g　白芍15g　丹参30g　山楂20g　枳实15g　葛根15g　葛花30g　五味子15g　甘草5g

【用法】水煎服，日1剂，分2次温服。3个月为一疗程。

【功效】行气健脾利水，活血疏肝解酒。

【适应证】**酒精性脂肪肝（酒伤脾胃，气滞络瘀）**。症见：嗜酒如命，以酒为食，纳呆便溏，腹胀易疼。舌质暗红苔薄白，脉弦细无力。

【来源】李彬，郝巧光．解酒肝康汤治疗酒精性脂肪肝临床疗效评价．光明中医，2007，22（9）：62－64

❀ 益肾洗肝化脂汤

制首乌10g　枸杞10g　女贞子10g　茵陈20g　泽泻20g　葛根

10g　郁金 10g　山楂 10g　槐米 10g　海藻 10g　酒大黄 10g　草决明 10g　丹参 20g

【用法】水煎服，日 1 剂，分 2 次温服。连服 3 个月。

【适应证】**酒精性脂肪肝（肝肾两虚，湿浊内生）**。症见：肝区隐痛，形体偏胖，头晕乏力，腰膝酸软，舌淡苔白，脉弦细。

【疗效】本方能祛除肝脂，保护肝功能，改善症状和体征，治疗前后 BUA、TBA、血脂、肝功能等指标均有改善，总有效率是 89.47%，且无毒副作用，优于单独戒酒调脂治疗。

【来源】董子强，赵勇军，史玉霞. 益肾洗肝化脂汤对酒精性脂肪肝 BUA、TBA 的影响. 国医论坛，2003，18（2）：20 – 21

葛花解酲汤

莲花青皮（去瓤）0.9g　木香 1.5g　橘皮（去白）　人参（去芦）　猪苓（去黑皮）　白茯苓各 4.5g　神曲（炒黄）　泽泻　干生姜　白术各 6g　白豆蔻仁　葛花　砂仁各 15g

【用法】上药为极细末，和匀。每服 10g，用白汤调下。但得微汗，酒病去除。

【功效】分消酒湿，温中健脾。

【适应证】**酒精性脂肪肝（嗜酒中虚，湿伤脾胃）**。症见：头痛心烦，眩晕呕吐，胸膈痞闷，食少体倦，小便不利，大便泄泻，舌质红，苔薄白，脉弦细。

【来源】《脾胃论》卷下

葛花醒酒益肝方

砂仁 10g　木香 10g　党参 20g　白术 15g　茯苓 15g　法半夏 10g　陈皮 10g　甘草 10g　葛花 10g　茵陈 30g　栀子 10g　大黄 10g　柴胡 10g　白芍 20g（醋炒）　珍珠草 15g　肝炎草 15g　鳖甲 10g（先煎）　水蛭 2g（碾末服）

【用法】水煎服，日 1 剂，分 2 次温服。60 天为 1 个疗程。

【功效】疏肝解郁，益气健脾，行气化痰

137

【适应证】**酒精性脂肪肝**（**肝气郁结，脾虚湿阻**）。症见形体偏胖，嗜酒，饮食偏少，大便偏溏，舌质红，苔黄腻，脉弦细。

【临证加减】脾虚湿盛者加淮山药、薏苡仁、佩兰；肝虚不足、虚瘀并见者加郁金、当归、蒲黄、五灵脂；肝气郁结者加香附子、川楝子。

【疗效】120 例酒精性脂肪患者随机分为观察组和对照组各 60 例，在戒酒和营养支持的基础上，观察组采用自创方葛花醒酒益肝方治疗，每日 1 剂，水煎 500ml，分 2 ~ 3 次服；对照组服用硫普罗宁片，每次 0.2g，每日 2 次，口服；60 天为 1 个疗程，3 个疗程后观察临床疗效。结果观察组总有效率明显高于对照组，差异有统计学意义（$P < 0.01$）；治疗前 2 组 ALT、AST、GGT、TC、TG 及 LDL 较差异无统计学意义（$P > 0.05$）；2 组治疗后与治疗前比较 ALT、AST、GGT、TC、TG 及 LDL 均明显降低，差异有统计学意义（$P < 0.05$），治疗后观察组 ALT、AST、GGT、TC、TG 及 LDL 明显低于对照组，差异有统计学意义（$P < 0.05$）。结论：葛花醒酒益肝汤治疗酒精性脂肪有较好的疗效，能有效改善肝功能和血脂。

【来源】方艳琳，张凡鲜，秦莉花. 葛花醒酒益肝方治疗酒精性肝病. 新乡医学院学报，26（3）：278 – 280

🪷 清肝泄浊活血方

绵茵陈 30g　郁金 12g　生大黄 10g　葛花 10g　枳椇子 10g　泽泻 30g　法半夏 10g　竹茹 10g　生山楂 30g　枸杞子 15g　丹参 24g　鳖甲 10g（先煎）　甘草 6g

【用法】水煎服，早晚分服，日 1 剂。

【功效】清肝化痰，活血养阴。

【适应证】**酒精性脂肪肝**（**肝郁血瘀，脾虚湿阻**）。症见：形体偏胖，嗜酒，纳少，大便或溏，小便偏多，舌质红，苔薄或腻，脉弦细。

【疗效】将酒精性肝病患者 60 例随机分为两组，治疗组 30 例予中药清肝泄浊活血方治疗，对照组 30 例予西药复方益肝灵、维生素 C 治疗，观察两组患者临床疗效及肝功能、血脂、肝纤维化标志物、细胞因子变化情况。结果是，治疗组总有效率 99.3%，对照组总有效率为 66.7%，治疗组疗效优于对照组（$P < 0.05$）；治疗组治疗后肝功能（ALT、AST、GGT）、血脂（TG、TC）及肝纤维化标志物（HA、LN、PC Ⅲ 1）、细胞因子（TNF – a、IL – lp）

水平均低于对照组（$P < 0.05$ 或 $P < 0.01$）。结论：中药清肝泄浊活血方可能通过促进酒精代谢，抗脂质过氧化，减少细胞因子的生成和释放，抑制炎症反应，抗肝纤维化，而具有良好治疗酒精性肝病的作用。

【来源】黄依兰. 清肝泄浊活血方治疗酒精性肝病疗效观察. 广西中医药, 2007, 30 (1)：10－12

❁ 调脂复肝汤

山楂 30g 赤芍 丹参各 20g 鸡内金 苍术 白术 制大黄 柴胡各 10g 郁金 金钱草 麦芽各 15g

【用法】水煎服，日 1 剂，分 2 次温服。症状好转后可倍量加工成丸或膏剂服用。均以 3 个月为一疗程，服药期间停用其他治疗本病的药物。

【功效】疏肝活血，健脾化湿。

【适应证】**酒精性脂肪肝（肝郁血瘀，脾虚湿阻）**。症见：嗜酒，纳少，乏力，便溏，舌质红，苔黄或腻，脉弦细。

【临证加减】肋疼痛加元胡、白芍；上腹痞满加枳实、大腹皮；乏力加仙鹤草、菟丝子、黄芪。

【疗效】116 例脂肪肝患者随机分为 2 组，治疗组 56 例，对照组 50 例，均进行常规西医治疗，治疗组同时服用调脂复肝汤。治疗 1～3 疗程后观察疗效。结果：2 组治疗后表现各症状体征的例数均减少，与治疗前比较，差异有显著性意义（$P < 0.05$）；2 组治疗后比较，差异也有显著性意义（$P < 0.05$）。2 组治疗后肝功能、血脂各指标均显著改善，与治疗前比较，差异有显著性意义（$P < 0.05$）。2 组间比较，差异也有显著性意义（$P < 0.05$）。治疗组总有效率为 82.1%，对照组为 68.0%，两组比较，差异有显著性意义（$P < 0.05$）。结论：调脂复肝汤治疗脂肪肝有明显临床疗效。

【来源】莫健平. 调脂复肝汤治疗非酒精性脂肪肝疗效观察. 新中医, 2009, 41 (11)：36－37

❁ 甘露消毒丹

滑石 连翘 藿香各 15g 茵陈 30g 黄芩 木通 川贝母 白豆蔻各 10g 石菖蒲 12g

【用法】水煎服，日1剂，分3次温服，1个月为1个疗程。

【功效】化浊利湿，清热解毒。

【适应证】**酒精性肝病（脾虚湿阻，肝郁）**。症见：早期可无任何症状和体征，个别可有上腹不适、乏力、食欲不振、腹胀等。如不控制饮酒，可逐渐出现全身倦怠、肝区不适、恶心、呕吐、纳呆、肝肿大等。

【临证加减】气虚者加黄芪、红参；湿邪困脾者加草豆蔻、佩兰；肝区窜痛者加元胡、川楝子；肝脾肿大者加鳖甲、穿山甲；恶心重者加竹茹、半夏；寒湿盛者加干姜、附子。

【疗效】治疗组29例中，痊愈22例，显效5例，无效2例，总有效率为93.1%。对照组25例中，痊愈14例，显效4例，无效7例，总有效率为72.4%。

【来源】桑德友，李承远，刘桂芬. 甘露消毒丹治疗酒精性肝病. 湖北中医杂志，2000，22（11）：31

🪷 酒肝合剂

虎杖　郁金　鳖甲　丹参　枸杞子各15g　葛根20g　制大黄8g

【用法】水煎，早晚分服，日1剂。

【功效】解酒泄热养阴，活血通便。

【适应证】**酒精性肝病（酒伤肝脾，阴虚血瘀）**。症见：口干，纳少，大便结，或伴黄疸，舌质红，苔薄，脉弦细。

【临证加减】若湿热郁蒸加垂盆草15g、蒲公英15g；湿困脾胃加苍术15g、厚朴10g、法半夏8g；湿瘀交阻者加泽兰15g、赤芍15g、桃仁10g、红花10g。

【疗效】治愈36例（40.45%），好转43例（48.31%），无效7例（7.87%），死亡3例（3.37%），其中3例死亡原因分别为上消化道大出血、重症肝炎及肝性脑病。

【来源】祁培宏. 中西医结合治疗89例酒精性肝病临床分析. 青海医药杂志，2003，33（3）：55-56.

🪷 清肝活血汤

柴胡9g　黄芩12g　丹参　鳖甲各30g

【用法】水煎，早晚分服，日1剂。

【功效】活血软坚，调和少阳。

【适应证】**酒精性肝病（酒湿内蕴，化痰成瘀）**。症见乏力，大便溏，健忘，或见黄疸，舌体胖大质黯有瘀斑或瘀点、苔薄腻或黄腻等。

【临证加减】若酒湿郁蒸加山栀、蒲公英、制大黄；酒湿困脾加姜半夏、白术、厚朴；酒湿夹瘀加当归、桃仁、红花；阴虚夹瘀加川楝子、生地、西洋参。

【来源】季光，王育群．清肝活血汤治疗酒精性肝病疗效观察．1999，26（5）：209－210.

🪷 清肝煎

生山楂30g　丹参30g　茯苓15g　泽泻15g　半枝莲15g　白蔻仁10g　佩兰10g

【用法】水煎，早晚分服，日1剂。30天为一疗程，可连续治疗3个疗程。

【功效】清化湿热，活血利水。

【适应证】**酒精性肝病（湿蕴血瘀）**。症见：腹胀，纳少，大便溏，或见黄疸，乏力，小便或黄，舌质红或见瘀斑，苔黄或腻，脉弦。

【临证加减】湿热阻滞偏盛加茵陈15g，栀子10g，赤小豆15g，败酱草10g；痰湿困脾偏重加生薏苡仁18g，藿香10g，陈皮12g，半夏12g，草蔻仁6g；瘀水交阻加半边莲15g，水仙花子12g，楮实子15g，牵牛子10g，枸杞子30g，太子参30g。

【疗效】清肝煎治疗酒精性肝病的总有效率为88.9%，明显优于对照组66.7%。

【来源】袁静．清肝煎治疗酒精性肝病45例．中医药研究，1999，15（2）：14－15

🪷 山楂茶叶汤

生山楂　茶叶各15g　荷叶　白术各10g　白矾1.5g（研末冲服）大黄10g　丹参15g　当归尾　赤芍各12g　路路通　香附　郁金各10g　决明子15g　首乌30g

【用法】水煎，早晚分服，日1剂，3个月为一疗程。

【功效】健脾祛湿，疏肝理气，活血泻浊。

【适应证】**酒精性肝病（肝脾不和，湿浊内蕴）**。症见：嗜酒，纳少，乏力，口干舌红，便溏，小便赤，舌质红，苔黄，脉弦或弦细。

【疗效】治疗组：显效65例，显效率为60.2%（65/108）；有效36例，有效率为33.3%（36/108）；总有效率为93.5%（101/108），无效7例。对照组：显效46例，显效率为45.1%（46/102），有效27例，有效率为26.5%（27/102）；总有效率为71.6%（73/102），无效29例。

【来源】陶小萍，夏正. 山楂茶叶汤治疗酒精性肝病的疗效观察. 辽宁中医杂志，2001，28（2）：86

葛花决明饮

葛花 草决明 金钱草 茵陈各15g 山楂 陈皮 泽泻各10g 丹参12g 柴胡 金银花 甘草各6g

【用法】水煎服，早晚分服，日1剂，3个月为一疗程。

【功效】解酒化痰，利湿化瘀，疏肝健脾。

【适应证】**酒精性肝病（肝脾不和，湿痰内蕴）**。症见：嗜酒，纳少，乏力，口干舌红，便溏，小便赤，舌质红，苔黄，脉弦或弦细。

【疗效】治疗组：显效68例，显效率为72.1%（49例）；有效13例，有效率为19.1%；总有效率为91.2%，无效7例（8.8%）。

【来源】王培利，沈勇. 肝胆病实效良方. 化学工业出版社：128

化痰消脂益肝汤

苍术 茯苓 薏苡仁 山楂各15g 葛根10g 丹参12g 绞股蓝 六月雪 平地木各20g 砂仁6g（后下）

【用法】水煎服，早晚分服，日1剂，3个月为1疗程。

【功效】化痰利湿解酒毒，理气消瘀和肝络。

【适应证】**酒精性肝病（肝脾不和，湿痰内蕴）**。症见：嗜酒，纳少，乏力，口干舌红，便溏，小便赤，舌质红，苔黄，脉弦或弦细。

【疗效】治疗组124例，临床治愈90例，占72.5%。好转29例，占

23.4%。未愈 5 例，占 4.1%。

【来源】沈国良. 化痰消脂益肝汤治疗酒精性脂肪肝 124 例. 中国中医药信息杂志，2004，11（11）：1000

🌸 疏肝健脾汤

柴胡　当归　白芍　茯苓　神曲各 15g　白术　甘草各 10g　丹参 12g　丹参　党参各 20g　砂仁 6g（后下）

【用法】水煎，早晚分服，日 1 剂，3 个月为一疗程。

【功效】疏肝健脾，化湿和络。

【适应证】**酒精性肝病（肝脾不和，湿痰内蕴）**。症见：嗜酒，纳少，乏力，口干舌红，便溏，小便赤，舌质红，苔黄，脉弦或弦细。

【临证加减】如口干、口苦、腹胀、尿黄、舌红苔黄腻者，为肝胆湿热证，加大黄、虎杖、山楂、草决明；若明显乏力、气短，为脾虚气弱，加葛根、苍术；若失眠、腰膝酸软，劳累后肝区疼痛加重者，胃阴虚血少，加何首乌、黄精、枸杞子、女贞子等。

【来源】蔡敏. 杨永和，罗凌介. 脂肪肝中医临床辨证论治. 中国热带医学，2006，6（5）：853

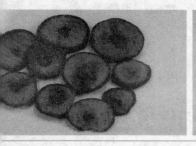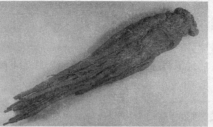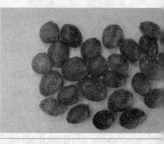

第六章

肝肾综合征

肝肾综合征是继发于严重肝功能障碍的肾功能衰竭，是肝功能不全的综合征，也是一种极为严重的并发症。临床表现为少尿、低钠尿、高渗透压尿、氮质血症等。

肝肾综合征的诊断要点：①有肝脏疾病的证据及肝功能衰竭的表现。②24小时尿量 <500ml，持续 2 天以上伴 BUN 升高。③原无肾脏病史（或肾功能正常）。

本病属于中医学"臌胀"、"虚劳"、"癃闭"、"关格"等病范畴。其病因包括饮酒过多、情志郁结、感染湿热疫毒及肝病初起失治、误治，其病机主要有：脾肾亏虚，肝气郁结，痰浊瘀血互结，导致肝、脾、肾三脏俱损，体内代谢失衡而发病。病位在肝、肾、脾。中医整体调节重在辨析肝肾综合征中肝、脾、肾三脏正气虚衰的不同证型以及气滞、水停、痰浊、瘀血的邪实偏盛，采用扶助正气、攻补兼施的治疗原则，有助于提高治疗效果及生存预后。

灌肠方

生大黄 30g（后下）　黄芪 30g　丹参 20g　红花 10g　川芎 10g　白术 10g　当归 15g　茯苓 15g

【用法】将上述中药（大黄除外）加适量水浸泡 20 分钟后，用武火快速煮沸，改文火维持 10 分钟，放入大黄，再煎 3 ~ 5 分钟，药液煎至 100 ~ 150ml，取出冷却至 40℃左右，打开一次性肠道冲洗袋，关闭调节器，加入药液，将肛管涂上润滑剂，插入患者肛门深度约 20cm，打开调节器，药液缓慢流入患者直肠内。灌注完后，保留半小时，每日 2 剂，早晚各 1 次，10 天为 1 个疗程。

【功效】攻逐水湿，活血化瘀。

【适应证】肝肾综合征。

【临证加减】瘀血重加桃仁、泽兰、马鞭草；热势重加黄柏、栀子、金钱草；阴虚重加沙参、麦冬、生芦根；肾阳虚明显酌加肉桂、仙茅、仙灵脾；气血虚较重加入人参、山萸肉；肝脾肿大明显可选加炮山甲、牡蛎、䗪虫。

【疗效】治疗 28 例，显效 14 例，有效 10 例，无效 4 例，总有效率 85.71%。

【来源】邢咏梅. 中药保留灌肠结合常规疗法治疗肝肾综合征临床观察. 山西中医，2012，(6)：19

外敷方

大蒜 50g　芒硝 50g

【用法】大蒜捣烂后加芒硝混合均匀，隔油纱布 6 ~ 8 层（大蒜刺激性较大，不可直接外敷于皮肤上，敷治时候随时观察局部皮肤，以防发泡溃疡），外敷水分穴，外覆盖塑料薄膜，每日敷 6 ~ 8 小时，连续 5 天。配合常规治疗（包括保肝、利尿、扩容、防治感染、大出血以及纠正电解质失衡等）的基础上加奥曲肽静脉注射和静滴：先以 0.1mg 静脉注射，继以 0.025mg/h 静脉滴注，连续 5 天。

【功效】通大便，利小便。

【适应证】肝肾综合征。

【疗效】治疗 27 例，显效 4 例，有效 19 例，无效 4 例，总有效率 85.2%。大蒜、芒硝穴位外敷联合奥曲肽静滴可增加肝肾综合征患者的尿量，改善肝肾功能，有效地延缓病情的迅速恶化。

【来源】朱长权，陈二军. 中药穴位外敷联合奥曲肽静滴治疗肝肾综合征 27 例临床研究. 江苏中医药，2012，（11）：66

🌸 三七炖水鱼

三七末 3g　水鱼 100g　水约 200ml　生姜 2 片　大枣 3 枚

【用法】放入瓦盅内炖熟，油盐调味。

【适应证】肝肾综合征缓解后肝硬化或慢性迁延性肝炎者。

【来源】毛炜，庞嶷. 黄春林教授辨病论治肝肾综合征思路初探. 陕西中医学院学报，1999，（5）：12

🌸 冬虫草炖鱼

冬虫草 3～5g　草龟或金钱龟 1 只　生姜 2 片　蜜枣两枚　水约 200ml

【用法】放入瓦盅内炖熟，油盐调味。

【适应证】肝肾综合征缓解后（肝阴不足型）。

【来源】毛炜，庞嶷. 黄春林教授辨病论治肝肾综合征思路初探. 陕西中医学院学报，1999，（5）：12

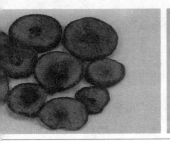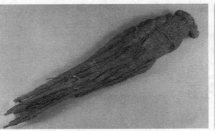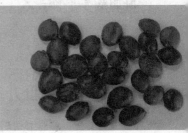

第七章

肝性脑病

　　肝性脑病是在急性或慢性肝病的基础上，由肝损害导致的，以中枢神经系统功能失调和代谢紊乱为特点，以智力减退、意识障碍、神经系统体征及肝脏损害为主要临床表现的综合病证。

　　本病的诊断要点：有引起肝性脑病的基础疾病如严重肝病和（或）广泛门体分流的病史如肝硬化、肝癌、门体静脉分流术后等。有上消化道出血、放腹水、大量利尿、高蛋白饮食、安眠药、感染等诱发肝性脑病发生的因素。曾发生过肝性脑病对诊断有重要的帮助。有神经精神症状及体征，如情绪、性格改变、意识错乱及行为失常、定向障碍、嗜睡和兴奋交替，肌张力增高，扑翼样震颤等，严重者可为昏睡、严重神志错乱、甚至昏迷。

　　肝性脑病属中医学"昏迷"、"急黄"、"肝厥"等范畴。病位在肝、脑为主，与肝、肾、脑、脾、胃等脏腑有关。常因肝病迁延不愈，邪热疫毒，伤及阴液，以致虚风内动；或因木旺克土，肝气犯脾，脾胃虚弱，聚痰生湿，痰浊上蒙清窍，以致神昏不识。治疗上，根据不同的证型，采用育阴熄风，泻热解毒；祛瘀导滞，豁痰开窍；潜阳，熄风开窍等方法进行治疗。

加味清肝开窍汤

生黄芪15g　当归10g　赤芍15g　白芍15g　夜交藤30g　茵陈15g　藿香10g　佩兰10g　杏仁10g　橘红10g　郁金10g　远志10g　石菖蒲10g　黄连4.5g　琥珀粉1.2g（冲服）　羚羊角粉0.6g（冲服）

【用法】水煎，日1剂，分早晚温服。

【功效】调补气血，芳香化湿，清肝开窍。

【适应证】**肝性脑病（血分湿热，伤肝动风）**。症见：神志欠清，夜寐不佳，烦躁，健忘，舌质淡暗，苔薄，脉弦。

【来源】关幼波. 关幼波临床经验选. 人民卫生出版社, 1979

黄硝散

生大黄粉10g　大黄炭粉5g　芒硝10g　食醋50ml

【用法】上述中药，加水500ml，浸1小时，文火煎取汁250ml，二煎加水500ml，文火煎取汁250ml，二汁混匀，频服。

【功效】通腑泄热，解毒。

【适用证】**肝性脑病（湿热蕴于血分，肝阴亏虚动风）**。症见：烦躁失眠，神志不清，面色晦暗，大便频少，小便黄赤，舌质红少津，脉细数无力。

【来源】崔应珉. 中华名医名方薪传. 河南医科大学出版社, 1997

醒脑汤

半夏　钩藤　茯苓　苍术各12g　菊花　石菖蒲各10g　天竺黄　莲子心　胆南星　竹茹　枳壳　黄连各9g　甘草6g

【用法】水煎服，日1剂。Ⅰ期、Ⅱ期患者每日服3次，每次100ml，饭后服用，Ⅲ期、Ⅳ期患者可少量多次喂服或鼻饲。

【功效】涤痰化浊，清心开窍。

【适应证】**肝性脑病（湿热内蕴伤肝，痰蒙清窍）**。症见：舌苔厚腻、口有腐臭气味、腹胀呕恶、不思饮食等，精神思维行为的异常，严重者出现昏迷。

【临证加减】舌苔厚腻、口有臭味者加佩兰6g。

【疗效】治疗组显效14例，有效7例，无效3例，总有效率87.5%；对照组显效9例，有效5例，无效8例，总有效率63.6%。2组病例总有效率及显效率比较，经统计学处理，P均<0.01，具有显著意义，治疗组明显优于对照组。

【来源】李更新，王增祥，张洁，等.自拟醒脑汤治疗肝性脑病疗效观察.河北中医，1999，21（6）：340。

🪷 单方大黄

生大黄粉10g　大黄炭粉10g　食醋50ml　温开水50ml

【用法】调匀后口服或由胃管注入，每日2次。得快利后适当减生大黄粉用量。若药后仍便结不通可适当加大大黄粉用量或适量芒硝。

【功效】泄热解毒，缓急通窍。

【适应证】**肝性脑病（热毒内蕴蒙窍）**。症见：精神思维异常，伴面色黯黑，蛛丝赤缕，大便不溏，舌质淡，苔薄白，脉弦。

【疗效】昏睡期者治愈8例，有效5例，无效2例，昏迷期者治愈7例，有效8例，无效4例。总有效率为88.2%。

【来源】许波良，刘建国.大黄治疗肝性脑病51例.四川中医1994（4）：23-24

🪷 肝性脑病验方

西洋参9g　侧柏叶9g　阿胶珠9g　地榆炭9g　茵陈15g　川连炭5g　白芍30g　当归12g　生地9g　麦冬9g　藕节9g　肉桂1.5g　藿香3g　胆草炭9g　羚羊粉0.6g（兑服）　童便1杯（兑服）

【用法】水煎，早晚分服，日1剂。

【功效】滋阴回阳，扶正固脱，止血化瘀。

【适应证】**肝性脑病（肝胆湿热，弥漫三焦，蒙蔽心包）**。症见：神志昏迷，鼻衄大作，高热不退，周身发黄，全身紫斑，四肢水肿，大便色灰，小便微黄，舌质淡，苔黄厚腻，脉极细。

【来源】杨运高.肝胆病名家医案.妙方解析.北京：人民军医出版社：355

菖蒲郁金汤

石菖蒲 10g　炒栀子 15g　鲜竹叶 10g　牡丹皮 10g　郁金 10g　连翘 10g　灯心草 10g　木通 6g　淡竹沥（冲）10g

【用法】水煎，早晚分服，日 1 剂。

【功效】化痰开窍醒神。

【适应证】**肝性脑病（痰湿蒙蔽清窍）**。症见：面色黯黑，脘腹胀满，食欲缺乏，喉中痰鸣，舌质淡暗，舌苔白腻而厚，脉滑。

【临证加减】湿重加苍术，厚朴；脾虚加薏苡仁、茯苓；若壮热口渴加知母、石膏；抽搐频繁者加钩藤、全蝎；谵妄者加礞石、石决明；已昏迷者加苏和香丸 1 粒，不能口服者鼻饲给药。

【来源】杨运高.肝胆病名家医案.妙方解析.北京：人民军医出版社：353

犀角地黄汤

犀角（水牛角代）30g　生地黄 24g　芍药 12g　牡丹皮 9g

【用法】水煎，早晚分服，日 1 剂。

【功效】清心泻火，凉血开窍。

【适应证】**肝性脑病（热毒扰心）**。症见：高热烦躁，神昏谵语，面色红赤，肝臭，大便秘结，小便短赤，舌红绛苔黄燥，脉洪数。

【临证加减】高热，加石膏；大便不通，脉实有力，加大黄（后下）、玄明粉（冲服）；深度昏迷，加安宫牛黄丸（鼻饲给药）；小便不利，加车前草、猪苓；吐血，便血加三七粉（吞服）、白茅根、地榆炭。不能口服者鼻饲给药。

【来源】杨运高.肝胆病名家医案：妙方解析.北京：人民军医出版社，2007：354

羚羊角汤

羚羊角 15g（镑）　桑根白皮 15g（锉）　木通 10g（锉）　旋覆花 15g（包煎）　葳蕤 15g　升麻 10g　茯神（去木）15g

【用法】水煎，早晚分服，日 1 剂。

【功效】平肝熄风。

【适应证】**肝性脑病（阴虚阳亢）**。症见：躁动不安，狂言乱语，循衣摸床，肝臭，四肢震颤或抽搐，舌干唇燥，脉弦细。

【临证加减】腹部胀大，小便不通加大腹皮、泽泻、车前草；昏迷不醒加紫雪丹或至宝丹，不能口服者鼻饲给药。

【来源】杨运高. 肝胆病名家医案. 妙方解析. 北京：人民军医出版社，2007：354

❀ 参附龙牡汤加减

人参10g 附子10g（先煎） 龙骨30g（先煎） 牡蛎30g（先煎） 石菖蒲10g 制南星9g

【用法】水煎，早晚分服，日1剂。

【功效】益气回阳救脱。

【适应证】**肝性脑病（阴虚阳亢）**。症见：躁动不安，狂言乱语，循衣摸床，肝臭，四肢震颤或抽搐，舌干唇燥，脉弦细。

【临证加减】阴精耗竭，舌质红绛，舌苔剥脱加山萸肉、阿胶（烊化，冲服）、龟板；阳脱，四肢厥冷加干姜、肉桂（后下）。如果昏迷不能口服者鼻饲给药。

【来源】杨运高. 肝胆病名家医案. 妙方解析. 北京：人民军医出版社，2007：355

❀ 俞尚德经验方

黄芪15g 当归10g 赤芍15g 白芍15g 茵陈15g 藿香10g 佩兰10g 杏仁10g 橘红10g 郁金10g 远志10g 石菖蒲10g 黄连4.5g 琥珀粉12g（分冲） 羚羊粉0.6g（分冲）

【用法】水煎，早晚分服，日1剂。

【功效】益气回阳救脱。

【适应证】**肝性脑病（气血两虚，湿痰蒙窍，肝胆余热未清）**。症见：意识模糊，急躁易怒，鼻子出血，食物不清，失眠，大便3～4日一行，舌苔黄，脉细弦。

【临证加减】睡眠不实加酸枣仁15g，百合12g，合欢花12g。如果昏迷不能口服者鼻饲给药。

【来源】杨运高. 肝胆病名家医案. 妙方解析. 北京：人民军医出版社，2007：357

🪷 化浊柔肝汤

党参30g 茯苓30g 茵陈20g 金钱草20g 丹参20g 赤芍15g
柴胡10g 大腹皮12g 鸡内金12g 石菖蒲6g 陈皮6g 甘草6g 三
七3g（冲）

【用法】水煎，早晚分服，日2剂。另加醒脑静脉注射射液8ml加10%葡
萄糖液500ml静滴，每日1剂。

【功效】利湿泄热，醒脑开窍。

【适应证】**肝性脑病（湿热蕴蒸，上扰神明）**。症见：神志时昏时醒，慢
性病容，消瘦，面色黯黑，身目黄染，腹壁青筋暴露，双下肢凹陷性水肿，
舌质绛，有瘀斑，苔浊腻微黄，脉弦细。

【来源】杨运高.肝胆病名家医案.妙方解析.北京：人民军医出版社，2007：358

🪷 俞伯阳经验方

水牛角30g 羚羊角尖3g 鲜生地黄15g 牡丹皮15g 大青叶
30g 生大黄15g 丹参5g 玄明粉12g 栀子12g 茵陈50g 石膏
30g 连翘15g 黄芩12g 茜草15g

【用法】水煎，早晚分服，日2剂。

【功效】清热解毒，平肝熄风，凉血化瘀，通腑导滞。

【适应证】**肝性脑病（肝风夹湿热瘟毒化火动血，气营两燔，清窍失灵，
神明被蒙）**。症见：神志昏愦，狂谵阵作，口干唇燥，舌质绛，苔焦黄厚燥，
两脉洪数。

【临证加减】另以紫雪丹，神犀丹各2粒，分4次灌服。

【来源】杨运高.肝胆病名家医案.妙方解析.北京：人民军医出版社，2007：361

🪷 程谦山验方1

玉枢丹3g（吞） 牛黄粉3g（吞） 石菖蒲8g 郁金15g 滑石
15g 厚朴4.5g 黄连4.5g 白豆蔻5g 鲜生地黄30g

【用法】水煎，早晚分服，日2剂。

【功效】芳香开窍，护肝解毒。

【适应证】**肝性脑病（湿毒壅盛，肝衰风动）**。症见：表情淡漠，答非所问，眼神呆滞，大便溏薄不畅，小溲短赤，纳呆，舌苔厚腻浊呈灰黑色，脉濡数不清。

【来源】杨运高.肝胆病名家医案.妙方解析.北京：人民军医出版社，2007：363

程谦山验方2

万氏牛黄清心丸（分吞）2粒 羚羊角（另煎兑服）4.5g 石决明（先煎）25g 珍珠母（先煎）30g 竹叶卷心12g 桑葚12g 玄明粉9g 阿胶珠9g

【用法】水煎，早晚分服，日2剂。

【功效】熄风潜阳，清心醒脑。

【适应证】**肝性脑病（阴虚阳亢，风火上越，干扰神明）**。症见：神志昏迷，颈项强直，四肢厥冷，时有抽搐，鼻孔张大干燥，耳鼻有血迹，大便多日不解，舌红绛，苔白腻干燥，脉弦数不耐按。

【来源】杨运高.肝胆病名家医案.妙方解析.北京：人民军医出版社，2007：364

杨来禄经验方

牛黄1g（冲服） 水牛角30g 大青叶30g 黄连10g 丹皮10g 生地15g 姜竹茹15g 丹参15g 茵陈30g 生大黄10g（后下） 生晒人参15g（另炖） 胆南星10g 天冬10g 麦冬10g

【用法】水煎，早晚分服，日2剂。

【功效】清热凉血，化瘀开窍，益气滋阴。

【适应证】**肝性脑病（热蕴阴耗，动血动风，神明蒙窍）**。症见：精神疲乏，头晕嗜睡，周身发热，齿龈出血，小便色黄，大便带血，腹部胀大，舌红苔少，脉细弱。

【来源】杨运高.肝胆病名家医案.妙方解析.北京：人民军医出版社，2007：365

升阳益胃汤

柴胡 羌活 黄柏 黄连 白芍 炙甘草各10g 防风 党参 黄芪 泽泻各15g 白术 茯苓 淮山各20g 茵陈30g

【用法】水煎，早晚分服，日2剂。

【功效】补益脾胃，升清降浊。

【适应证】**肝性脑病轻症（脾胃气虚，清浊相混，蒙蔽清窍）**。症见：懒言乏力，谵语，双手颤动，纳少，小便短，舌红苔薄黄，脉弦细。

【来源】杨运高. 肝胆病名家医案. 妙方解析. 北京：人民军医出版社，2007：367

🪷 何祖旺经验方

白参　大黄各10g　鳖甲　白花蛇舌草　猪苓各30g　茵陈20g
白茅根　生地　虎杖　赤芍　郁金　金银花各15g

【用法】水煎，早晚分服，日2剂。

【功效】益气养阴，清热解毒，开窍醒神。

【适应证】**肝性脑病轻症（正虚邪陷，邪毒攻心）**。症见：腹大如鼓，按之坚急，皮色苍黄，青筋暴露，形体消瘦，发热，齿出血，纳呆，神疲乏力，黄疸，大便溏，小便黄短，舌红，苔黄，脉细数。

【临证加减】另服安宫牛黄丸1粒，每天2次。清开灵注射液40ml，加10%葡萄糖盐水500ml，每天1此。另取大黄15g，芒硝20g，厚朴，枳实各10g，水煎灌肠，日1次。

【来源】杨运高. 肝胆病名家医案. 妙方解析. 北京：人民军医出版社，2007：369

🪷 水新华验方1

茵陈30g　焦栀子10g　赤芍30g　丹皮10g　黄连10g　砂仁10g
（后下）石菖蒲15g　连翘15g　板蓝根30g　水牛角片30g　牛黄粉0.6g（粉）

【用法】上述中药，加水300ml，浸1小时，文火煎取汁150ml，二煎加水300ml，文火煎取汁150ml，二汁混匀分半，少量分次频服。同时给予静滴支链氨基酸，精氨酸，肝细胞生长素，人血白蛋白，使用抗生素预防感染，输液维持水电解质平衡等综合疗法。中药予醒脑静脉注射射液静滴，生大黄水煎灌肠。

【功效】清热解毒开窍，凉血活血。

【适应证】**肝性脑病三期（热毒瘀结，闭塞清窍）**。症见：嗜睡，能应答，不切题，身目剧黄，腹胀满，舌红绛，苔黄少津，脉弦数。

【来源】杨运高．肝胆病名家医案．妙方解析．北京：人民军医出版社，2007：372

水新华验方2

石菖蒲15g　郁金15g　胆南星10g　法半夏15g　猪苓30g　薏苡仁30g　生大黄10g（后下）板蓝根30g　白茅根30g　黑白丑各5g　琥珀2g（分冲）

【用法】上述中药，加水300ml，浸1小时，文火煎取汁150ml，二煎加水300ml，文火煎取汁150ml，二汁混匀分半，少量分次鼻饲。

【功效】化痰开窍，利湿解毒。

【适应证】**肝性脑病四期（湿毒壅滞，痰浊闭窍）**。症见：昏睡状，身目俱黄，喉间痰鸣，蜘蛛痣，腹胀大，舌苔浊腻，脉濡数。

【临证加减】治疗给予静滴支链氨基酸，精氨酸，肝细胞生长素，人血白蛋白，使用抗生素预防感染，输液维持水电解质平衡等综合疗法。给予鼻饲至宝丹1粒。

【来源】杨运高．肝胆病名家医案．妙方解析．北京：人民军医出版社，2007：373

大黄煎剂

醋大黄　乌梅（各等量）

【用法】两药水煎取汁（每100ml药液中含大黄、乌梅各30g），保留灌肠。灌肠时加温至39℃~40℃，保留灌肠至2小时及以上，每天2次，5~7天为一疗程。

【功效】荡涤肠中秽浊，去除瘀滞邪毒。

【适用证】**肝性脑病（邪毒弥漫三焦，蒙蔽清窍）**。症见：神志欠清，语言无常，失眠或嗜睡，舌质淡，苔暗，脉弦。

【疗效】治疗43例肝性脑病患者，痊愈（患者完全清醒，无性格、行为异常，无扑击样震颤）30例，显效6例。有效2例，总有效率为88.4%。

【来源】刘茵，等．大黄煎剂与乳果糖灌肠治疗肝硬化并发肝性脑病疗效比较．中医药导报，2006；12（12）：23-24；37

🏵 大承气汤滴肛

大黄30g（后下）　厚朴60g　枳实30g　芒硝20g（冲）

【用法】用1000ml水慢火煎至500ml，待药液温度降至39℃~41℃时，以滴肛法将药液滴入结肠40~60cm处，并尽量延长药液保留时间以利吸收。每日使用1剂滴肛，连续7天为一疗程。

【功效】泄热通便，荡涤胃肠，活血行滞，推陈出新。

【适用证】**肝性脑病（湿热瘀毒壅盛，蒙蔽脑窍）**。症见：神志欠清，睡眠不宁，大便溏数，小便或见红，身上瘀斑，舌质红，苔腻，脉弦细数无力。

【疗效】治疗38例患者中，治愈3例，有效19例，显效3例，无效3例，总有效率92.1%。

【来源】嵇玉峰. 大承气汤滴肛治疗原发性肝癌并发肝性脑病38例临床疗效观察. 中医药研究，1998，14（4）：29-30

🏵 通腑泄热合剂

生大黄50g　枳壳15g　厚朴15g　乌梅30g　蒲公英50g

【用法】上述中药，加水500ml，水煎，浓缩成250ml。加温至37℃~40℃，倒入灌肠袋中，同时嘱患者排空二便，全身放松，采取左侧卧位，屈膝，臀部抬高20cm，灌肠袋底距肛门高度为45cm；B用石蜡油润滑灌肠管口及肛门，将细肛管轻轻插入肛门40cm左右，抵达结肠后打开开关，使药液缓慢滴入结肠；C操作完毕后嘱患者右侧卧位，用枕头垫高臀部，尽量延长药液在肠道的存留时间。注意：直肠点滴时动作一定要轻柔，选择细长的钢肛管以减少刺激。将肛管轻轻插入肛门40cm左右（插入较浅时药液容易流出）；药液滴入时要缓慢；操作完毕后嘱患者右侧卧位，尽量延长灌肠液在肠道的存留时间。

【功效】清热解毒，醒脑开窍，泻下排毒。

【适用证】**肝性脑病（热瘀毒，弥漫三焦，蒙蔽心窍）**。症见：腹胀大，尿少，重度黄疸，纳少，喘气，神志欠清或昏迷，身有瘀斑，舌质红，脉弦细数。

【注意事项】密切观察患者生命体征及意识变化情况，对深昏迷的患者直肠点滴后应注意大便排出情况并及时清理，保持臀部干燥，定时翻身等。

【疗效】治疗组总有效率 93.55%，对照组总有效率 79.31%。

【来源】任军，王锋.通腑泄热合剂直肠滴注治疗肝性脑病及中医护理.内蒙古中医药，2011，11：141－142

参菊饮

苦参　菊花　紫花地丁　红藤各 30g　连翘 15g

【用法】水煎取汁，100ml 高位保留灌肠，每天 1 次，5 天为一疗程。

【功效】泄热解毒。

【适应证】**肝性脑病（湿热瘀毒壅盛，蒙蔽脑窍）**。症见：神志欠清，睡眠不宁，大便溏数，小便或见红，身上瘀斑，舌质红，苔腻，脉弦细数无力。

【临证加减】如果患者无腹泻，参菊饮组方中再加桃仁、火麻仁各 20g。

【疗效】两组综合疗效比较，治疗组显效 14 例，有效 12 例，无效 4 例，总有效率 87%。对照组 20 例，显效 5 例，有效 8 例，无效 7 例，总有效率 65%。

【来源】方典美，姜荣钦，范巍.参菊饮灌肠治疗肝性脑病 30 例.陕西中医，2004，25（6）：495－496

紫军醒脑液

紫雪丹 6g　川大黄 30g（后下）　虎杖 30g　公英 30g　黄连 30g
大腹皮 30g　乌梅 50g

【用法】每次加水 500ml，水煎 2 次，共取汁 400ml。每次 200ml，每日 2 次，保留灌肠。5 天为一疗程。

【功效】通腑泻浊，解毒开窍。

【适应证】**肝性脑病（湿热瘀毒壅盛，蒙蔽脑窍）**。症见：神志欠清，睡眠不宁，大便溏数，小便或见红，身上瘀斑，舌质红，苔腻，脉弦细数无力。

【疗效】观察组中显效 33 例，有效 10 例，无效 5 例，总有效率 89.58%。对照组中显效 10 例，有效 6 例，无效 9 例，总有效率 64%。

【来源】党中勤.紫军醒脑液灌肠治疗肝性脑病 48 例.中国中医药信息杂志，1998，5（2）：38

🪷 马鸿斌经验方

生地 30g　当归 15g　丹皮 18g　丹参 20g　连翘 18g　生大黄 10g
北沙参 12g　川楝子 12g　枸杞子 15g

【用法】上述中药，加水 400ml，浸 1 小时，文火煎后浓缩取汁 100ml，灌肠，隔日 1 次。

【功效】补益脾胃，升清降浊。

【适应证】**肝性脑病（肝郁脾虚，湿热阻滞）**。症见：失眠，腹胀腹痛，疲乏倦怠，动则气短，尿黄而少，大便如常，舌质淡红，苔薄白，脉左滑，右细弱。

【来源】杨运高. 肝胆病名家医案. 妙方解析. 北京：人民军医出版社，2007：368

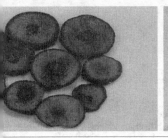
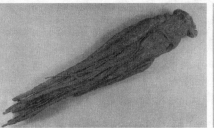
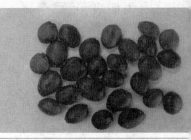

第八章

血吸虫肝病

　　血吸虫性肝病是血吸虫寄生在门静脉系统所引起的疾病。血吸虫性肝病不是一个独立的病种，它涵盖了临床中的血吸虫性肝纤维化和血吸虫性肝硬化两大类疾病。寄生人体的血吸虫主要有三种，日本血吸虫、埃及血吸虫、曼氏血吸虫。我国流行的是日本血吸虫病。由皮肤接触含尾蚴的疫水而感染，主要病变为肝脏与结肠由虫卵引起的肉芽肿。

　　本病临床表现：侵袭期，机体接触疫水后数小时至 2~3 天内，接触疫水的皮肤可出现小红点、渐渐变成丘疹，奇痒难忍，即尾蚴性皮炎，几天后可自然消退。还可出现咳嗽、畏寒、微热、风疹等症状；急性期有发热畏寒，出汗，肝肿大与压痛，腹泻或排脓血便，严重患者可出现全身黄疸；慢性期以肝脾肿大为主，可出现腹痛、腹泻、贫血、乏力、消瘦严重，出现粪便中带红白冻子等；晚期虫卵严重损害肝脏，引起肝硬化，脾肿大，以至腹水、贫血、上消化道出血，重度营养不良，极度衰弱，严重者可导致死亡。

　　血吸虫肝病可归属于中医学中“蛊胀”、“癥瘕”、“积聚”等范畴。认为“邪气踞之”和“正气不足”是本病的关键所在。根据这一主导思想，分别采用疏肝理气，健脾利湿，活血通络，滋补肝肾等治法。

🪷 疏肝和络饮

柴胡9g　香附9g　乌药9g　大腹皮9g　大腹子9g　瓜蒌皮9g
炙鳖甲9g　煅牡蛎（先煎）30g　党参15g　黄芪15g　当归12g　赤芍12g

【用法】水煎服，每天2次，每日1剂。15天为一疗程。

【功效】疏肝和络，益气健脾，活血逐瘀。

【适应证】**慢性血吸虫性肝病（气滞血瘀证）**。症见：上腹部胀满，胁痛，恶心呕吐，乏力倦怠，或见蜘蛛痣、肝掌，腹部膨隆，下肢浮肿，舌红，苔黄微腻，脉弦涩。

【临证加减】上腹胀加郁金9g，石菖蒲9g，或元胡9g；纳呆加神曲9g，谷芽9g，麦芽9g，或炙鸡内金9g，焦山楂9g；便秘加淡苁蓉12g，何首乌12g，桑椹子12g；慢性腹泻加炒白术12g，茯苓9g，铁苋菜15g；腹水、浮肿、尿少加冬瓜子9g，冬葵子9g，车前子（包煎）15g，或黑大豆30g，或枳实9g，白术9g；蛋白倒置加炮穿山甲3～9g；黄疸加茵陈12g，栀子9g，金钱草15g；谷丙转氨酶增高加平地木12g，荷包草12g；上消化道出血加乌贝散、三七粉吞服；呃逆加旋覆花9g，姜半夏9g，陈皮9g；睡眠不佳加龙骨（先煎）15g，酸枣仁9g，或合欢皮24g，夜交藤24g；肝硬化加重炙鳖甲剂量；腰痛加生地30g，山萸肉9g，山药9g，茯苓9g，丹皮9g，泽泻9g，或桑寄生9g，补骨脂9g，狗脊9g，鹿衔草9g；血瘀者加丹参12g，或制大黄9g，桃仁9g，䗪虫9g；血小板减少、有出血倾向者加丹皮9g，连翘9g，仙鹤草30g，鸡血藤24g，羊蹄根12g。

【疗效】运用本方治疗慢性血吸虫性肝病68例，结果临床控制44例，有效13例，好转7例，无效4例。总有效率97%。

【来源】史国平．疏肝和络饮治疗慢性血吸虫病性肝病68例．浙江中医杂志，2004，39（11）：475

🪷 健肝汤

柴胡10g　白芍10g　枳壳10g　郁金10g　蔻仁10g　白术15g

当归 15g　薏苡仁 30g　丹参 9g　茵陈 9g　鸡内金 15g　白花蛇舌草 30g　茯苓 15g　甘草 6g　苏梗 30g

【用法】以冷开水 800ml，浸泡药物 1 个小时后，平煎，取药汁 450ml，每日 1 剂，食前温饮药汁 150ml，一日 3 次。

【功效】疏肝解郁，清热解毒，健脾利湿。

【适应证】**慢性血吸虫肝病（肝郁脾虚湿盛证）**。症见：胁肋及脘腹胀满或疼痛，食欲减退，食后腹胀，伴有头晕目眩，心悸，四肢乏力，劳则尤甚，大便时干时稀。

【临证加减】面色无华、心悸气短或神疲乏力、月经不调者去枳壳，加红参 9g，阿胶 30g；胁肋及脘腹痞满，舌苔黄厚腻，脉弦滑者加黄芩 10g，车钱仁 15g。

【疗效】运用本方治疗慢性血吸虫肝病 30 例，结果临床治愈 21 例，好转 8 例，无效 1 例，总有效率 96.6%。

【来源】杨林才. 健肝汤治疗慢性血吸虫肝病 30 例疗效观察. 湖北省卫生职工医学院学报，1992，（2）：24 – 39

🪷 关氏臌胀方

柴胡 9g　法半夏 9g　泽泻 9g　炒枳壳 9g　建曲 9g　白术 9g　鸡内金 9g　陈皮 6g　广木香 6g　茯苓 15g　砂仁 5g　薏苡仁 12g　肉桂（研末冲服）1.2g

【用法】水煎服，每天 2 次，每日 1 剂。随汤药冲服肉桂末 0.6g/次，2 次/天，30 天为 1 个疗程，一般需 2~3 个疗程。

【功效】疏肝健脾，温补肾阳，化气行水。

【适应证】**血吸虫性肝硬化腹水（气滞水停，血脉瘀阻证）**。症见：纳差，形体消瘦，精神疲乏，胸满腹胀，气逆难以平卧，下肢逆冷，小便极少，其面色晦黯，唇干，舌淡嫩，苔白厚如腐块，脉弦迟。

【疗效】运用本法治疗血吸虫性肝硬化 42 例，结果显效 38 例，好转 3 例，无效 1 例，总有效率 97.62%。

【来源】关永富. 肉桂在臌胀治疗中的应用. 中西医结合肝病杂志，2005，15（6）：371 – 373

🪷 软坚化瘀方

郁金 20g　鸡内金 20g　丹参 20g　䗪虫 10g　酥鳖甲 10g　桃仁 10g　青皮 10g

【用法】上述药物以颗粒剂配方，每天 1 剂，分早、晚 2 次温开水冲服，3 个月为 1 个疗程。

【功效】疏肝解郁，活血化瘀散结。

【适应证】**血吸虫性肝纤维化（瘀血阻络证）**。症见：胁肋刺痛，脘腹闷胀，肢体麻木，胁下痞块，纳食减少，面黑唇紫，便溏，舌暗淡或有瘀斑，苔腻，脉涩。

【疗效】运用本法治疗血吸虫性肝纤维化 30 例，结果显效 14 例（占 46.67%），有效 13 例（占 43.33%），无效 3 例（占 10.00%），总有效率 90.00%。

【来源】熊明芳，韩裕斌，王莉平，等. 软坚化瘀法治疗血吸虫性肝纤维化的临床观察. 新中医，2011，43（3）：37 - 39

🪷 黄氏臌胀方

丹参 15g　泽兰 15g　益母草 15g　郁金 15g　生白术 10g　泽泻 10g　莪术 10g　生牡蛎 30g　海藻 30g　陈葫芦 30g　连皮茯苓 30g　大黄 6g　鳖甲 20g

【用法】水煎服，每天 2 次，每日 1 剂。

【功效】行气利水通便，活血化瘀软坚，健脾养胃调肝。

【适应证】**血吸虫性肝硬化腹水（气虚血瘀，水湿停聚证）**。症见：乏力，食欲不振，恶心，腹胀不适或腹泻，肝脏右季肋下可触及，质地偏硬，脾肿大，食道下段及胃底静脉曲张，脾功能亢进，舌质暗淡或有瘀斑、瘀点，舌苔白腻，脉弦细。

【疗效】运用本方治疗肝硬化腹水 36 例（其中血吸虫肝病 6 例，肝炎肝硬化 30 例），结果治愈（腹水消退，症状消失或基本消失，肝脏明显回缩变软，肝功能恢复正常，停药半年未复发）16 例；显效（腹水基本消退，主要体征消失，体力恢复，肝功能明显改善，主要指标达到基本正常，半年内腹水无反复）12 例；有效（腹水明显消退，肝功能接近正常者）6

例；无效（治疗后，症状、体征、肝功能无明显变化，或者病情逐渐恶化）2例。

【来源】黄秋先．中药治疗肝硬化腹水的疗效观察．湖北中医杂志，2007，29（12）：42－43

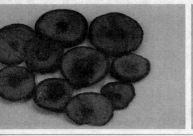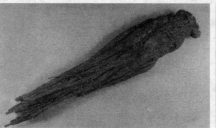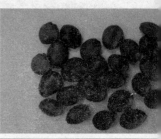

第九章
阿米巴肝脓肿

阿米巴肝脓肿又称肝阿米巴病，是由肠腔溶组织阿米巴滋养体通过门静脉到达肝脏，引起肝细胞溶解坏死，成为脓肿的一种疾病。

本病诊断要点，凡具有以下1、2、3、4项，同时具有5、6、7中任何一项者可以确诊：①症状和体征：具有发热、肝脏肿大、局限性肝区压痛和叩击痛，肋间隙有凹陷性水肿和压痛。有痢疾史或腹泻史更有助于诊断。②放射学检查：右膈抬高，运动受限，胸膜反应或积液，肺底有云雾状阴影。③超声检查：可见肝脏肿大，肝区脓肿部位有液平或液性暗区。④肝脏显影：显示肝内占位性病变。⑤血清学检验：间接血凝试验、间接荧光素标记抗体试验、酶联免疫吸附试验阳性均有助于诊断。⑥肝穿刺引流出棕褐色（巧克力色）脓液，不臭，脓液中可找到滋养体。⑦诊断性治疗：如甲硝唑、氯喹、甲磺唑等药物特异性治疗，疗效确实，诊断亦可成立。

阿米巴肝脓肿属于中医学"肝痈"、"胁痛"范畴。治当疏肝健脾，清热祛湿活血；中期即成脓期，其治当在辨证基础上酌加解毒排脓之品；后期即脓溃期，在辨证论治基础上需注重加用扶正药物。

清热化脓汤

太子参 15g　黄芪 15g　熟地 12g　白芍 12g　狗脊 12g　蒲公英 15g　黄芩 10g　瓜蒌 30g　皂角刺 6g　茯苓 12g　金银花 20g　青皮 5g

【用法】水煎服，每天 3 次，每日 1 剂。3 周为 1 个疗程。

【功效】益气养血，清热解毒。

【适应证】阿米巴肝脓肿及细菌性肝脓肿（**热毒郁滞，气血两虚证**）。症见：早期高热寒战，右肋持续性钝痛，向右肩放射痛，右肋下叩诊触诊有包块，皮肤红紫，口苦烦渴，舌红或绛，苔黄或腻、脉弦数或滑。

【疗效】使用本方治疗肝脓肿患者 40 例，结果治愈 20 例，显效 8 例，有效 6 例，无效 6 例，总有效率 85.00%。

【来源】雷飞飞，谭华炳，李芳，等．清热化脓汤联合西药治疗肝脓肿疗效观察．湖北中医学院学报，2010，12（4）：49－50

四逆散合大黄䗪虫丸

柴胡 12g　枳实 12g　白芍 12g　大黄 4g　黄芩 10g　桃仁 12g　杏仁 12g　生地黄 15g　干漆 1.5g　虻虫 6g　水蛭 6g　蛴螬 6g　䗪虫 6g　制甘草 12g

【用法】水煎服，每天 3 次，每日 1 剂。

【功效】疏肝通络，活血化瘀。

【适应证】阿米巴肝脓肿（**肝脉瘀阻证**）。症见：长期发热，肝区疼痛，痛如针刺，腹胀，急躁，不思饮食，舌质红夹瘀紫，苔薄黄，脉沉涩。

【来源】王付，谢新年．四逆散合方辨治肝胆病证．中国实验方剂学杂志，2011，17（19）：300－302

白头翁汤合消痈散

白头翁汤组成：白头翁 25g　黄连 10g　黄柏 10g　秦皮 10g　天花粉 20g　白芷 10g　薏苡仁 15g　丹参 12g　柴胡 6g　白芍 10g　郁金 10g　甘草 6g

消痈散组成：黄柏30g　大黄30g　芒硝90g　芙蓉花30g

【用法】水煎服，每天2次，每日1剂。

消痈散药物共研细末拌匀备用。根据脓肿部位大小，取适量以陈醋调制成超出脓肿范围2～3cm。厚0.5cm左右的糊状圆饼块外敷于脓肿部位，然后外用纱布盖上，胶布固定。

【功效】清热燥湿，解毒排脓，疏肝运脾。

【适应证】**阿米巴肝脓肿（湿热蕴毒，气血瘀滞证）**。症见：不明原因发热，肝区疼痛，刺痛，腹胀，食欲减退，舌质暗淡，苔薄黄，脉涩。

【临证加减】发热者，加龙胆草10g、败酱草30g、连翘15g，热甚者可早晚各服1剂；食欲不振、苔腻者，加藿香10g；热退体虚、形体瘦弱、面色萎黄者，加黄芪30g、当归10g。

【疗效】运用本法治疗阿米巴肝脓肿患者18例，结果治愈（症状体征消失、超声波探查脓肿部位无异常声像）15例，好转（症状体征消失或明显好转，超声波探查脓肿部位液平区明显缩小）2例，无效1例。

【来源】傅桂茂，罗筱春．中药内服外敷治疗阿米巴肝脓肿18例．江西中医学院学报，1998，10（4）：166－167

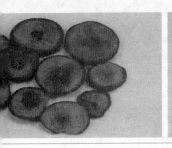
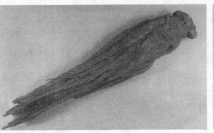
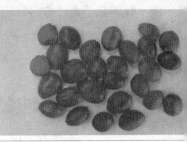

第十章
细菌性肝脓肿

细菌性肝脓肿是指化脓性细菌侵入肝脏，造成局部肝组织炎症、坏死液化、脓液积聚而形成的脓肿。脓肿常为多发性；右肝多于左肝；双侧受累者亦常有所见。部分可迁延成慢性肝脓肿。细菌性肝脓肿以农村地区为多见，与不卫生的生活习惯有关。

本病的诊断要点：①临床症状：起病急，常有寒战、高热、恶心、呕吐、纳差、乏力，严重时可出现黄疸；肝区疼痛或伴有右肩牵涉痛；右胁肋部饱满，肋间皮肤呈凹陷性水肿，右上腹肌紧张，肝大，肝区叩击痛和压痛阳性。②实验室检查：白细胞和中性粒细胞升高，核左移。③X 片示右膈肌抬高，活动受限；B 超检查示肝内单个或多个液性暗区。④肝穿刺液培养阳性。

细菌性肝脓肿属于中医学"肝痈"、"胁痛"、"黄疸"等范畴，本病临床上常分为初期、成痈期、溃疡期、恢复期四个阶段进行辨证论治。初期主要特点是湿热偏盛，常可见湿热下注型、热毒蕴肝型，治宜清热解毒，疏肝健脾利湿。成痈期脓肿开始形成，热毒壅盛兼夹瘀血是本期特点，治宜透脓托毒。溃疡期主要特点是湿热瘀毒俱盛，常可见肝胆湿热型、热盛血瘀型、气滞血瘀型、寒湿郁滞型，治法分别宜清利肝胆湿热、清热解毒，活血排脓，疏肝理气，活血通络、温阳散寒，祛瘀排脓。恢复期热毒瘀血渐清，治宜滋阴清热，补益气血，化瘀解毒。

🪷 蒿芩清胆汤加减

青蒿20g　薏苡仁20g　黄芩12g　柴胡12g　竹茹12g　陈皮8g
生大黄8g　法半夏8g　青黛10g　栀子10g　枳壳10g　皂角刺10g
滑石15g　甘草4g

【用法】水煎服，每天2次，每日1剂。

【功效】清解胆热，化湿和中。

【适应证】**细菌性肝脓肿（少阳胆热，湿阻中焦证）**。症见：消瘦面黄，
发热微恶寒，汗出不畅，肌肤灼烫，口唇干燥，渴欲饮水，神烦不宁，胸脘
胀满疼痛，按之痛剧，纳呆泛恶，大便秘结，小便黄赤，舌苔厚腻黄白相兼，
脉濡数。

【来源】卢苏英，姚公树. 蒿芩清胆汤治疗细菌性肝脓肿的体会. 安徽中医学院学
报，1994，13（3）：50

🪷 加味薏苡附子败酱散

薏苡仁30g　附子6g　败酱草30g　大黄10g（后下）　赤小豆30g
浙贝母10g　郁金10g　桃仁10g　生晒参30g　北柴胡10g　炙甘草3g

【用法】水煎服，每天2次，每日1剂。

【功效】清热解郁，活血排脓。

【适应证】**细菌性肝脓肿（肝胆郁热证）**。症见：寒热往来，右胸胁胀
痛，口苦咽干，纳差，便秘，舌苔黄腻，脉弦滑数。

【临证加减】气虚加生晒参；便秘加大黄。

【疗效】运用本方治疗后该患者每日排便1~2次，色如咖啡，气味臭秽。
4剂后患者右胁胀痛减轻，有食欲。6剂后体温降至正常，无恶寒。继续服药
至13剂，患者的大便从咖啡色转为正常共服40余剂而愈，半年后B超示肝
内液性暗区已消失。

【来源】陈华. 加味薏苡附子败酱散治愈细菌性肝脓肿1例. 中国民间疗法，2003，
11（12）：40-41

清肝解毒汤

柴胡 12g　黄芩 12g　山栀 12g　川芎 12g　青皮 12g　元胡 12g
郁金 12g　大黄 6g　甘草 6g　金银花 15g　连翘 15g　茵陈 15g　当归
15g　赤芍 15g　败酱草 30g　薏苡仁 30g

【用法】水煎服，每天 2 次，每日 1 剂。脓肿吸收期，因体质虚弱，宜视
患者情况加入益气强壮药黄芪、太子参等，以促进脓肿吸收。

【功效】清热利湿解毒，活血化瘀排脓。

【适应证】细菌性肝脓肿（肝胆湿热证）。症见：初起均有发热（38℃ ~
40.5℃），右上腹或右胁胀疼，食欲不振，恶心呕吐，或有黄疸，舌红，苔黄
腻，脉弦。

【疗效】运用本方治疗细菌性肝脓肿患者 43 例，结果 43 例患者，经治疗
临床症状全部消失，超声波检查脓肿全部吸收。服药时间最短者 23 天，最长
者 87 天。除 1 例于停药后 3 个月复发外，其余病例均随访半年未见复发。

【来源】石占城，蔡若兰，郭二乔. 清肝解毒汤治疗细菌性肝脓肿 43 例临床观察.
湖北中医杂志，1992，14（4）：18 - 19

柴胡清解汤

红藤 30g　丹皮 10g　冬瓜仁 30g　金银花 20g　赤芍 10g　元胡
10g　川楝子 10g　黄连 10g　黄芩 10g　大黄 12g（后下）芒硝 10g
（冲服）

【功效】清热解毒，活血化瘀。

【适应证】细菌性肝脓肿早期（肝胆湿热，气滞血瘀证）。症见：发热，
右上腹或右胁胀疼，食欲不振，恶心呕吐，或有黄疸，舌红或边有瘀点，苔
黄腻，脉弦。

【临证加减】高热者加用生石膏 30g，知母 10g；黄疸加用茵陈 30g，栀
子 15g。

【来源】殷宗福，何清宇，刘亮，等. 细菌性肝脓肿的中西医结合诊断与治疗. 中
国中西医结合外科杂志，2002，8（3）：139 - 141

🪷 柴胡清肝汤

柴胡 15g 丹皮 10g 黄连 10g 生黄芪 30g 鱼腥草 24g 生地 10g 龙胆草 24g 当归 10g 牛膝 10g 大黄 12g（后下）

【功效】清热凉血，化瘀排脓。

【适应证】**细菌性肝脓肿成脓期**（**毒热炽盛证**）。症见：高热，右上腹或右胁胀疼，食欲不振，恶心呕吐，或有黄疸，舌红，苔黄腻，脉弦。

【来源】殷宗福，何清宇，刘亮，等. 细菌性肝脓肿的中西医结合诊断与治疗. 中国中西医结合外科杂志，2002，8（3）：139－141

🪷 柴胡养阴补血汤

柴胡 15g 黄芪 30g 当归 15g 沙参 12g 丹参 30g 麦冬 12g 石斛 10g 五味子 10g 甘草 10g

【用法】水煎服，每天 2 次，每日 1 剂。

【功效】疏肝养血益气。

【适应证】**细菌性肝脓肿**（**气阴两虚证**）。症见：低热或无热，右上腹或右胁胀疼减轻，食欲不振及恶心呕吐好转，黄疸消退，气短乏力，舌淡，苔白，脉弦。

【疗效】运用本方治疗细菌性肝脓肿 24 例，结果服用中药及外敷中药加用抗生素共 9 例（18.7%），住院天数 5~12 天（平均 7 天）。单纯穿刺吸脓加用中药 15 例（31.3%），其中 1 次穿刺治愈 5 例（33.3%），2 次穿刺治愈 7 例（46.7%），3 次穿刺治愈 3 例（20%），1 次抽脓最多 360ml，最少 2ml。无并发症及死亡病例。合并胸腔积液、肺感染、肺不张者同时治愈。

【来源】殷宗福，何清宇，刘亮，等. 细菌性肝脓肿的中西医结合诊断与治疗. 中国中西医结合外科杂志，2002，8（3）：139－141

🪷 消脓汤

皂角刺 6g 柴胡 6g 牡丹皮 12g 银花 20g 鱼腥草 20g 蒲公英 20g 败酱草 20g 红藤 20g 薏苡仁 20g

【用法】水煎服，每天 2 次，每日 1 剂。配合穿刺引流进行治疗。

【功效】清肝泻火，理气解郁，托毒排脓，化瘀止痛。

【适应证】**细菌性肝脓肿（肝胆湿热证）**。症见：高热，食欲不振，乏力，恶心呕吐，肝区疼痛，腹胀，小便黄，大便秘结，舌红，苔黄腻，脉弦。

【临证加减】高热者加石膏20g，大青叶20g；肝区痛者加元胡12g，川楝子12g；恶心呕吐者加芦根12g，竹茹12g。

【疗效】运用本法治疗细菌性肝脓肿42例，结果基本治愈25例，显效12例，有效5例，无效2例，总有效率95.2%。

【来源】李晓民．消脓汤配合穿刺引流治疗细菌性肝脓肿的疗效观察．贵阳中医学院学报，2012，34（2）：45－47

🪷 小柴胡汤加减

柴胡12g　黄芩10g　党参15g　法半夏10g　黄连10g　蒲公英20g　白芷10g　黄芪30g　甘草5g

【用法】水煎服，每天3次，每日1剂。10天为1个疗程。

【功效】清热和解排脓。

【适应证】**细菌性肝脓肿（热郁肝胆证）**。症见：发热恶寒，食欲降低，口苦咽干，右上腹部胀痛不适，舌红苔黄腻，脉弦。

【临证加减】高热者加石膏20g，大青叶20g；肝区痛者加元胡12g，川楝子12g；恶心呕吐者加芦根12g，竹茹12g。

【疗效】运用本方治疗细菌性肝脓肿患者28例，结果治愈18例，占71.43%。（其中1个疗程者5例，2个疗程者13例）；好转9例，占21.43%；无效2例，占7.14%。

【来源】杨香锦．小柴胡汤加减治疗细菌性肝脓肿28例．湖南中医杂志，1992，（6）：22

🪷 清瘟败毒饮加减

石膏90g（先煎）　知母9g　甘草3g　黄芩9g　黄连6g　薏苡仁30g　栀子12g　丹皮9g　生地15g　赤芍9g　银花15g　连翘12g　柴胡9g　鱼腥草30g　枳壳9g　败酱草15g

【用法】水煎服，每天2次，每日1剂。

【功效】清利湿热，疏肝散结，凉血解毒。

【适应证】**细菌性肝脓肿（湿热蕴结肝胆证）**。症见：右胁肋部针刺样疼痛，恶心呕吐，纳差，发热恶寒，全身乏力，易疲劳，四肢冰冷，舌质深红，苔黄而干，脉数弱。

【来源】林贞.用清瘟败毒饮加减治疗细菌性肝脓肿.福州大学学报（自然科学版），1995，23（2）：118－119

❁ 败酱消脓汤

败酱草15g　银花15g　薏苡仁30g　当归尾10g　赤芍10g　穿山甲6g　皂角刺10g　香附10g　续断10g　生甘草3g

【用法】水煎服，每天2次，每日1剂。

【功效】解毒排脓，理气活血。

【适应证】**细菌性肝脓肿（肝胆热毒壅盛）**。症见：高热汗出，纳呆呕吐，口渴尿赤，伴肝区持续性钝痛，舌红苔黄厚腻，脉滑数或弦数。

【临证加减】疾病初期，热毒壅盛加蒲公英、紫花地丁；痛甚加制乳没6g，舌红加生地、丹皮；中后期气虚加生黄芪。

【疗效】运用本方治疗细菌性肝脓肿65例，结果全部痊愈。治愈时间为26天以内12例，28天18例，30天16例，32天11例，34天8例。平均治愈天数为29.5天。

【来源】陈庆川，王锡伟，庄新民.中西医结合非手术治疗细菌性肝脓肿.山西中医，1995，(5)：25

❁ 柴胡解毒汤加减

柴胡10g　丹皮10g　赤芍10g　黄芩15g　白芍15g　金银花30g　连翘30g　紫花地丁30g　甘草6g

【用法】水煎服，每天2次，每日1剂。

【功效】清利肝胆湿热，活血化瘀托脓。

【适应证】**多发性细菌性肝脓肿（肝胆湿热，气滞血瘀证）**。症见：发热畏寒，出汗，肝区疼痛，口干或不干，恶心呕吐，舌苔薄黄，脉弦数。

【临证加减】如出汗多，加浮小麦、黄芪；恶心呕吐加姜半夏、竹茹；肝区疼痛加元胡；有黄疸者加茵陈；气血两虚者，加黄芪、当归、生地、茯苓；气阴两虚，气血瘀滞者，加麦冬、党参、桃仁、红花。

【疗效】运用本法治疗多发性细菌性肝脓肿 13 例，结果 13 例全部治愈。疗程最短者 14 天，最长 69 天，平均疗程 35.2 天。

【来源】黄自平. 中西医结合治疗多发性细菌性肝脓肿 13 例. 中西医结合杂志，1985，5（9）：534－537

🪷 仙方活命饮合白头翁汤

仙方活命饮加减：金银花 60g　当归 30g　赤芍 30g　浙贝母 15g　天花粉 15g　炮山甲 15g　皂刺 15g　陈皮 15g　制乳香 12g　制没药 12g　白芷 12g　防风 12g　甘草 12g

白头翁汤：白头翁 30g　黄连 30g　黄柏 15g　秦皮 15g　柴胡 20g　防风 20g　白芍 60g　赤芍 60g　甘草 12g

【用法】细菌性肝脓肿采用仙方活命饮加减，阿米巴肝脓肿采用白头翁汤加减，混合性肝脓肿两方合用。水煎服，每天 2 次，每日 1 剂。

【功效】清热解毒，理气散结消肿止痛。

【适应证】肝脓肿（肝郁湿热蕴结证）。症见：发热，右侧胸胁疼痛拒按，纳差，腹胀，食欲减退，恶心，呕吐，小便黄，大便稀薄或干结，舌红，苔黄腻，脉弦滑。

【临证加减】寒热往来，加柴胡、黄芩以疏肝清热；但热不寒、热毒甚加公英、地丁、鱼腥草、败酱草、白花蛇舌草、石膏、大黄以清热解毒；胁痛甚加川楝子、广木香、元胡、三七以理气活血；纳差腹胀加川朴、焦三仙、砂仁、鸡内金以消食导滞；黄疸加茵陈、青蒿、栀子、丹皮、大黄以清利湿热；纳呆加苍术、厚朴、白蔻仁、藿香以利湿化浊；脓液黏稠重用生黄芪、薏苡仁、升麻、甲珠以托毒排脓。恢复期多见气阴两虚，治当益气养阴用补中益气汤合八珍汤加减。

【疗效】运用本法结合西药及穿刺治疗肝脓肿 48 例，结果治愈 27 例（占 56.2%），显效 13 例（占 27.1%），好转 6 例（占 12.5%），无效中转手术 2 例（占 4.2%），总有效率为 95.8%。

【来源】孙方亮，周元荣. 中西医结合治疗肝脓肿 48 例疗效观察. 中国中西医结合外科杂志，1997，3（5）：317－319

养胃汤

生地12g　麦冬12g　连翘12g　北沙参9g　玉竹9g　石斛9g　竹叶9g　生甘草3g

【用法】水煎服，每天2次，每日1剂。阿米巴肝脓肿者，用鸦胆子8粒去壳取仁装胶囊内吞服。

【功效】养阴益胃。

【适应证】**肝脓肿后期、恢复期、脓肿大部吸收（胃阴耗损证）**。症见：发热或无热，右上腹或右胁胀疼，食欲不振，恶心呕吐，胃脘灼热，舌红，苔黄，脉弦。

【临证加减】脾气虚弱者，加炙黄芪9g、炒白术9g、党参9g、茯苓9g、扁豆12g、薏苡仁12g、淮山15g、陈皮3g、炙甘草3g。

【疗效】运用本法配合西药及抽脓治疗肝脓肿62例，结果痊愈出院（即临床症状消失，肿大之肝脏基本恢复正常，体温、白细胞、肝功能恢复正常，超声波探查液平段消失，部分病例经肝扫描及X线复查也已恢复）43例，占69.35%。基本治愈（即临床症状基本消失，肝脏明显缩小，体温、白细胞正常，超声波肝区液平段显著缩小，但未完全消失）18例，占29.03%。1例治疗效果不理想，改切开引流后死于全身衰竭，病死率1.61%。

【来源】潘秀珍，陈仁彬，伍璇华，等. 中西医结合治疗肝脓肿62例疗效观察. 福建中医药，1982，(1)：16－20

肝痈汤

龙胆草20g　栀子10g　蒲公英40g　红藤30g　败酱草30g　黄芩10g　车前子10g　泽泻10g　青黛3g　紫草9g　乳香6g　甘草3g

【用法】水煎服，每天2次，每日1剂。

【功效】清热解毒，活血化瘀。

【适应证】**细菌性肝脓肿（热毒内蕴，瘀血阻滞证）**。症见：右上腹疼痛，畏寒，发热，肝区压痛、叩击痛，小便黄，大便结，舌红苔黄或腻，脉弦。

【临证加减】舌红少苔加生地15g、玄参15g、白芍15g；气血两亏加当归12g、黄芪15g。

【疗效】运用本方结合西药治疗细菌性肝脓肿 12 例，结果体温多于 3 日降至正常，随后肝区压痛、叩击痛消失，合并休克 2 例，引流后休克症状逐渐纠正。本组无并发症，全部治愈。治愈时间最长 26 天，最短 10 天，平均 17 天。

【来源】卢庆凯，刘圣亚，康尔强．中西医结合治疗细菌性肝脓肿．中国中西医结合外科杂志，1995，（3）：174 - 175

柴胡解毒汤

柴胡20g 白芍20g 黄芩15g 牡丹皮15g 枳壳15g 当归15g 金银花60g 生薏苡仁30g 蒲公英30g 大黄10g 甘草10g

【用法】水煎服，每天 2 次，每日 1 剂。

【功效】清热利胆，解毒排脓。

【适应证】**细菌性肝脓肿（热毒内蕴证）**。症见：高热，右上腹或右胁胀疼，食欲不振伴恶心呕吐，或有黄疸，舌红，苔黄，脉弦。

【临证加减】肝区痛甚者加乳香10g，没药10g；气虚明显者加白术8g，党参15g，黄芪20g；恶心呕吐者加黄连10g，姜半夏10g。

【疗效】运用本方结合穿刺及西药治疗细菌性肝脓肿 28 例，结果 26 例经 B 超证实脓肿消失、痊愈，治愈率达 92.9%。其余 2 例，1 例因多发脓肿、1 例因脓液稠厚，均中转手术治疗而痊愈。治愈时间平均 7.5 天。

【来源】师恒伟，王改勤．中西医结合治疗细菌性肝脓肿 28 例．新中医，1998，（12）：40

血府逐瘀汤合五味消毒饮

柴胡10g 当归10g 桃仁10g 红花10g 生地10g 桔梗10g 川芎10g 牛膝10g 枳壳10g 天花粉15g 大黄10g 金银花30g 野菊花30g 蒲公英20g 黄芩10g 甘草5g

【用法】水煎服，每天 2 次，每日 1 剂。

【功效】活血化瘀，清热解毒，行气止痛。

【适应症】**细菌性肝脓肿（热毒内蕴，气滞血瘀证）**。症见：发热，右上腹或右胁胀疼，食欲不振，恶心呕吐，或有黄疸，小便黄，大便结，舌红边有瘀点，苔黄，脉弦。

【临证加减】湿热重者去蒲公英、野菊花、金银花，加龙胆草、茵陈蒿、滑石。

【疗效】运用本方结合西药治疗细菌性肝脓肿 30 例，结果治愈 29 例（96.67%），好转 1 例（3.33%），全部有效。住院时间 15～112 天，平均 59 天；退热时间 4～37 天，平均 14 天。

【来源】刘安庆，田兴和. 中西医结合治疗细菌性肝脓肿 30 例. 中国中医急症，2004，13（7）：467－468

🪷 五味消毒饮合柴胡疏肝散加减

金银花 15g　菊花 10g　蒲公英 15g　紫花地丁 12g　元胡 15g　柴胡 15g　枳实 10g　白芍 15g　甘草 6g　郁金 10g　川楝子 12g

【功效】清热解毒，疏肝解郁。

【适应证】细菌性肝脓肿初期发热期（肝郁气滞，热毒内蕴证）。症见：发热恶寒，肝区疼痛，呼吸不利，厌食纳少，舌质红，苔黄，脉弦数。

【来源】欧钰萍. 中西医结合治疗细菌性肝脓肿 31 例. 广西中医学院学报，1999，16（4）：61－62

🪷 清肝消痈汤

金银花 30g　连翘 20g　蒲公英 15g　白芍 15g　茵陈蒿 20g　龙胆草 10g　枸杞子 10g　甘草 6g　紫花地丁 15g　当归 10g　川芎 5g

【功效】清热解毒，消痈散结，清利肝胆。

【适应证】细菌性肝脓肿中期成痈期（毒热内蕴证）。症见：发热不退，肝区疼痛较剧，胁肋饱满，多汗，乏力，口渴，体瘦，舌红，苔黄厚，脉弦细数。

【来源】欧钰萍. 中西医结合治疗细菌性肝脓肿 31 例. 广西中医学院学报，1999，16（4）：61－62

🪷 生脉饮合补中益气汤

生地黄 15g　太子参 12g　麦冬 12g　玉竹 10g　五味子 5g　山药

12g　云茯苓 12g　白术 10g　金银花 10g　黄芪 12g

【用法】水煎服，每天 2 次，每日 1 剂。

【功效】益气养阴，扶正固本。

【适应证】**细菌性肝脓肿后期（气阴两虚证）**。症见：热退，腹痛及胁肋胀满症消失，口渴，乏力，体瘦，舌红，苔薄黄，脉细略数。

【疗效】运用本法治疗细菌性肝脓肿 31 例，结果治愈 26 例，显效 4 例，无效 1 例，总有效率 96.77%；治疗时间最短 20 天，最长 36 天，平均26.06 天。

【来源】欧钰萍．中西医结合治疗细菌性肝脓肿 31 例．广西中医学院学报，1999，16（4）：61－62

柴胡清肝汤

柴胡 6g　黄芩 6g　青皮 6g　皂角刺 6g　金银花 20g　连翘 20g紫花地丁 20g　红藤 20g　赤芍 10g　桃仁 10g　熟地 10g　麦冬 10g生甘草 5g

【用法】水煎服，每天 2 次，每日 1 剂。

【功效】疏肝理气散结，清热解毒凉血。

【适应症】**细菌性肝脓肿（热毒内蕴，肝郁气滞证）**。症见：寒战高热，肝区疼痛，乏力，食欲不振，恶心，呕吐，小便黄，大便结，舌红苔黄或腻，脉弦。

【临证加减】若疼痛剧者加川楝子 12g、元胡 12g；恶心呕吐加竹茹 12g、芦根 12g；高热加石膏（先煎）30g、大青叶 30g；便秘，加大黄（后下）12g。

【疗效】运用本方治疗细菌性肝脓肿 24 例，结果痊愈 14 例，好转 9 例，无效 1 例，总有效率 95.83%。住院时间为 32～43 天，平均住院时间为38 天。

【来源】齐宏宇．中西医结合治疗细菌性肝脓肿 48 例．实用中医内科杂志，2011，25（6）：93－94

清肝消痈汤

金银花 30～80g　野菊花 12g　蒲公英 12g　紫花地丁 12g　天葵

子 12g　柴胡 12g　生地黄 20g　当归 12g　赤芍 12g　川芎 12g　连翘 12g　牛蒡子 12g　黄芩 12g　栀子 12g　天花粉 12g　甘草 10g　防风 15g

【用法】水煎服，每天 2 次，每日 1 剂。细菌性肝脓肿后期给予生脉饮（每日 3 次，每次 10ml）与补中益气丸（每日 3 次，每次 6g）。

【功效】清热解毒，活血化瘀，理气开郁，通里攻下。

【适应证】细菌性肝脓肿初期及中期（肝郁气滞，热毒内蕴证）。症见：发热恶寒，口渴，多汗，体瘦，乏力，胸胁疼痛拒按，厌食纳少，口苦咽干，尿赤，便秘，舌质红，苔黄，脉弦数。

【疗效】运用本法治疗细菌性肝脓肿 51 例，结果治愈 31 例（占 60.8%），显效 15 例（占 29.4%），有效 5 例（占 9.8%），总有效率 100%。

【来源】袁楠，付庆江，马向明. 中西医结合治疗细菌性肝脓肿 51 例临床观察. 中医杂志，2012，53（23）：2024-2026

❀ 十味消毒饮

黄连 12g　大黄 10g　黄芩 10g　龙胆草 10g　栀子 10g　柴胡 10g　皂角刺 10g　鱼腥草 30g　蒲公英 30g　金银花 30g

【用法】水煎服，每天 2 次，每日 1 剂。危重者每日 2 剂，分 4 次服。

【功效】清热解毒排脓。

【适应证】细菌性肝脓肿（热毒内蕴证）。症见：寒战高热，肝区疼痛，乏力，食欲不振，恶心，呕吐，小便黄，大便结，舌红，苔黄，脉弦。

【临证加减】高热者加大柴胡用量，并加石斛、沙参；黄疸加茵陈、金钱草；胸腔积液加葶苈、薏苡仁、桃仁；置管后为使脓汁排出通畅，加黄芪、穿山甲、白芷。

【疗效】运用本法治疗细菌性肝脓肿 61 例，结果 59 例在服中药 7～10 剂后治愈，治愈率 96.7%。其中 38 例高热者在服中药 2～5 天内体温下降至 38℃以下，其余发热者于服中药 1 周后体温均恢复正常。

【来源】李占盈，彭全民，牛学渊. 中西医结合治疗细菌性肝脓肿 61 例. 陕西中医，1998，19（7）：300

四妙勇安汤加味

金银花60g 玄参40g 当归20g 甘草10g 蒲公英30g 紫花地丁15g 连翘15g 浙贝母15g 皂刺15g

【用法】水煎服，每日1剂。同时以上述药液灌肠，每日1~2次。15天为1个疗程。

【功效】清热解毒散结，活血化瘀通络。

【适应证】**细菌性肝脓肿（热毒壅盛证）**。症见：寒战，高热，恶心呕吐，腹胀满，肝区疼痛，肝大和肝区压痛，小便黄，大便结，舌红，苔黄腻，脉弦。

【疗效】运用本法治疗细菌性肝脓肿40例，结果痊愈32例，好转6例，无效2例，总有效率95%。

【来源】田凌云，张萍，张承军，等.中西医结合治疗细菌性肝脓肿疗效观察.现代中西医结合杂志，2012，21（32）：3583-3584

银鱼角消脓汤

银花30g 蒲公英30g 败酱草30g 红藤30g 鱼腥草30g 薏苡仁30g 牡丹皮12g 皂角刺15g 柴胡6g

【用法】水煎服，每天2次，每日1剂。

【功效】清热解毒消痈，活血化瘀。

【适应证】**细菌性肝脓肿（热毒壅盛证）**。症见：发热，肝区疼痛，肝肿大，肝区叩击痛以及纳差，恶心呕吐，小便黄，大便结，舌红苔黄腻，脉弦数。

【临证加减】肝区痛加川楝子12g、元胡12g；恶心呕吐加竹茹12g、芦根12g；便秘加槟榔15g、大黄12g（后下）；高热加石膏（先煎）30g、大青叶30g；自汗加黄芪15g。

【疗效】运用本方治疗细菌性肝脓肿44例，结果治愈24例，显效12例，好转6例，无效2例，总有效率95.5%。

【来源】廖武军，倪斌，周清华.中西医结合治疗细菌性肝脓肿临床观察.浙江中西医结合杂志，2006，16（6）：342-343

🪷 清肝消痈汤

金银花 30g　连翘 20g　紫花地丁 20g　茵陈 20g　栀子 15g　白芍 20g　当归 10g　黄芩 10g　柴胡 10g　甘草 10g

【用法】水煎服，每天 2 次，每日 1 剂。15 天为 1 个疗程，一般连续治疗 1～2 个疗程。

【功效】清热解毒，消痈散结，清肝利胆。

【适应证】**细菌性肝脓肿（热毒壅盛，肝郁气滞证）**。症见：高热，右上腹疼痛及右下胸疼痛，拒按，不能向右侧卧，咳嗽，纳差，乏力，恶心呕吐，小便黄，大便结，舌红，苔黄，脉弦。

【临证加减】热重者加蒲公英 30g，或金银花、连翘量加倍；腹胀者加厚朴 10g、大腹皮 10g；阴虚者酌加阿胶 10g、何首乌 10g、沙参 10g、麦冬 10g；病久体虚者加黄芪 20g、白术 10g；湿重者加苍术 10g、厚朴 10g。

【疗效】运用本方治疗细菌性肝脓肿 12 例，结果 12 例全部治愈。治愈时间最短 7 天，最长 30 天，平均 20 天。随访 1～6 年均未见复发。

【来源】曾昭念. 自拟清肝消痈汤为主治疗细菌性肝脓肿 12 例. 广西中医药, 1995, (6)：7

🪷 清热益气滋阴汤

金银花 30g　黄芪 30g　石膏 30g　紫花地丁 20g　蒲公英 20g　黄柏 20g　连翘 20g　熟地 15g　麦冬 15g　玄参 15g

【用法】水煎服，每天 2 次，每日 1 剂。

【功效】清热解毒，益气养阴。

【适应证】**糖尿病合并细菌性肝脓肿（气阴两虚证）**。症见：发热，肝区疼痛，乏力，食欲不振，恶心，呕吐，消瘦，盗汗，气短乏力，小便黄，大便结，舌红，苔黄，脉细数。

【疗效】运用本方治疗糖尿病合并细菌性肝脓肿 42 例，结果治愈 16 例；好转 24 例；无效 2 例，总有效率 94.8%。

【来源】王文鸽，刘四清. 自拟清热益气滋阴汤配合西药治疗糖尿病合并细菌性肝脓肿. 陕西中医, 2008, 29 (1)：15－16

清肝利胆排脓汤

柴胡 10g　黄芩 10g　栀子 10g　连翘 15g　败酱草 30g　蒲公英 30g　赤芍 10g　冬瓜仁 30g　龙胆草 10g　犀黄丸 6g

【用法】水煎服，每天 2 次，每日 1 剂。

【功效】清肝解毒，利胆排脓。

【适应证】**细菌性肝脓肿（肝胆湿热证）**。症见：持续或间歇性发热，每次发作前有发冷或寒战，右上腹持续胀痛，放射至右肩。体检有肝脏肿大，局部触痛、叩痛。B 超检查多能显示脓肿大小及肝脏分布。血常规检查示白细胞和中性粒细胞明显增高。

【疗效】运用本方结合西医治疗肝脓肿 18 例，结果全部痊愈。

【来源】王跃全，杨生虎. 中西医结合治疗肝脓肿 18 例. 中国民间疗法，1999，(3)：31 - 32

消炎散

大黄 10g　黄柏 5g　黄连 5g　薄荷 4g　白芷 4g　冰片 2g

【用法】将上药研成粉末，用蜂蜜或温开水调成糊状，单层纱布包好，敷贴于病变压痛最明显处，再覆盖塑料纸、胶布或用绷带固定，防止药物散落或滑脱。一般每次用 30g，每 2 天更换 1 次，中毒症状重者，每次可用 60g 以加强药效。

【功效】清热解毒，活血化瘀，消炎止痛，舒肝理气，祛腐生肌。

【适应证】**小儿细菌性肝脓肿（热毒内蕴证）**。症见：寒战发热（弛张热），大汗，肝区痛，小便短赤，舌苔黄厚，脉弦数。

【疗效】运用本方治疗小儿细菌性肝脓肿 72 例，结果全部治愈，住院时间 6 ~ 42 天，平均 14.5 天。

【来源】朱廷赓，孙新一，郑宝玲，等. 消炎散外用辅助治疗小儿细菌性肝脓肿. 中西医结合实用临床急救，1997，4（2）：85 - 86

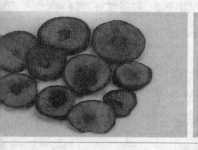
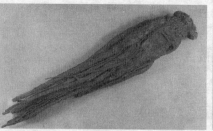
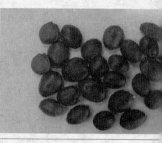

第十一章
肝性血卟啉病

　　肝性血卟啉病，是由于肝内卟啉代谢紊乱所引起的间歇发作性腹痛、呕吐、便秘及神经精神症状等一系列症候群。本病为常染色体显性遗传性疾病，以青壮年发病为多。

　　本病的诊断要点：①临床症状及特点：本病临床表现差异很大，小腹部绞痛和神经精神症状的间歇发作为特征。可由服用巴比妥类、磺胺类药物或应激状态所诱发。腹部表现为剧烈绞痛，伴便秘，恶心呕吐，类似急腹症表现，但腹痛无固定部位，亦无腹部反跳痛和肌紧张。外周运动神经障碍表现有四肢软弱无力，轻瘫，甚至软瘫。精神症状有忧郁，精神错乱，幻觉等。症状常反复急性发作，可持续数日至十几日。另外可有植物神经功能失调表现，如心动过速，高血压，尿潴留。②实验室检查：24 小时尿内尿卟啉、粪卟啉排出增多。将患者尿液暴露于日光下可转变为红色或茶色，这是本病一个很重要的特点。血红细胞尿卟啉原工合成酶缺乏。

　　肝性血卟啉病属于中医学"腹痛"、"呕吐""便秘"等范畴。治疗多据临床症状选方，一般用活血化瘀、疏肝理气、清热利湿、泻热通腑、温补脾阳等法为主。

附子泻心汤

制附子 10g（先煎）　炮干姜 10g　炙甘草 10g　木香 10g　炒元胡 10g　大黄 10g　炒白芍 15g　黄连 5g

【用法】水煎服，每天 2 次，每日 1 剂。

【功效】温中祛寒止痛。

【适应证】**肝性血卟啉病（寒热错杂证）**。症见：腹痛阵发，以脐周为中心，疼痛时轻时重，重则绞痛难忍，伴有出汗，轻则隐痛不适，绵绵不休。疼痛时间短则半小时左右，长则 1 天不解。腹痛喜温，受寒尤重。头晕，时失眠，口干苦，尿赤，便干，肠鸣有声，舌偏红，苔薄黄，脉弦稍数。

【疗效】运用本方治疗肝性血卟啉病寒热错杂型 8 例，结果全部痊愈（腹痛诸症消失，尿卟胆原阴性，并观察半年以上未复发者为痊愈）。一般 2～3 天显效，10 天左右临床症状消失，尿卟胆原转阴性。平均治愈时间为 2 周。

【来源】陈乔元．辨证治疗肝性血卟啉病 30 例．新中医，1994，（5）：22－23

大承气汤加味

大黄 12g（后下）　芒硝 10g（冲）　枳实 10g　厚朴 10g　玄参 10g　生地 10g　麦冬 10g

【用法】水煎服，每天 2 次，每日 1 剂。

【功效】峻下开结。

【适应证】**肝性血卟啉病（热结阳明腑实证）**。症见：腹部绞痛，阵发加剧，夜甚，呕吐不能进食。大便秘结，尿似浓茶。神志模糊，直视，时而哭叫，腹痛身疼，面红目赤，神昏谵语，舌质红暗，苔黄少津，脉实有力。

【来源】李凌鸿．大承气汤治疗肝性血卟啉病 1 例．中国中西医结合杂志，1987，（9）：553

大黄黄连泻心汤加味

大黄（后下）10g　黄连 6g　木香 10g　陈皮 10g　黄芩 10g　法半夏 10g　厚朴 10g　竹茹 12g　泽泻 10g

【用法】水煎服，每天2次，每日1剂。

【功效】清热化湿通腑。

【适应证】**肝性血卟啉病（胃肠湿热内蕴，腑运失常证）**。症见：恶心，呕吐，腹痛，口干，口苦，便秘，尿色深黄，苔黄腻，脉弦或数。

【临证加减】湿重呕恶者加佩兰10g；腹痛甚者加元胡10g、川楝子10g；腹胀者加枳实10g；腑实者加玄明粉（冲）10g。

【疗效】运用本方治疗肝性血卟啉病患者5例，结果5例患者7次发作，经3~7天（平均5.4天）治疗，临床症状消失、尿卟胆原试验阴性。分别经3个月~4年随访，5例患者至今未见发病。

【来源】张红兵.大黄黄连泻心汤加味治疗肝性血卟啉病报告.中医杂志, 1984, (6)：47-48

🌸 黄芪建中汤

　　黄芪20g　炒白芍30g　桂枝15g　炙甘草10g　生姜10g　大枣5枚　饴糖30g

【用法】水煎服，每天2次，每日1剂。

【功效】缓中补虚，温阳益气，调和营卫。

【适应证】**肝性血卟啉病（中焦虚寒，脾失健运证）**。症见：上腹或脐周腹痛或急腹痛症状，伴恶心、呕吐、贫血，舌质淡，苔白腻，脉沉细。

【临证加减】腹痛甚者加元胡15g；湿重呕吐甚者加砂仁10g、半夏10g；腹胀者加枳壳20g。

【疗效】运用本方治疗血卟啉病腹痛患者28例，结果均获痊愈，疗程最长18天，最短5天，一般于1周左右痊愈。28例经随访半年，均未复发。

【来源】王震权.黄芪建中汤加味治疗28例血卟啉病.江苏中医, 1994, 15 (11)：8

🌸 失笑散

　　五灵脂　蒲黄（各等份）

【用法】上药30g，研末。每次6g，用温水缓缓吞下。

【功效】活血祛瘀，散结止痛。

【适应证】**肝性血卟啉病（肝郁血瘀证）**。症见：脐周疼痛阵发性加剧，痛处固定不移，恶心纳差，肢体乏力，口苦咽干，舌边有斑，苔白腻，脉弦滑。

【来源】张骏. 金明渊治血气刺痛（血卟啉病）. 上海中医药杂志，1988，(10)：18

桃核承气汤

桃仁 9g　桂枝 12g　大黄 6g（后下）　芒硝 15g（冲服）　丹皮 12g　白芍 15g　甘草 6g

【用法】水煎服，每天 2 次，每日 1 剂。

【功效】活血化瘀，通下瘀热，缓急止痛。

【适应证】**肝性血卟啉病（蓄血证）**。症见：腹痛，烦躁不安，恶心呕吐，小便黄，大便秘结，舌质暗，苔薄黄，脉涩。

【临证加减】腹痛重者加元胡、川楝子；瘀血重者加䗪虫、丹参；腹胀甚者加枳壳、厚朴；大便燥结难解者加麻仁、番泻叶，若大便通畅后，大黄、芒硝减量；体质虚弱者加党参、黄芪。

【疗效】运用本方治疗肝性血卟啉病 100 例，结果经治疗后全部痊愈。治疗时间最短者服 6 剂，最长者服 24 剂，平均服 12 剂。

【来源】赵桂兰. 经方桃核承气汤治疗肝性血卟啉病 100 例. 青海医药杂志，1997，27（11）：47－48

脾约汤

火麻仁 20g　杏仁 10g　桃仁 10g　大黄 8g　枳实 9g　白芍 15g

【用法】水煎服，每天 2 次，每日 1 剂。

【功效】润肠通腑泄热。

【适应证】**肝性血卟啉病（津液不足，燥热内结证）**。症见：腹痛，便秘，恶心呕吐，或有黄疸，尿频，血压高，舌红，苔黄或腻，脉弦。

【临证加减】腹痛甚者加元胡；瘀血者加丹参；呕吐加竹茹；黄疸加茵陈；血压偏高者加石决明、双钩藤；便秘甚者加芒硝。

【疗效】运用本方治疗产后类血卟啉病 23 例，经随访半年痊愈 22 例，无效 1 例，有效率 95.65%。

【来源】苏志明．脾约汤治疗产后类血卟啉病 23 例．北京中医，1996，（1）：32 - 33

柴胡疏肝散

柴胡 10g　陈皮 10g　川芎 10g　香附 10g　枳壳 10g　芍药 10g　元胡 15g　甘草 5g

【用法】水煎服，每天 2 次，每日 1 剂。

【功效】疏肝解郁理气。

【适应证】**肝性血卟啉病（肝郁气滞证）。**症见：腹痛，呕吐，纳差，头晕，失眠，烦躁易怒，精神抑郁，四肢乏力，便秘，舌红，苔黄，脉弦。

【疗效】运用本方治疗肝性血卟啉病 13 例，结果 13 例均治愈。3～5 天显效，12 天左右临床症状消失，尿卟胆原阴性，平均疗程 2 周。8 例随访 2 年以上未复发。

【来源】赵晓峰．疏肝理气法在肝性血卟啉病治疗中的应用．浙江中西医结合杂志，2003，13（9）：559

丹栀逍遥散加减

柴胡 9g　枳壳 9g　蟅虫 9g　当归 9g　黄芩 12g　制香附 12g　黑山栀 12g　郁金 12g　虎杖 15g　赤芍 15g　葛根 15g　茵陈 30g　生大黄（便溏者用酒制大黄）8～10g

【用法】水煎服，每天 2 次，每日 1 剂。

【功效】疏肝健脾利胆。

【适应证】**肝性血卟啉病（肝郁化火证）。**症见：面色萎黄，皮肤黄染以手足为主，情绪激动、烦躁，小便黄，大便秘结或溏，舌红，苔黄或腻，脉弦。

【疗效】运用本方治疗肝性血卟啉病患者 8 例，结果 8 例患者临床症状消失，化验指标均恢复正常。病程短的治疗显效较快。3 例服中药 3 月即愈；2 例经治 4 月；另 3 例调治半年。尿、粪卟啉检测均在服药 1 月余恢复正常。肝功能检测 6 例服药 2 月正常，2 例经治 3 月余始复常。

【来源】潘跃飞. 疏肝利胆法治疗肝性血卟啉病 8 例. 中国中医药科技, 1999, 6 (5)：348 - 349

🪷 云南白药

云南白药 0.5g

【用法】服用云南白药 0.5g, 一日 3 次。

【功效】清热解毒, 活血化瘀止痛。

【适应证】**肝性血卟啉病（瘀血阻滞证）**。症见：腹痛, 恶心, 呕吐, 腹部下坠感, 打嗝, 不思饮食, 全身无力, 精神差。

【疗效】运用本方治疗肝性血卟啉病 1 例, 治疗 2 天后腹痛缓解, 食量增加, 仅右上腹仍觉胀满, 精神好转。以后腹痛及胀满完全消失。6 月 1 日尿外胆原弱阳性, 病情显著好转, 食欲增进, 6 月 3 日自动出院, 共服云南白药 12 瓶。1 年后随访病情无反复。

【来源】王开伯. 云南白药治疗腹型紫癜和肝性血卟啉病三例. 四川医学, 1980, (1)：20

🪷 **桃红四物汤合芍药甘草汤加减**

当归 15g　川芎 10g　桃仁 10g　红花 10g　白芍 50g　元胡 30g 干姜 7.5g　甘草 10g

【用法】水煎服, 每天 2 次, 每日 1 剂。

【功效】养血活血, 化瘀止痛。

【适应证】**肝性血卟啉病（气滞血瘀型）**。症见：腹痛, 痛如刀绞, 伴恶心, 呕吐, 目眩, 头汗出, 面色晦暗, 精神差, 舌质紫暗, 脉沉弦。

【疗效】运用本方治疗肝性血卟啉病患者 1 例, 结果服药 1 周, 腹痛发作次数减少, 腹痛明显减轻。续服药 2 周, 诸症尽除。尿检卟啉复查 4 次均为阴性。

【来源】王树元, 刘志会. 中医治疗血卟啉病一例报告. 河南中医, 1982, (10)：39

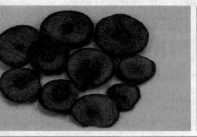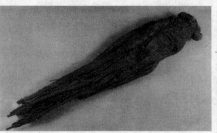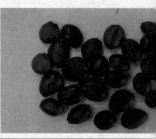

第十二章
肝豆状核变性

　　肝豆状核变性是一种常染色体隐性遗传的铜代谢障碍性疾病，以铜代谢障碍引起的肝硬化、基底节损害为主的脑变性疾病为特点。其病因是血浆铜蓝蛋白合成障碍，导致血液中白蛋白结合铜及游离铜增加，以致大量铜在体内组织中过量沉积，铜在肝脏大量沉积，造成小叶性肝硬化，同时铜还可引起脑、肾、角膜等病变。

　　本病临床表现：①肝病表现：可有消化不良，厌食恶心，以及发作性黄疸等病史，有肝功能损害，晚期有腹水、脾大、脾功能亢进等肝硬化表现；②肝外表现：锥体外系症状（以舞蹈样动作、手足徐动和肌张力障碍为主，并有面部怪容、张口流涎、吞咽困难、构音障碍、运动迟缓、震颤、肌强直等）、角膜K－F环（位于巩膜与角膜交界处，呈绿褐色或暗棕色，宽约1.3mm）、精神症状（注意力和记忆力减退、智能障碍、反应迟钝、情绪不稳，常伴有强笑、傻笑，也可伴有冲动行为或人格改变）等。

　　肝豆状核变性一般属于中医学"痉证"、"颤证"、"癫狂"、"积聚"、"臌胀"等范畴。本病主要病机为禀赋不足，肝肾亏虚，肝失疏泄，胆汁排泄不畅，致铜毒排出不利，蓄积于肝，流窜于脑、肾等脏腑，蓄积中毒而发病。治疗上，针对先天禀赋不足，肝肾亏虚，可用滋补肝肾药物；胆汁的分泌和排泄主要责之于肝，故疏肝利胆为先；体内毒邪大部分由二便排除，故通腑利尿是本病的重要治疗方法；见肝之病，知肝传脾，当先实脾，需既病防变，健脾扶正；病久铜毒沉积，络脉瘀阻，气血不通，铜毒不易排出，当佐以活血化瘀法。

🪷 疏肝利胆排毒汤

柴胡 15g　金钱草 30g　郁金 15g　青皮 20g　陈皮 20g　大黄 9g
泽泻 15g　草薢 12g　威灵仙 18g　鸡血藤 18g　川芎 9g

【用法】水煎服，每天 2 次，每日 1 剂。

【功效】疏肝利胆，通腑泻浊，活血通络。

【适应证】肝豆状核变性（肝郁气滞，湿毒瘀阻证，或兼脾虚）。症见：姿位性或混合性震颤，言语欠清，口角流涎，肌肉僵直，步行障碍，扭转痉挛，舞蹈样手足徐动。或见肝脾肿大，肝区隐痛，或兼四肢抽搐，哭闹不休，急躁易怒，甚者狂妄不宁，幻觉妄想，冲动打人或自伤行为，口干苦欲饮，便秘尿黄，舌质红，苔黄，脉弦有力；或兼全身倦怠，纳差便溏，舌质淡暗，苔薄白，脉弦细。

【临证加减】兼有四肢抽搐，肌肉僵直，哭闹不休，急躁易怒，甚者狂妄不宁，幻觉妄想，冲动打人或自伤行为，口干苦欲饮，便秘尿黄，脉弦有力等火热之象者加黄连 10g、黄芩 10g；兼有口角流涎，全身倦怠，纳差便溏等脾虚症状者加人参 10g、白术 12g；肝脾肿大者加三棱 9g、莪术 9g、炮山甲 6g。

【疗效】运用本方治疗肝豆状核变性患者 56 例，结果显效 11 例（占 19.64%），好转 33 例（占 58.93%），无效 12 例（21.43%），总有效率为 78.57%。

【来源】王殿华，陈金亮. 疏肝利胆排毒汤治疗肝豆状核变性 56 例. 辽宁中医杂志，2008，35（9）：1374

🪷 附子理中汤

附子 24g（先煎）　党参 20g　生白术 30g　干姜 30g　炙甘草 60g
川椒 12g　生黄芪 45g　生姜 30g　肉苁蓉 30g　山茱萸 30g　桑枝 30g
菟丝子 30g　当归 12g　牡丹皮 10g

【用法】水煎服，每天 2 次，每日 1 剂。嘱患肢制动、抬高，冰硝散外敷患肢。

【功效】温补脾肾，通畅三焦，通络消肿。

【适应证】**肝豆状核变性（脾肾阳虚，水湿停聚，瘀血阻滞）**。

【来源】王政琨. 附子理中汤联合迈之灵及冰硝散外敷治愈肝豆状核变性并发上肢深静脉血栓形成1例报告. 实用中医内科杂志，2012，26（11）：61－62

肝豆片Ⅰ号

大黄6g　黄连6g　姜黄9g　鱼腥草15g　泽泻5g　莪术9g

【用法】将泽泻、鱼腥草、姜黄、莪术及大黄（3g）用水煎煮两次，过滤后滤液静置过夜，浓缩成稠浸膏，再将黄连及剩余大黄（3g）打粉与上述浸膏混匀，加适量辅料制粒、压片干燥后即得。每剂制成30片，每片0.375g。入院后停服影响铜、锌、铁、钙等元素代谢的药物2周，治疗前2周及治疗全过程进食统一规定的低铜饮食。年龄≤14岁者，每次给予肝豆片Ⅰ号4~8片，>14岁者，每次给予肝豆片Ⅰ号9~12片，均每日3次，疗程均为4周，对明显肥胖或消瘦者酌情加减。

【功效】清热解毒，通腑利尿除湿。

【适应证】**肝豆状核变性（铜毒内聚，肝胆湿热证）**。症见：口中臭秽，口苦口腻，口渴烦热，言语不利，齿眼出血、鼻衄，流涎，四肢抖动，肢体僵直疼痛，黄疸，水臌，尿赤短小，大便燥结，舌质红或偏红，苔黄或黄腻，脉弦数或弦滑。

【疗效】运用本法治疗肝豆状核变性34例，结果显效3例（8.82%），好转21例（占61.76%），无效6例（占17.65%），恶化4例（占11.76%），总有效率为70.59%。

【来源】胡文彬，杨任民. 肝豆片Ⅰ号治疗肝豆状核变性临床疗效观察. 中国中西医结合杂志，1998，18（1）：12－14

天麻钩藤饮合磁石六味丸

天麻12g　钩藤20g　磁石30g　山茱萸15g　白芍20g　生龙骨30g　炒枣仁20g　炒栀子10g　石菖蒲10g　全蝎6g　蜈蚣2条

【用法】水煎服，每天2次，每日1剂。连服6天，停药1天，循环往复。同时嘱患者低铜高蛋白饮食，饮具及餐具勿用铜制品。

【功效】育阴潜阳，平肝熄风。

【适应证】**肝豆状核变性（阴血亏虚，肝风内动证）**。症见：发热，黄疸，恶心呕吐，肝功能异常，双手不自主颤动、不能持物，两下肢扭转性痉挛，走路不稳，呈醉酒状；五心烦热，急躁多动，睡眠不宁，易惊醒；语言及吞咽无障碍，舌质淡红，苔白，脉弦细数。

【来源】张立亭，傅新利．肝豆状核变性病案．中医杂志，2000，41（7）：420

坚胆汤

人参 15g　白术 15g　茯苓 9g　天花粉 9g　酸枣仁 9g　白芍 6g　生铁落 3g　朱砂 3g　竹茹 3g

【用法】水煎服，每天 2 次，每日 1 剂。

【功效】疏肝熄风，健脾祛湿。

【适应证】**肝豆状核变性（虚风内动，脾虚湿盛证）**。症见：肢颤头摇，言语含混或无法开口讲话，需人扶持方可勉强迈步，或有肝脾肿大，肝区隐痛，面色晦暗，脉细数，沉取弱。

【临证加减】如眼球干涩，眨眼频繁者加决明子 15g，菊花 15g，生地 15g；心烦易怒，腹胀者，加用神曲 15g，磁石 15g，石菖蒲 15g，香附 15g，半夏 12g。

【来源】孔令多．坚胆汤临床应用举隅．吉林中医药，2001，（5）：56－58

大黄肝豆汤

黄精 20g　生大黄 10g　金钱草 20g　生石膏 9g　郁金 9g　当归 20g　丹参 15g　天冬 15g　茯苓 20g　菊花 9g　白芍 15g　陈皮 9g　苍术 9g　石菖蒲 6g

【用法】水煎服，每天 2 次，每日 1 剂。疗程为 1 个月。

【功效】清热泻火，利湿解毒，活血化瘀。

【适应证】**肝豆状核变性（湿热内蕴，气滞血瘀证）**。症见：肢体震颤，易怒，语言不清，口臭流涎，或有肝脾肿大，腹水，肝区隐痛，伴有面红身热、头晕目眩、呕吐苦水、大便燥结，舌质红或偏红，苔黄或黄腻，脉弦数或弦滑。

【临证加减】肢体震颤者加钩藤 12g；肝功能异常者加茵陈 20g。

【疗效】运用本方治疗肝豆状核变性患者 20 例，结果组显效 7 例，好转 12 例，无效 1 例，总有效率为 95%。

【来源】张红博. 大黄肝豆汤联合青霉胺治疗肝豆状核变性的疗效观察. 国际中医中药杂志, 2007, 29 (3)：141-144

🪷 补肾健脾汤

人参 10~15g　黄芪 20~30g　白术 10~15g　黄精 10~30g　枸杞子 10~15g　女贞子 10~20g　大黄（后下）6~10g　生甘草 5~10g

【用法】水煎服，每天 2 次，每日 1 剂。

【功效】补肾健脾益气，清热解毒。

【适应证】肝豆状核变性（脾肾亏虚，湿热瘀毒证）。症见：肢体震颤，烦躁不安，语言不清，口臭流涎，或肝脾肿大，腹水及四肢水肿，鼻衄、齿衄，伴有面红身热、头晕目眩、恶心呕吐，乏力气短，小便清长，大便稀溏，舌质淡，苔黄或黄腻，脉弦数或弦滑。

【临证加减】血瘀者加鸡血藤 10~20g、赤芍 8~15g、当归 10~15g；肝郁者加玫瑰花 6~10g、郁金 6~10g、柴胡 6~12g；湿毒内蕴者加金钱草 10~15g、虎杖 10~15g、泽泻 10~20g。

【疗效】运用本方治疗肝豆状核变性 32 例，结果显效 7 例（占 21.9%），好转 17 例（占 53.1%），无效 8 例（占 25.0%），总有效率为 75.0%。

【来源】谭子虎，程俊敏. 补肾健脾汤加减治疗肝豆状核变性 32 例. 湖北中医杂志, 2008, 30 (4)：44-46

🪷 疏肝排毒汤

黄连 3~9g　大黄（后下）3~9g　黄芪 10~30g　黄精 10~30g　生麦芽 10~20g　金钱草 15~30g　人参 3~9g　卷柏 10~20g　当归 5~15g　生白芍药 10~20g　生甘草 5~15g　苍术 10~15g

【用法】水煎服，每天 2 次，每日 1 剂。

【功效】益气健脾，清热利湿，柔肝熄风。

【适应证】肝豆状核变性（肝郁脾虚，湿热内蕴证）。症见：口干臭秽、口腻、口苦，甚则胆汁外溢而发为黄疸，舌红，苔黄腻，脉滑。

【疗效】运用本方治疗肝豆状核变性 36 例，结果显效 7 例（占 19.4%），好转 21 例（占 58.3%），无效 8 例（占 22.2%），总有效率 77.8%。

【来源】袁学山，苏卫东. 疏肝排毒汤治疗肝豆状核变性 36 例. 河北中医，2005，27（7）：510 - 511

镇肝熄风汤加减

生地 15g　代赭石 15g　麦芽 15g　益母草 15g　生龙骨 30g　生牡蛎 30g　珍珠母 30g　当归 12g　杭白芍 12g　天麻 10g　生龟板 10g　牛膝 10g　陈皮 10g　山栀子 10g　天冬 10g　朱砂（冲服）3g

【用法】水煎服，每天 2 次，每日 1 剂。

【功效】滋阴潜阳，柔肝熄风，佐以清心安神。

【适应证】**肝豆状核变性**（肝肾阴虚，虚风内动证）。症见：表情痴呆，双上肢不自主的震颤，舌体活动不灵，口角流涎，语言不清楚，两手麻木，不能持物，步态不稳，双下肢不能直线行走，食欲不振，睡眠不宁，夜间常哭闹，并不时发出尖叫声，常有遗尿，有痫症样发作，舌质红，苔白，脉弦细。

【来源】谭婉君. 镇肝熄风汤治疗肝豆状核变性. 浙江中医杂志，2005，40（3）：111

肝豆汤

大黄 6g　黄连 10g　穿心莲 20g　半枝莲 20g　萆薢 20g　三七粉 2g（冲服）

【用法】水煎服，每天 2 次，每日 1 剂。

【功效】清热解毒，通腑利尿。

【适应证】**脑型肝豆状核变性**（肝胆湿热证）。症见：记忆力下降，震颤，言语不清，流涎及步行障碍，肌强直，扭转痉挛，舞蹈样手足徐动，口干口臭，大便秘结，舌质红、苔黄或黄腻，脉弦数或弦滑。

【疗效】运用本方法治疗脑型肝豆状核变性患者 30 例，结果显示在长时间记忆、短时记忆测试方面明显优于其他对照组。

【来源】崔煜，蔡永亮，徐磊，等. 中西医结合治疗对脑型肝豆状核变性患者记忆力影响的研究. 中国中医急症，2007，16（5）：527 - 529

大定风珠加减

　　白芍 30g　熟地黄 30g　天冬 30g　阿胶 20g　杜仲 15g　怀牛膝 15g　天麻 10g　钩藤 15g（后下）　当归 15g　鸡血藤 20g　茯苓 10g　石菖蒲 15g　半夏 10g　炒山楂 10g　泽泻 10g　生鸡子黄 2 枚（后下搅匀）

【用法】水煎服，每天 2 次，每日 1 剂。

【功效】滋补肝肾，育阴熄风，化湿健脾。

【适应证】**肝豆状核变性**（肝肾阴虚，痰湿内蕴）。症见：颧红语謇，肢体震颤，困乏无力，反应迟钝，五心烦热，腰膝酸软，口角流涎，腹胀痞满，纳谷不香，小便短赤，舌瘦暗红，苔白腻，脉沉细。

【来源】刘勇. 中西医结合治疗肝豆状核变性 1 例. 长春中医药大学学报，2009，25（2）：222 - 223

杨氏肝豆汤

　　大黄 6 ~ 10g　黄连 20g　黄芩 20g　穿心莲 20g　半枝莲 20g　草解 20g

【用法】水煎服，每天 2 次，每日 1 剂。

【功效】清热解毒，通腑利尿。

【适应证】**肝豆状核变性**（湿热内蕴证）。症见：肢体震颤，肌僵直，言语不清，口臭流涎，大便燥结，舌质红，苔黄或黄腻，脉弦数或弦滑。

【疗效】运用本法治疗肝豆状核变性患者 418 例，结果显效 103 例（占 26.64%），好转 286 例（占 68.42%），无效 22 例（占 5.26%），死亡 7 例（占 1.68%）。总有效率达 93.06%。

【来源】杨任民，杨兴涛，鲍远程，等. 中西医结合治疗肝豆状核变性 418 例分析. 中西医结合杂志，1990，10（3）：134 - 138

肝豆康

　　生大黄 6g　泽泻 15g　姜黄 6g　金钱草 15g　三七粉（冲服）1g

【用法】水煎服，每天 2 次，每日 1 剂。

【功效】清热解毒，通腑利尿除湿。

【适应证】**肝豆状核变性（湿热内蕴证）**。症见：肢体震颤，烦躁不安，口齿语言不清，口臭流涎，或伴有面红身热、头晕目眩、恶心呕吐，乏力气短，小便清长，大便稀溏，舌质淡，苔黄腻，脉或弦滑。

【疗效】运用本法治疗肝豆状核变性患者 11 例，结果 3 例显效，7 例好转，1 例无效，有效率达 90.9%。

【来源】曹亮，刘康永，赵蕾蕾. 中西医结合治疗肝豆状核变性临床观察. 上海中医药杂志，2003，37（9）：14 – 15

🌸 中药合耳穴埋针

白芍 9g　生地 9g　钩藤 9g　白蒺藜 9g　赤芍 9g　红花 3g　川芎 4.5g　金钱草 9g　茵陈 9g　芦根 30g　甘草 3g

【用法】水煎服，每天 2 次，每日 1 剂。配合耳穴（肝肾穴）埋针。

【功效】柔肝熄风，活血通络。

【适应证】**肝豆状核变性（肝肾不足，肝风内动）**。症见：口角歪斜，声音嘶哑，构语不清，吞咽困难，右上肢肌肉强硬并右臂肌肉疼痛，烦躁，有不自主运动，流涎，失语，排尿困难，脉弦细，苔薄白，质暗红。

【来源】刘铁新，林连梅，邬振飞. 中药为主治疗肝豆状核变性 45 例. 辽宁中医杂志，1995，22（4）：168 – 169

🌸 八珍汤合撮风散

党参 10g　黄芪 15g　白术 10g　当归 15g　熟地 15g　桃仁 15g　红花 9g　赤芍 10g　川芎 6g　玄参 10g　胆南星 10g　僵蚕 10g　全蝎 1g（研末冲服）　蜈蚣一条（研末冲服）

【用法】水煎服，每天 2 次，每日 1 剂。

【功效】益气养血，化痰止痉。

【适应证】**肝豆状核变性（气血不足，瘀血内停，血虚风动证）**。症见：形体瘦弱，面色晦暗，四肢震颤，手足徐动，表情呆板，语言不畅，舌质紫暗，脉弦细。

【疗效】十剂后，面色转红润，头晕、乏力小时，手足震颤明显减轻。四十剂后，手足震颤、徐动基本消失，随意运动动作协调。

【来源】王双保.中药治疗肝豆状核变性一例.山西中医，1986，(6)：32

苍术白虎汤加减

生苍术 18g　生石膏 120g（先煎）　陈胆星 5g　远志肉 5g　蝉蜕 5g　天冬 9g　茵陈 15g　桑寄生 15g　炒白薇 15g　丹皮 9g　玉竹 30g　女贞子 15g　车前子 15g（包煎）　当归龙荟丸 9g（分 2 次吞）

【用法】水煎服，每天 2 次，每日 1 剂。

【功效】清胃热，化痰湿，熄内风。

【适应证】**肝豆状核变性（胃内蕴热，湿浊浸淫，内风夹痰）**。症见：口角流涎，咽部痰堵不适，言语不清，两手震颤，大便 3 日一行，小便色黄，舌苔厚白垢腻，中根部见罩黄，脉弦。

【来源】林功铮.中医药治愈肝豆状核变性 1 例.中医杂志，1981，(3)：33－34

天麻钩藤饮加减

天麻 10g　钩藤 30g　丹皮 10g　淮山药 30g　僵蚕 10g　白芍 15g　金钱草 30g　土茯苓 15g　苍术 10g　全虫 5g　地龙 15g

【用法】水煎服，每天 2 次，每日 1 剂。

【功效】祛风化痰通络，健脾益肾燥湿。

【适应证】**肝豆状核变性（肝肾阴亏，痰浊内郁证）**。症见：右手震颤，肌强直，言语困难，口角流涎，双上肢肌强直，动作减少，食欲不振，乏力，舌红，苔黄厚腻，脉细。

【来源】曹更生，虢周科.中医治疗肝豆状核变性一例报告.陕西中医学院学报，2002，25（5）：57－58

柴黄肝豆散

柴胡 5g　大黄 5g　金钱草 5g　茵陈 5g　木香 5g　青皮 5g　泽泻 5g　草薢 5g　鸡血藤 5g　丹参 5g

【用法】上药均为河北医科大学附属以岭医院生产院内制剂颗粒剂，5g/

袋，每次1袋，1日3次。

【功效】疏肝利胆，通腑泻浊，活血通络。

【适应证】**肝豆状核变性（肝胆郁结证）**。症见：肢体震颤，言语欠清，口角流涎，肌肉僵直，步行障碍，扭转痉挛，哭闹不休，急躁易怒，口干苦，恶心，便秘尿黄，舌质红，苔黄，脉弦有力。

【疗效】运用本方治疗肝豆状核变性59例，结果显效11例，占18.64%，好转33例，占55.93%，无效15例，占25.42%，总有效率74.58%。

【来源】陈金亮，王殿华. 柴黄肝豆散治疗肝豆状核变性59例临床观察. 四川中医，2010，28（1）：72－74

针刺联合经皮神经电刺激

主穴：人迎　廉泉　水沟

配穴：天容　完骨　金津（点刺）　玉液（点刺）　阿是穴（廉泉旁开）　天突

体穴：合谷　曲池　足三里　通里　照海

【用法】针刺人迎穴时，避开颈总动脉，向同侧喉结边缘进针0.2~0.4寸；廉泉穴直刺进针1.5寸；其他穴位正常进针。各穴行提插捻转手法得气后接电针仪，其中一极连接口咽部局部穴位。另一极连接于上肢穴位，采用断续波，频率2/100Hz，强度2~5mA，以患者耐受为度，每次20分钟。每天1次，15天为1个疗程。

经皮神经电刺激使用广州三甲WOND2000F2型多功能神经康复诊疗系统，选用TENS治疗模式，电极置于双侧甲状软骨旁或下颌下，避开颈动脉，刺激电流脉宽100~200μs，刺激频率50~80Hz，刺激持续时间和休息时间分别为5秒，最大反馈刺激量<15mA。每次电刺激20分钟，每天2次，15天为1个疗程。

【功效】疏肝健脾，舒筋通络。

【适应证】**肝豆状核变性吞咽困难（肝郁气滞，气滞血瘀证）**。症见：流涎、饮水呛咳、进食速度减慢、不能进食团块状食物等，严重者可见营养不良、吸入性肺炎，甚至发生窒息。

【疗效】运用本法治疗肝豆状核变性吞咽困难患者18例，结果显示一个疗程后此组饮水试验评分改善及SSA评分改善均明显优于其他两个对照组。

【来源】韩永升，韩咏竹，李凯，等．针刺联合经皮神经电刺激治疗肝豆状核变性吞咽困难的临床研究．中国康复理论与实践，2010，16（10）：981－985

针刺疗法

取穴：上星　百会　太阳　风池　下关　廉泉　曲池　外关　合谷　中诸　阴陵泉　阳陵泉　太溪　复溜　三阴交　太冲　委中　命门　腰椎夹脊

【用法】毫针刺，补法。患者先俯卧位，针刺命门、腰椎夹脊，捻转补法。然后为仰卧位，针刺百会，捻转补法；刺双侧内关，直刺0.5~1寸，采用捻转提插结合补法；针刺三阴交，沿胫骨内侧缘与皮肤呈45°角斜刺，进针1~1.5寸，用提插补法，其余各穴留针30分钟，每隔10分钟行针1次；最后委中快针刺，不留针。1次/天，10次1个疗程。配合中药地黄饮子加减，日1剂，分2次服。1个疗程结束后休息2天再行下个疗程，共治疗3个疗程。

【功效】调和阴阳，疏通经络，行气活血。

【适应证】**肝豆状核变性（铜毒内蕴，气滞血瘀证）**。症见：四肢震颤伴发音障碍与吞咽困难，运动时震颤明显，休息时缓解，闭目难立。

【来源】王琳．针刺治疗肝豆状核变性1例．吉林中医药，2009，29（1）：59

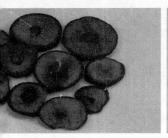
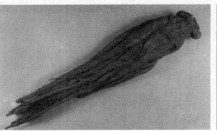
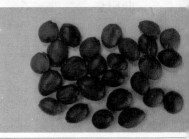

第十三章

胆 囊 炎

　　胆囊炎属胆囊常见病，可分为急性胆囊炎和慢性胆囊炎。急性胆囊炎迁延不愈可发展为慢性胆囊炎，慢性胆囊炎也可呈急性发作表现。

　　慢性胆囊炎是胆囊慢性炎症性病变，可由结石、慢性感染、化学刺激及急性胆囊炎反复迁延发作所致。临床上可表现为慢性反复发作性右上腹隐痛，消化不良，食后易饱胀感等。

　　急性胆囊炎多由于胆囊管梗阻、化学性刺激（胆汁成分改变）和细菌感染所引起的胆囊急性炎性病变，大多数急性胆囊炎发生在胆囊结石后。临床症状可表现为饱腹后右上腹疼痛及右肩放射痛、发热畏寒、恶心呕吐、轻度黄疸和外周血白细胞计数增高等表现。右上腹胆囊区腹肌紧张，压痛明显，可触及肿大的胆囊，墨菲征阳性。

第一节 急性胆囊炎

🪷 柴胡利胆汤

柴胡 10g 郁金 10g 黄芩 15g 茵陈 30g 大黄 10g 甘草 6g 金钱草 30g 元胡 15g 枳壳 15g 蒲公英 20g

【用法】水煎服，一般 1 日 1 剂，水煎分 2 次服，症重痛者 1 日 2 剂，每 6 小时服药 1 次，1 周为一疗程。

【功效】疏肝利胆，清热利湿，泻下通便。

【适应证】**急性胆囊炎（湿热互结，肝气失疏型）**。症见：右上腹及剑突下胀痛，每进油腻饮食而诱发，恶心呕吐，心下痞满，口干苦，大便燥结，小便深黄，舌红苔黄白腻，脉弦。

【临证加减】内热炽盛者，加黄连、栀子；湿重者，加薏苡仁、厚朴；呕吐甚者，加半夏、竹茹；腹痛甚者，加白芍；胆道蛔虫者，加乌梅、槟榔。

【疗效】以本方治疗急性胆囊炎 30 例，结果显效 21 例（症状、体征消失，B 超检查胆囊壁粗糙基本消失），有效 7 例（临床症状、体征有所控制或消失，B 超检查较治疗前好转），无效 2 例（临床症状及体征无改善）。

【来源】李志文. 柴胡利胆汤治疗急性胆囊炎 30 例临床观察. 中药材，2004，27 (5)：389－390

🪷 半夏泻心汤合茵陈蒿汤

半夏 10g 干姜 6g 黄芩 10g 黄连 6g 茵陈 20g 金钱草 20g 大黄 10g 元胡 20g 白术 20g 炙甘草 6g

【用法】水煎服，每日 1 剂，3 天 1 个疗程。

【功效】疏肝利胆，清热利湿，通腑泻下。

【适应证】**急性胆囊炎（气滞型、血瘀型、湿热型、脓毒型）**。

【临证加减】气滞重者，加枳壳 10g；血瘀者，加五灵脂 10g、川芎 10g；湿热重者，加重茵陈、金钱草用量可用至 30~60g；热毒盛者，加金银花 20g、连翘20g；神昏谵语者，加服安宫牛黄丸；出现四肢厥冷、大汗淋漓者，加服独参汤补气固脱以救急；纳差者，加焦三仙各12g。

【来源】刘焕先，王科先，刘芹．半夏泻心汤合茵陈蒿汤加减治疗急性胆囊炎的临床体会．内蒙古中医药，2010，20：27

🪷 柴金利胆汤

柴胡12g　元胡12g　郁金12g　黄芩10g　栀子10g　白芍15g
金钱草30g　蒲公英30g

【用法】水煎服，每天1剂，分2次温服。连续服用1周。

【功效】疏肝理气，通腑利胆，清热利湿。

【适应证】**急性胆囊炎（肝胆湿热型）**。症见：发热，右上腹疼痛及压痛、恶心呕吐、轻度黄疸、血白细胞增多等。

【临证加减】伴恶心呕吐者，加法半夏10g　黄连5g；大便秘结者，加大黄（后下）10g；伤阴者，加生地黄20g　石斛15g。

【疗效】以本方治疗急性胆囊炎25例，痊愈18例，好转4例，无效3例，总有效率为88.0%。

【来源】熊飞霞．柴金利胆汤加味治疗急性胆囊炎25例．河南中医，2010，30（6）：584

🪷 大柴胡汤合大承气汤

柴胡15g　黄芩8g　芍药9g　半夏6g　生姜15g　枳实9g　大枣6枚　大黄9g　芒硝9g　厚朴6g

【用法】水煎服，每天2次，每日1剂，分早晚口服。

【功效】疏肝理气，通腑利胆，清热利湿。

【适应证】**急性胆囊炎（肝胆气滞，湿热壅阻型）**。

【临证加减】胃纳差者，加槟榔、焦山楂、焦神曲；恶心、呕吐明显者，重用半夏；湿热熏蒸，胆汁外溢，浸淫肌肤，发生黄疸者，加茵陈、山栀；湿热郁久，煎熬而成石，重用金钱草外，可加海金沙、鸡内金；如形瘦，口干者，加沙参、麦门冬之类以清养气阴。

【疗效】以本方治疗急性胆囊炎32例，痊愈8例，显效12例，有效10

例，无效 2 例，总有效率为 93.8%。

【来源】胡瑾. 大柴胡汤合大承气汤加减治疗急性胆囊炎 32 例. 甘肃中医，2011，24（4）：25 - 26

加减蒿芩清胆汤

青蒿 30g 黄芩 15g 滑石 18g 郁金 9g 车前子 9g 蒲公英 30g 甘草 6g 栀子 9g

【用法】水煎服，每天 2 次，每日 1 剂。

【功效】清热利湿，驱秽化浊，宣畅少阳。

【适应证】急性胆囊炎（湿热内蕴、少阳不利）。症见：剧烈的右胁肋疼痛，多为阵发性，疼痛常可放射至背部，右上腹肌紧张，有包块或压痛明显，多伴有发热、寒战、乏力、腹胀、恶心呕吐。

【注意事项】幼儿及老年体弱者酌减。

【临证加减】痛甚者，加乳香；白细胞总数过高者，加金银花 30g，连翘 12g；有胆结石急性发作者，加海金沙 15g，金钱草 30 ~ 60g，茵陈 15g。

【疗效】以本方治疗急性胆囊炎 30 例，结果治愈 28 例（症状、体征完全消失，体温、血象恢复正常，B 超正常），好转 1 例（症状、体征消失，体温、血象基本恢复正常，B 超明显改善），无效 1 例（症状、体征、体温、血象、B 超无改善）。

【来源】林长军. 加减蒿芩清胆汤治疗急性胆囊炎 30 例. 河南中医，2010，30（9）：922 - 923

清肝利胆汤

柴胡 12g 黄芩 15g 半夏 9g 枳实 9g 白芍 15g 熟大黄 6g 黄连 10g 金银花 15g 蒲公英 15g 川楝子 15g 元胡 12g 青皮 10g 生甘草 3g

【用法】水煎服，每日 1 剂，早晚分 2 次温服，12 剂为 1 个疗程。

【功效】清肝利胆，清热解毒。

【适应证】急性胆囊炎（肝胆蕴热）。症见：右上腹持续性疼痛，或阵发性加重，可向右肩背部放射；发热或高热；恶心、呕吐或黄疸、厌食；胆区压痛拒按，有时可叩及肿大的胆囊；墨菲征阳性。

【临证加减】伴有黄疸者，去川楝子，加茵陈 15g，栀子 9g，萹蓄 15g；如右上腹剧痛，有黄疸或无黄疸，B 超证实伴有胆系结石者，加茵陈 20g，金钱草 15g，鸡内金 15g，生牡蛎 15g。

【疗效】以本方治疗急性胆囊炎 58 例，结果临床治愈 31 例（症状、体征完全消失，体温、血象恢复正常，B 超胆囊影像正常，胆系结石者，B 超结石仍存在，炎症影像消失）；好转 2 例（症状、体征明显减轻或仅有胀痛或隐痛，体温及血象正常，B 超影像有改善）；无效 5 例（症状、体征与体温、血象、B 超检查均无改善，包括服药 3 剂以上症状无明显缓解而体温、血象上升，转西医外科者）。

【来源】陈锡刚．清肝利胆汤治疗急性胆囊炎 58 例．山东中医杂志，1996，15（7）：300 - 301

大柴胡汤合平衡针

柴胡 45g　大黄 15g　黄芩 10g　赤芍 30g　法半夏 10g　枳实 10g
郁金 10g　乌梅 10g　厚朴 10g　甘草 15g

【用法】每日 1 剂，水煎至，300ml，分早、晚服。

配合平衡针针刺：主穴选左侧腹痛穴（腓骨小头前下方凹陷处）、头痛穴（足背第 1、2 跖骨间凹陷中点）；发热者，配腕痛穴（足背踝关节横纹中央旁开 1 寸）；恶心、呕吐者，配胃痛穴（口角下 1 寸及下颌正中线旁开 2 寸处）。针刺选用长 25～40mm 一次性无菌不锈钢毫针，常规皮肤消毒，以上穴位采取一步到位针刺手法，局部出现酸、麻、胀为主，获得针感后立即出针，不留针。每天 1 次，7 天为 1 个疗程。

【功效】清热利湿通腑。

【适应证】**急性胆囊炎（湿热内蕴、肝胆不利）**。症见：主症：右胁灼热疼痛，或绞痛或胀痛或钝痛或剧痛。兼次症：疼痛放射至右肩胛，脘腹不适，恶心、呕吐，口干，大便不畅，或见黄疸或见发热。舌质红，苔黄。脉弦滑。

【临证加减】身热明显者，加金银花 15g，蒲公英 30g，石膏 50g；胁痛明显者，加元胡 10g，川楝子 10g；黄疸明显者，加茵陈 30g，栀子 20g；湿重于热者，加佩兰 10g。

【疗效】以本方治疗急性胆囊炎 35 例，痊愈 10 例，好转 23 例，无效 2

例，总有效率为 94.3%。

【来源】钟芳芬．大柴胡汤配合平衡针治疗急性胆囊炎 35 例．中医杂志，2012，53（1）：61－62

柴芍夏芩汤

柴胡 18g　白芍 9g　半夏 9g　黄芩 9g　枳实 9g　郁金 9g　大黄 9g　生姜 12g

【用法】水煎服，每天 2 次，每日 1 剂，7 天为一疗程。伴有胆囊结石者继续治疗 3 个疗程。

【功效】疏肝理气，清热利湿，通腑利胆。

【适应证】**急性胆囊炎（肝胆湿热型）**。症见：持续右上腹钝痛，或不适感，或伴向右肩背部放射痛。有恶心、嗳气、反酸腹胀或胃部灼热等消化不良症状，进食油腻食物后加重。

【临证加减】舌红口渴者，加天花粉、生石膏；热重者，加金银花、紫花地丁；食欲不振者，加鸡内金、焦三仙；有结石者，加金钱草、海金沙。

【疗效】以本方治疗急性胆囊炎 120 例，结果治愈 52 例（临床症状，体征消失，实验室检查各项指标正常，B 超影像正常），显效 38 例（临床症状，体征消失，实验室检查各项指标基本正常，B 超影像明显改善），好转 21 例（临床症状，体征减轻，实验室检查各项指标基本正常，B 超影像有改善），无效 9 例（临床症状，体征，实验室检查，B 超检查均无效，或改用其他治疗方法）。

【来源】秋增超．自拟柴芍夏芩汤治疗急性胆囊炎 120 例．陕西中医，2008，29（5）：551－552

四逆散合小陷胸汤

白芍 100g　茵陈 50g　枳实 30g　半夏 30g　甘草 50g　瓜蒌 20g　黄芩 20g　柴胡 15g　大黄（泡服）15g　芒硝（冲服）15g　黄连 12g

【用法】水煎服，每天 2 次，每日 1 剂。

【功效】疏肝理气，清热除湿，缓急止痛。

【适应证】**急性胆囊炎（肝胆气郁、湿热内聚型）**。

【临证加减】气滞胁胀痛者，加元胡、川楝、香附；血瘀刺痛者，加蒲黄、五灵脂；心烦易怒者，加龙胆草、栀子；口苦便秘者，加大黄、芒硝、茵陈、黄芩；伴肝胆结石者，加鸡内金、金钱草、海金沙、茵陈、大黄。

【疗效】以本方治疗急性胆囊炎 80 例，结果治愈 60 例（症见体征消失，体温及化验检查正常），好转 16 例（症状消失，化验正常，但仍有轻度体征），无效 4 例（症状及体征无缓解）。

【来源】朱大明. 四逆散合小陷胸汤加味治疗急性胆囊炎 80 例. 四川中医，2002，20（1）：38-39

🪷 龙胆泻肝汤

龙胆草 10g　茵陈 15g　栀子 10g　黄芩 15g　木通 10g　车前子 12g　柴胡 10g　生地 15g　当归 15g　川楝子 10g　枳壳 5g　厚朴 15g　白芍 15g　元胡 15g　半夏 15g　生姜 6g　大黄（后下）10g

【用法】水煎服，每天 2 次，1 剂/天，连续治疗 1 周为 1 个疗程。

【功效】疏肝理气止痛，清泄胆腑湿热。

【适应证】急性胆囊炎（肝胆湿热型）。症见：持续性右肋部胀痛，有发热、口苦、嗳气、腹胀、厌食油腻等消化不良症状，小便色黄，舌质红、苔黄腻，脉弦滑数。

【疗效】以本方配合西药抗感染等对症处理，治疗急性胆囊炎 50 例，结果治愈 33 例（症状和体征完全消失，体温及白细胞总数恢复正常，B 超检查正常），有效 17 例（症状和体征基本消失，体温亦趋于正常，血常规及 B 超复查有改善，未完全恢复正常），无效 0 例（症状和体征及 B 超检查无改善）。

【来源】唐兵. 中西医结合治疗急性胆囊炎 50 例. 内科，2010，5（5）：481-482

🪷 柴胡枳桔汤

茵陈 30g　柴胡 10g　白芍 15g　枳实 10g　山楂 10g　甘草 5g　柴胡 9g　枳壳 9g　半夏 9g　黄芩 9g　桔梗 9g　陈皮 9g　生姜 9g　甘草 6g

【用法】水煎服，每天 2 次，每日 1 剂。

【功效】疏肝理气，清热利湿，通腑利胆。

【适应证】急性胆囊炎。

【临证加减】黄疸者，加茵陈9g，栀子9g；胆石症者，加金钱草10g，郁金10g；热盛者，加蒲公英20g。

【疗效】以本方治疗慢性胆囊炎52例，结果显效33例，有效13例，无效6例。

【来源】姬广伟，刘耀东. 柴胡枳桔汤治疗急性胆囊炎临床研究. 中国煤炭工业医学杂志，2011，14（1）：103

🪷 大柴胡汤加减

柴胡10g　黄芩10g　半夏10g　木香10g　青皮10g　白芍10g
枳实10g　厚朴10g　生大黄（后下）

【用法】水煎服，每天2次。

【功效】清热化湿通腑，理气止痛。

【适应证】急性胆囊炎（湿热内蕴、腑气不通）。症见：发热、右上腹胀满、疼痛、恶心、呕吐等症状；右上腹压痛，墨菲征阳性等体征。

【临证加减】若热盛者，加虎杖、蒲公英、黄连；湿重者，加茵陈；痛甚者，加元胡、川楝子。

【疗效】以本方治疗急性胆囊炎73例，结果治愈58例（症状、体征完全消失，体温、化验检查正常），好转12例（症状缓解，体温、化验检查正常），无效3例（症状、体征未缓解而转手术治疗者）。

【来源】吴晖. 大柴胡汤加减治疗急性胆囊炎73例. 河南中医，2011，31（12）：1359－1360

🪷 利胆通腑汤

当归15g　川芎15g　白术15g　泽泻15g　茯苓15g　柴胡15g
栀子15g　黄芩15g　香附20g　郁金20g　白芍50g　大黄10g　甘草12g

【用法】水煎服，每天2次。

【功效】利胆化瘀，通腑除湿，排脓止痛。

【适应证】急性胆囊炎。

【临证加减】湿热重者，加茵陈蒿 30g，车前子 20g；热毒重者，加蒲公英 30g，板蓝根 30g，丹皮 15g；夹瘀血者，加桃仁 12g，红花 12g；胁痛甚者，加元胡 30g，川楝子 15g。

【疗效】以本方治疗急性胆囊炎 30 例，结果治愈 18 例（症状、体征消失，B 超检查正常，血常规正常），好转 11 例（症状、体征改善，B 超检查正常，血常规接近正常），无效 1 例（症状、体征无改善，甚至恶化和/或中转手术）。

【来源】闫雪洁，梅坤尉．利胆通腑汤治疗急性胆囊炎胆囊结石 60 例．中国中医急症，2006，15（1）：39

🪷 小柴胡汤

柴胡 12～18g　黄芩 15g　半夏 15g　郁金 10g　木香 9～18g　大黄 6～18g　香附 15g　元胡 15g　白芍 10～25g　枳壳 15g　厚朴 15g

【用法】水煎服，每天 2 次。

【功效】疏肝理气止痛，清泄胆腑湿热。

【适应证】**急性胆囊炎**。

【临证加减】湿热重者，加茵陈、栀子；热毒重者，加蒲公英、金银花、板蓝根；夹瘀血者加桃仁、赤芍、红花。

【疗效】以本方治疗急性胆囊炎 316 例，结果临床治愈 215 例（服药 7 天，症状、体征消失，体温、血象恢复正常，B 超影象正常），显效 53 例（服药 7 天，症状、体征消失，体温、血象基本恢复正常，B 超影象明显改善），有效 25 例（服药 7 天，症状、体征基本消失，体温、血象基本正常，B 超影象有改善），无效 23 例（未达到上述标准或加重者）。

【来源】高双，陈巧莲，高铸烨．小柴胡汤加减治疗急性胆囊炎 316 例．光明中医，2000，15（89）：31－32

🪷 双柏散

大黄　侧柏叶　黄柏　泽兰　薄荷（每包 100g）

【用法】每次 100g 用水和蜜混匀，外敷胆囊区，每次 7 小时，每天 2 次。以 7 天为 1 个疗程。

【功效】疏通经络，调和气血，解毒化瘀，扶正祛邪。

【适应证】**急性胆囊炎**。症见：突然发作右上腹持续疼痛，阵发性加重，并向右肩部放射，常伴恶心呕吐，可有发冷、寒战、黄疸等，常因油脂餐、劳累所诱发。

【疗效】治疗 43 例，显效 31 例，有效 10 例，无效 2 例，治愈率为 95.3%。

【来源】王百林，翟淑萍，陈佩仪，等．双柏散治疗急性胆囊炎的临床疗效观察．广州中医药大学学报，2012，29（1）：15－18

第二节 慢性胆囊炎

加味柴胡疏肝散

柴胡15g 枳壳12g 陈皮12g 白芍9g 香附9g 川芎6g 炙甘草6g

【用法】水煎服，一般 1 日 1 剂，水煎分 2 次服，30 天为一疗程。

【功效】疏肝利胆，理气宣降，通利胆腑。

【适应证】**慢性胆囊炎**（肝胆气郁型）。症见：持续性右上腹钝痛或不适感，或伴右肩胛区疼痛，或有嗳气、反酸、腹胀和胃部灼热感等消化不良症状，进食油腻食物后加重，胆囊区压痛和叩击痛。

【临证加减】脾虚者，加党参、白术；湿热者，加龙胆草、栀子；疼痛甚者，加元胡、川楝子；便秘者，加大黄、槟榔；嗳气、呕吐者，加代赭石、竹茹；伴有结石者，加金钱草、鸡内金、海金沙；口渴者，加天花粉，麦冬。

【疗效】以本方治疗慢性胆囊炎 42 例，结果治愈 2 例（症状消失、影像学检查正常，随访 1 年无复发），显效 22 例（症状消失，影像学检查有明显改善），有效 13 例（主要症状有明显改善，影像学检查有改善），无效 5 例（治疗后症状无明显改善，影像学检查无改善）。

【来源】孟磊．加味柴胡舒肝散治疗慢性胆囊炎42例．新中医，2003，32（12）：55－56

🪷 胆囊炎方

柴胡 6g　茵陈 20g　黄芩 10g　木香 10g　枳实 6g　紫花地丁 20g　白芍 15g　生大黄 8g　广郁金 10g　制半夏 10g　全瓜蒌 15g　七叶一枝花 12g

【用法】水煎服，每天 2 次，每日 1 剂。

【功效】疏肝理气，清热利湿，通腑利胆。

【适应证】**慢性胆囊炎**。症见：右胁隐痛或不适，或伴肩背放射痛，或进食油腻食物后加重。舌红苔薄黄，脉弦滑或弦数。

【疗效】治疗 42 例，临床治愈 7 例，显效 16 例，有效 16 例，无效 3 例，总有效率为 92.8%。

【来源】韩勤芬，陈炯华，华文进，等."胆囊炎方"治疗慢性胆囊炎 42 例临床研究.江苏中医药，2012，44（5）：24－25

🪷 半夏泻心汤加减

半夏 9g　黄芩 6g　干姜 9g　黄连 5g　党参 20g　炙甘草 6g　厚朴 15g　大腹皮 15g　金钱草 15g　滑石 15g

【用法】水煎服，一般 1 日 1 剂，水煎分早晚 2 次服，1 个月为一疗程，休息 3 天继续第 2 个疗程。

【功效】疏肝利胆，理气宣降，通利胆腑。

【适应证】**慢性胆囊炎（寒热错杂型）**。症见：右上腹阵发性隐痛，纳少，腹胀，倦怠，易怒，舌质暗，苔薄黄而腻，脉弦。

【临证加减】兼有气滞者，加青皮 9g、枳实 10g；兼气虚者，加党参 30g、黄芪 30g；兼有血瘀者，加郁金 10g。

【疗效】以本方治疗慢性胆囊炎 106 例，结果临床治愈 43 例（症状消失、B 超影像结果正常），显效 38 例（症状大部分消失，B 超影像检查明显改善），有效 15 例（症状部分消失，B 超影像检查有改善），无效 10 例（症状和 B 超检查无改善）。

【来源】王勇奇，武利兵.半夏泻心汤加减治疗寒热错杂型慢性胆囊炎临床观察.天津中医药，2010，27（6）：460－461

🌸 柴参利胆汤

柴胡 20g 丹参 20g 川楝子 15g 白芍 20g 当归 15g 栀子 15g
郁金 15g 赤芍 15g 桃仁 15g 白花蛇舌草 30g 茯苓 15g 木香 15g
甘草 10g

【用法】水煎服，每天 2 次，每日 1 剂，8 周为 1 个疗程。

【功效】疏肝利胆，活血化瘀。

【适应证】慢性胆囊炎（气滞血瘀型）。症见：胸胁胀闷、刺痛，消化不良，厌油腻食物、嗳气、胃部灼热，舌质紫暗或有瘀斑，脉涩。

【疗效】治疗 65 例，治愈 7 例，显效 31 例，有效 22 例，无效 5 例，总有效率为 92.31%。

【来源】纪奎德. 柴参利胆汤治疗慢性胆囊炎 65 例. 中国中医药现代远程教育，2009，7（7）：10

🌸 柴胡桂枝干姜汤加味

柴胡 10g 桂枝 10g 干姜 6g 黄芩 10g 栝楼根 10g 生牡蛎（先煎）30g 炙甘草 6g

【用法】水煎服，一般 1 日 1 剂，水煎分早晚空腹 2 次服，连服 10 天为 1 个疗程。治疗期间忌食油腻、生冷及辛辣之品。

【功效】温寒通阳，解结化饮，疏利肝胆。

【适应证】慢性胆囊炎（胆热脾寒型）。症见：右上腹胀痛或不适感、口苦口干、纳呆嗳气、恶心欲呕。或大便溏泻或进食后易泻、喜温喜热、遇寒则剧、四肢较冷。舌质淡嫩或胖有齿痕，苔薄白或白腻，或中见黄苔。

【临证加减】腹痛较甚者，加川楝子 10g、元胡 10g；脾虚甚者，加白术 12g；泄泻日久，完谷不化，五更泄泻兼见腰膝酸软冷痛者，加肉豆蔻 10g、淫羊藿 10g；舌苔黄腻，湿热甚者，加茵陈 18g、藿香 10g。

【疗效】治疗 38 例，服用 2 个疗程观察疗效。治愈 9 例，显效 24 例，好转 3 例，无效 2 例，有效率 94.7%。

【来源】朱子奇，郑立升. 柴胡桂枝干姜汤加味治疗胆热脾寒型慢性胆囊炎疗效观察. 中国中西医结合消化杂志，2007，15（5）：334－335

柴胡疏肝散合茵陈蒿汤

柴胡 12g　陈皮 10g　川芎 10g　枳壳 12g　白芍 10g　香附 9g　赤芍 10g　地龙 8g　茵陈蒿 10g　山栀子 10g　大黄 6g　炙甘草 6g

【用法】水煎服，一般 1 日 1 剂，水煎分 2 次服，15 天为 1 个疗程，连服 2 个疗程。注意调养心神，服药期间少饮酒，少食辛辣、肥甘厚腻之品。

【功效】疏肝利胆，清热祛湿，活血化瘀。

【适应证】**慢性胆囊炎（湿热血瘀型）**。症见：两胁持续性胀痛或刺痛，右肩背胀痛轻，腹胀，压痛或叩击痛，厌油腻，口苦，大便秘结或溏泄不爽，舌红苔黄腻，脉弦数。

【临证加减】胀痛甚者，加川厚朴 12g、草豆蔻 12g；呕吐、嗳气明显者，加莱菔子 12g、代赭石 12g；纳食不佳者，加白术 12g、茯苓 12g；伴胆石者加鸡内金 15g、金钱草 15g、海金沙 15g。

【疗效】以本方治疗慢性胆囊炎 45 例，结果临床治愈 17 例（症状和体征基本消失），显效 22 例（症状和体征明显改善），有效 13 例（症状和体征有改善），无效 5 例（症状和体征无明显减轻）。

【来源】秦双件. 柴胡疏肝散合茵陈蒿汤化裁治疗慢性胆囊炎湿热血瘀证 45 例临床观察. 中医药导报，2009，15（5）：33 – 34

柴芩利胆汤

柴胡 15g　黄芩 12g　法半夏 9g　金钱草 15g　金银花 12g　败酱草 12g　炒香附 10g　枳实 12g　大黄（后下）9g　砂仁（后下）7g　茵陈 12g　甘草 6g

【用法】水煎服，每天 2 次，每日 1 剂。

【功效】疏肝利胆，清热祛湿。

【适应证】**慢性胆囊炎（肝胆湿热型）**。症见：持续性右上腹出现钝痛或不适，或伴右肩胛区疼痛。有恶心、嗳气、反酸、腹胀和胃部灼热等消化不良症状，进油腻食物后加重。

【临证加减】胆囊区疼痛较甚者，加元胡 15g；气滞较甚者加郁金 12g、木香 10g；呕吐较甚者加陈皮 9g、竹茹 12g。

【疗效】以本方治疗慢性胆囊炎 68 例，结果临床治愈 27 例（临床症状和

体征完全消失，影像学检查结果正常者），显效 22 例（临床症状和体征基本
消失，影像学检查结果明显改善者），有效 14 例（临床症状和体征大部分消
失，影像学检查结果有所改善者），无效 5 例（临床症状、体征及影像学检查
结果均较治疗前无改善者）。

【来源】李海涛．柴芩利胆汤治疗慢性胆囊炎 68 例总结．湖南中医杂志，2011，27
(1)：8－9

二陈煎

茵陈 100g　陈皮 15g

【用法】将药物洗净，加水 1500ml，文火慢煎 2 小时，煎取约 500ml，每
日 1 剂，分 3 次口服。

【功效】利胆清热理气。

【适应证】**慢性胆囊炎（湿热兼气滞证型）。**

【疗效】以本方治疗慢性胆囊炎 50 例，结果临床治愈 17 例（症状和体征
完全消失，化验检查各项有关指标恢复正常，B 超检查正常或明显改善），有
效 31 例（症状基本消失或减轻，B 超可见胆囊收缩功能有所恢复），无效 2
例（症状和体征无明显改善）。

【来源】古献民，龙思海．二陈煎治疗慢性胆囊炎 50 例疗效观察．湖南中医杂志，
2003，19（3）：1－2

大柴胡汤加减

柴胡 10g　黄芩 10g　大黄 10g　枳实 10g　青皮 10g　金钱草 10g
蒲公英 10g　姜黄 10g　赤芍 10g　炒白术 10g　姜半夏 10g　丹参 30g

【用法】水煎服，每天 2 次，每日 1 剂。15 天 1 个疗程，连续治疗 2～4
个疗程。

【功效】清热解毒，疏理胆气，活血通络。

【适应证】**慢性胆囊炎（肝胆郁热型）。**症见：持续右上腹钝痛或不适
感，或肩胛区疼痛。有恶心、嗳气、反酸、腹胀和胃部灼热等消化不良症状，
进食油腻食物后加重。

【临证加减】恶心，呕吐者，加藿香 10g、竹茹 10g、生姜 10g；纳差者，

加鸡内金10g、砂仁10g、炒麦芽30g、山楂30g；黄疸者，加茵陈30g、栀子10g、秦艽10g；便溏次多者，去大黄、枳实，加炒山药30g、炒薏苡仁30g、茯苓30g、莲子15g；有结石者，加海金沙30g、威灵仙30g、鸡内金10g、芒硝10g；大便干者，加芒硝10g、川朴15g。

【疗效】以本方治疗慢性胆囊炎252例，结果治愈133例（临床症状，体征消失，B超检查胆囊壁增厚，毛糙恢复正常），显效98例（临床症状，体征明显改善，B超检查胆囊壁增厚，毛糙明显改善），无效21例（临床症状，体征未见改善，胆囊壁增厚，毛糙与治疗前比较未见改善）。

【来源】李敏. 大柴胡汤加减治疗慢性胆囊炎252例. 陕西中医，2009，30（5）：557－558

🪷 金威逍遥汤

金钱草15g　郁金9g　威灵仙15g　虎杖12g　柴胡9g　太子参15g　白术15g　茯苓24g　当归12g　白芍15g　陈皮9g　姜半夏12g　枳壳9g　制香附12g　炙甘草6g

【用法】水煎服，每天2次，每日1剂。30天1个疗程。

【功效】疏肝健脾，调和胆胃。

【适应证】慢性胆囊炎（肝郁脾虚型）。症见：右胁胀满隐痛，或痛引肩背，或痛连胃脘，情志抑郁，嗳气叹息，口干口苦，纳食减少，体倦乏力，大便稀溏，舌淡红或黯，舌体胖有齿痕，舌苔薄白或白腻，脉细滑或沉弦。

【疗效】以本方治疗慢性胆囊炎183例，结果显效106例（症状明显好转，腹部B超影像显示胆囊收缩功能改善，囊壁毛糙好转），有效71例（症状有所好转，B超影像无改善），无效6例（症状改善不明显，B超影像无改善）。

【来源】宋晓鸿. 金威逍遥汤治疗肝郁脾虚型慢性胆囊炎183例. 辽宁中医杂志，1998，25（8）：358－359

🪷 滋阴柔肝汤

白芍30g　炙甘草6g　麦门冬10g　北沙参10g　生地黄15g　制首乌15g　枸杞子12g　当归8g　川楝子5g

【用法】水煎服，每天 2 次，每日 1 剂。4 周 1 个疗程。

【功效】滋阴柔肝。

【适应证】**慢性胆囊炎**（肝阴不足型）。症见：右胁隐痛或不适，或伴肩背放射痛，或进食油腻加重。舌红少苔，中有裂纹或光剥，脉细弦或带数。

【临证加减】胃阴亏较甚者，加玉竹、石斛；阴虚火旺者，加牡丹皮、知母；阴虚阳亢者，加龟板、鳖甲；阴虚肝郁，情志不舒者，加佛手、香橼、合欢皮等；便秘者，加瓜蒌仁；脾气虚者，加太子参、扁豆、山药等；阴虚兼湿热者，加蒲公英、金钱草；兼有胆结石者，加鸡内金、金钱草、海金沙；兼胆络瘀阻者，加丹参或失笑散。

【疗效】治疗 32 例，临床治愈 3 例，显效 17 例，有效 10 例，无效 2 例，总有效率为 93.7%。

【来源】石玮，周晓波，陈静，等. 金威逍遥汤治疗肝郁脾虚型慢性胆囊炎 183 例. 辽宁中医杂志，1998，25（8）：358–359

🪷 行气活血利胆汤

柴胡 15g　郁金 15g　枳壳 15g　白芍 15g　三棱 15g　莪术 15g　桃仁 15g　红花 15g　鸡内金 15g　赤芍 10g　木香 10g　茵陈 10g

【用法】水煎服，一般 1 日 1 剂，水煎分 2 次服，30 天为一疗程。

【功效】疏肝利胆，行气活血。

【适应证】**慢性胆囊炎**。症见：反复右上腹胀痛，或向背心放射，伴呃气、食欲下降、口苦。

【临证加减】右上腹痛甚者，加元胡、乌药；不思饮食者，加焦山楂、炒麦芽、炒谷芽、炒莱菔子；便秘者，加生大黄、火麻仁。

【疗效】以本方治疗慢性胆囊炎 36 例，结果治愈 19 例（临床症状、体征全部消失、B 超检查示胆囊壁恢复正常），有效 14 例（临床症状、体征较治疗前好转，B 超检查示胆囊壁仍有不同程度的增厚粗糙，但较治疗前有所改善），无效 3 例（临床症状、体征及 B 超检查无改善或加重）。

【来源】冯蓉. 行气活血利胆汤治疗慢性胆囊炎 36 例. 时珍国医国药，2007，18（4）：949

茵柴利胆汤

茵陈 30g　柴胡 10g　白芍 15g　枳实 10g　山楂 10g　甘草 5g

【用法】每日 1 剂，加水 400ml，文火煎至 200ml，再煎取汁 100ml，合 300ml，分 2 次服，10 天为 1 疗程，共服 3 个疗程。

【功效】疏肝利胆，化湿解毒，行气止痛。

【适应证】**慢性胆囊炎（肝胆湿热或肝郁气滞型）**。症见：持续性右上腹钝痛不适，或伴右肩胛区疼痛，口苦，恶心，嗳气，反酸，腹胀和胃部灼热，进食油腻后加重。

【疗效】以本方治疗慢性胆囊炎 40 例，结果临床痊愈 9 例（症状和体征完全消失，影像学检查正常），显效 16 例（症状和体征基本消失，影像学检查明显改善），有效 16 例（症状和体征大部分消失，影像学检查有改善无效），无效 3 例（症状、体征及影像学检查无改善）。

【来源】喻坚柏，周萍. 茵柴利胆汤治疗慢性胆囊炎 40 例. 湖南中医杂志，1998，14（3）：57

仙方活命饮

金银花 15g　当归 15g　赤芍 15g　大贝母 15g　天花粉 15g　防风 10g　白芷 10g　陈皮 10g　皂角刺 10g　制乳没 6g　炮山甲 6g　甘草 6g

【用法】水煎服，每天 2 次，每日 1 剂。

【功效】清利肝胆湿热，导滞行气止痛。

【适应证】**慢性胆囊炎（实热型和血瘀型）**。症见：上腹部胀痛或隐痛，恶心厌食、嗳气，大便干燥等症状，舌苔多黄腻，舌质多红或绛，甚或暗红，脉象弦数或弦涩。

【临证加减】实热型，加大黄、生薏苡仁、金钱草、焦栀子等；瘀血型，加生山楂、桃仁、丹参；胁胀甚者，加香附子、川楝子。

【疗效】以本方治疗慢性胆囊炎实热型 52 例，结果显效 43 例（临床症状、体征基本消失或显著减轻，饮食完全恢复正常），好转 8 例（症状体征大部分消失或主要症状显著减轻，食欲基本正常），无效 1 例（临床症状体征无明显变化。血瘀型 33 例，结果显效 23 例（临床症状、体征基本消失或显著减轻，饮食完全恢复正常），好转9例（症状体征大部分消失或主要症状显著减轻，食欲基本正常），无效1例（临床症状体征无明显变化）。

【来源】杨华. 仙方活命饮治疗慢性胆囊炎85例. 河南中医，2001，21（4）：39－40

🪷 调脾疏胆汤

黄芪15g　党参15g　茯苓30g　陈皮12g　白术15g　茵陈30g
枳实12g　鸡内金15g　郁金15g　黄芩12g　柴胡10g

【用法】水煎服，每天2次，每日1剂。

【功效】健脾益气，清热利胆。

【适应证】慢性胆囊炎（土壅木郁型）。症见：脘胁部胀闷不舒或刺痛，疼痛可向右肩胛区放射，食后腹胀，嗳气恶心，口苦口干，大便不调，脂肪饮食后症状加重。

【临证加减】食欲不振者，加木香、砂仁、炒麦芽；伴结石者，加虎杖、海金沙、金钱草；右胁胀痛明显者，加元胡、香附、丝瓜络；腹胀明显者，加炒莱菔子、大腹皮；恶心呕吐明显者，加姜半夏、竹茹。

【疗效】以本方治疗慢性胆囊炎52例，结果治愈12例（临床症状及体征均消失，B超检查胆囊正常，随访1年未复发），显效16例（临床症状及体征明显减轻，B超检查胆囊炎症明显减轻），好转19例（临床症状及体征有好转，发作次数减少），无效5例（临床症状及体征、B超检查均无改变）。

【来源】徐庆山，牛术仙，杜忠海. 调脾疏胆汤治疗慢性胆囊炎52例临床观察. 河北中医，2011，33（1）：45

🪷 耳穴贴压

取穴：耳穴主穴：胰胆　肝　交感　皮质下　内分泌　神门　十二指肠

配穴：腹胀加脾、胃、三焦，恶寒发热加耳尖，向右肩放射加肩穴。

【用法】王不留行耳贴，贴压耳穴。根据症状表现，主穴选3~5个，配穴选1~2个。取对压手法，强刺激，每次一侧耳穴，左右交替，3日1换，

10 次（30 天）为 1 疗程。

【功效】疏肝利胆消炎，行气解痉止痛。

【适应证】**慢性胆囊炎**。症见：右上腹隐痛，纳差腹胀，或右肩胛区疼痛，上腹部灼热，嗳气。

【疗效】以本方治疗慢性胆囊炎 43 例，结果治愈 28 例（自觉症状及体征完全消失，并经 B 超或 X 线造影证实恢复正常，化验检查恢复正常），有效 13 例（自觉症状及体征基本消失，X 线造影或 B 超及化验检查恢复正常），无效 2 例（症状体征无改善）。

【来源】毛智荣. 耳穴贴压法治疗慢性胆囊炎 43 例临床观察. 中医药学报，2003，31（3）：28－29

痛消散

炮穿山甲　血竭　乳香　没药　制香附　制大黄　赤芍　当归郁金　蒲公英　野菊花　益母草　水蛭

【制法】各药量等份，共研细末，加医用凡士林调匀成药膏。

【用法】使用时，先用酒精消毒胆囊区皮肤，再将上述药膏 10g 涂于其上，用敷料及塑料薄膜覆盖后，加胶布固定。1 次/天，连敷 6 日后，休息 1 日，再继续敷治。皮肤过敏者终止治疗。

【功效】清热利湿，活血理气通络。

【适应证】**慢性胆囊炎**。症见：右上腹隐痛，纳差腹胀，或右肩胛区疼痛，上腹部灼热，嗳气。

【疗效】以本方治疗慢性胆囊炎 48 例，结果显效 20 例（腹痛症状和体征消失或明显减轻，B 超复查胆囊壁光滑或稍毛糙），有效 26 例（腹痛症状和体征有所缓解，B 超复查胆囊壁增厚较治疗前减轻），无效 2 例（腹痛症状和体征无改善，甚至加重，B 超复查无变化）。

【来源】施斌，何文芝，熊慧萍. 痛消散外敷治疗慢性胆囊炎的临床观察. 湖北中医杂志，2004，26（3）：36

针刺法

膈俞（双）　胆俞（双）　日月（右）　不容（右）　胆囊穴（双）

【功效】疏肝利胆消炎。

【适应证】**慢性胆囊炎**（肝郁胆热型）。

【针刺方法】每日针一组，两组轮换应用，配电针仪，每次用密波3分钟，疏密波12分钟，电量以患者感觉舒适耐受为度；背部腧穴以针刺到肋骨，然后再沿肋骨上缘下滑0.2cm，以抽麻感向前肋及脘部放射为佳。7次为1个疗程，未愈，休息3日，再针第2个疗程。

【临证加减】肝郁气滞者，加肝俞、期门、太冲；湿热阻滞者，加大椎、曲池、支沟。

【疗效】以本方治疗慢性胆囊炎74例，结果治愈48例（临床症状及体征消失，胆囊外形大小、收缩排泄胆汁正常，胆囊内已无结石发现，半年后随访正常，无复发），显效13例（临床症状及体征消失，胆囊外形大小、收缩排泄胆汁较正常，胆囊内结石减少，半年后随访有过轻度复发），有效8例（临床症状及体征减轻，胆囊外形大小、收缩排泄胆汁有改善，半年后随访有复发），无效5例（临床症状及体征无改善，或有轻度减轻）。

【来源】潘纪华.针刺治疗慢性胆囊炎74例.中医药学报，2005，24（7）：24

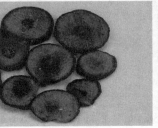
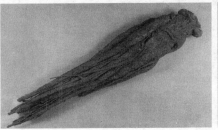
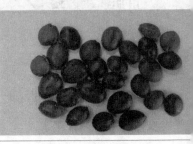

第十四章

胆管炎

　　胆管炎是发生于胆管的炎症性病变。其病因、发病机制以及病理变化与胆囊炎大致相同，多继发于化脓性胆囊炎、胆道结石和蛔虫引起的梗阻，常伴有胆石。临床可分为"急性化脓性胆管炎"和"慢性硬化性胆管炎"两型。

　　急性化脓性胆管炎临床表现为腹痛、寒战高热、黄疸，严重的还有休克、神经中枢系统受抑制表现。临床症状多见乏力、皮肤瘙痒、黄疸、腹部不适、体重减轻等，其中间歇性皮肤瘙痒、黄疸伴右上腹痛及发热是最典型的表现。持续的胆管受损最终可导致胆汁性肝硬化的形成而发生相关并发症，临床上可出现胆汁淤积、胆道狭窄、胆管炎、胆石症、胆管癌等病变。

　　本病属中医学"黄疸""胁痛""腹痛"范畴。治法多采用疏肝利胆退黄、清热解毒利湿、活血祛瘀、攻里通下等法。

清梗利胆汤

生大黄（后下）15～30g　金钱草30g　茵陈30g　柴胡12g　丹参30g　当归12g　鸡内金12g　枳实9～12g　栀子9g　杭芍12g　甘草12g　䗪虫9g

【用法】共煎煮取汁，每次服50～100ml，频服，至大便泻下，腹胀痛明显缓解，即停䗪虫，改枳实为枳壳，大黄用量以大便每日四次左右为宜，患者无疲倦、虚脱症状。同时配合抗生素、支持疗法和对症处理。

【功效】通泻利胆，活血化瘀，清热退黄，疏肝解郁。

【适应证】**黄疸型急性重症胆管炎（热毒炽盛，瘀热内阻型）**。症见：上腹部胀痛，呈持续性发作并加重，发热畏寒，恶心呕吐，皮肤、巩膜黄染，舌红苔黄，脉弦数。

【疗效】以本方治疗黄疸型急性重症胆管炎12例，结果12例全部临床治愈。

【来源】庄尚明，赵多娥，祝广庆. 清梗利胆汤治疗黄疸型急性重症胆管炎. 北京中医，1999，（4）：24－25

活血攻下方

茵陈40g　柴胡12g　黄芩20g　龙胆草30g　金钱草30g　当归15g　栀子15g　大黄（后下）12g　枳实15g　厚朴12g　芒硝（冲）20g　红花12g　桃仁12g　木香10g　丹参30g　甘草10g

【用法】上述药物煎汤取汁200ml，自胃管内注入，每次100ml，每日2次。注入药液夹闭胃管1～1.5小时后再减压。若肠麻痹腹胀较重时，可采用直肠滴入，30～50滴/分，每日2次。

【功效】通腑泄热，解毒利胆退黄。

【适应证】**急性胆管炎（阳明腑实型）**。症见：右上腹部胀痛，发热畏寒，恶心呕吐，黄疸，烦躁谵语，甚至出现休克，舌红苔黄腻，脉数。

【疗效】以本方治疗急性胆管炎50例，结果临床治愈26例（症状消失，B超、CT检查示胆管无结石、扩张，血常规，肝、肾功能等各项指标均正常），有效 14 例（症状减轻，B 超、CT 检查示胆管少量结石，胆总管轻度扩张，血常规正常，肾功能无异常，肝功能轻度异常），无效 10 例（临床症状改善不明显或无变化）。

【来源】胡仕祥．活血攻下法佐治急性胆管炎 50 例．中医研究，2009，22（7）：35 – 37

🪷 清胆通郁汤

茵陈 30g　红藤 30g　郁金 15g　黄芪 24g　连翘 20g　虎杖 15g
紫花地丁 30g　柴胡 12g　黄芩 12g　赤芍 30g　佛手 12g

【用法】加水 500ml 浸泡 2 小时，煮沸后，文火煎煮 15 分钟，取汁；再加水 200ml，文火煎煮 15 分钟，取汁。2 次液体相兑，浓缩至 200ml，共 2 袋（100ml/袋）备用。每日 1 剂，共 2 袋（100ml/袋），分 2 次服。连续给药 10 天为一疗程。

【功效】疏肝利胆，活血祛瘀，清热解毒。

【适应证】**急性胆管炎（胆郁蕴热、瘀毒内滞型）**。症见：上腹部疼痛，发热畏寒，黄疸，舌红苔黄腻，脉数。

【疗效】以本方治疗急性胆管炎 30 例，结果治愈 23 例（临床症状、体征消失，黄疸明显好转，体温、血压、白细胞计数正常），好转 4 例（临床症状、体征大部分消失，黄疸有所改善，血压正常或稍低，体温稍高，白细胞计数略高），无效 3 例（临床症状、体征无明显改善，病情恶化，或患者死亡）。

【来源】高秀兰，戴奎歆．清胆通郁汤治疗急性胆管炎的临床研究．四川中医，2010，28（1）：58 – 60

🪷 大黄清胆汤

大黄 25～30g　茵陈 30g　栀子 15g　鸡内金 20～30g　枳实 15～30g　厚朴 10～15g　生地 15g　金银花 20～30g　黄连 5～10g　黄芩 10g　虎杖 15～20g　太子参 20～30g

【用法】水煎服，每天 2 次，每日 1 剂。

【功效】清热解毒，通腑泻实，益气养阴。

【适应证】**急性重症胆管炎（毒热郁内型）**。症见：右上腹部疼痛，寒战高热，体温均达 38.5℃ 以上，黄疸，烦躁不安，谵妄或昏睡，舌红苔黄腻，脉弦数。

【临证加减】如出现休克者，加用制附子（先煎）10g；严重病例，重用大黄、枳实；肾功能不全者，加泽泻 10～20g。

【疗效】以本方治疗老年人急性重症胆管炎 24 例，结果显效 12 例（用药后 24 小时内症状、体征明显缓解，神清合作，血压正常或明显回升，体温下降不再上升，腹部体征减轻，黄疸不继续加深，胆囊缩小），有效 8 例（用药后 24～48 小时全身症状缓解，体征减轻，血压趋升或达正常，黄疸不再加深或减退），无效 4 例（24～48 小时病情无改善或加重者）。

【来源】余家盘，张锡珊. 自拟大黄清胆汤治疗老年人急性重症胆管炎 24 例. 吉林中医药，2002，（2）：30

❀ 大柴胡汤合茵陈蒿汤

柴胡 12g　黄芩 12g　郁金 12g　焦山栀 12g　枳实 12g　陈皮 12g　厚朴 12g　生大黄（后下）15g　茵陈 15g　炙黄芪 15g　生地黄 20g　金钱草 30g

【用法】在全麻下手术，解除梗阻和胆道引流后，术后第一天起行中药剂煎汁 400～600ml 分早晚 2 次灌肠，待梗阻恢复后改口服。

【功效】疏肝利胆，清热通下，益气养阴。

【适应证】**老年急性梗阻性化脓性胆管炎（肝胆湿热型）**。症见：腹痛，发热畏寒，恶心呕吐，黄疸，甚至出现精神症状、休克，舌红苔黄腻，脉数。

【临证加减】若内热甚者，加蒲公英、金银花；小便短赤者，加车前子、猪苓。

【来源】董小牛，何群峰，胡小明. 大柴胡汤合茵陈蒿汤治疗老年急性梗阻性化脓性胆管炎 24 例分析. 浙江中医学院学报，2006，30（1）：26－27

❀ 利胆退黄方

柴胡 15g　黄芩 10g　茵陈 30g　栀子 15g　胡连 10g　猪苓 10g　泽泻 10g　木通 10g　滑石 10g　大黄 10g　生甘草 10g

【用法】水煎服，每天 2 次，每日 1 剂。

【功效】清热利湿，活血化瘀。

【适应证】**原发性硬化性胆管炎**。症见：黄疸，脉弦滑，舌红，苔黄厚。

【来源】徐玉霞，姜继宏. 原发性硬化性胆管炎的中药治疗分析. 医学理论与实践，2009，22（7）：813－814

🪷 利胆固脱汤

茵陈 30g　金钱草 30g　连翘 30g　蒲公英 30g　郁金 30g　黄芩 15g　人参 15g　麦冬 15g　五味子 15g　丹参 15g　玄参 15g

【用法】术前 1～3 天至术后第 5 天服用中药，每日 1 剂，日煎服 3 次，禁食或放置胃肠减压者，药物由胃管注入，夹闭胃管，30 分钟后再放开胃管，抽出药物。

【功效】清热利湿退黄，益气养阴固脱。

【适应证】**急性重症胆管炎（热毒炽盛型）**。症见：右上腹疼痛、寒战高热、黄疸、感染中毒性休克及神经精神症状，舌红苔黄，脉数。

【来源】张家骅，孙敏. 利胆固脱汤配合手术治疗急性重症胆管炎 25 例临床报告. 云南中医中药杂志，2002，23（5）：5－7

🪷 茵陈利胆汤

茵陈 60g　茯苓 20g　猪苓 15g　泽泻 5g　木通 10g　连翘 10g　黄芩 10g　栀子 10g　丹皮 15g　桃仁 10g　木香 15g　厚朴 10g　板蓝根 15g　鸡内金 10g　白茅根 30g　甘草 6g

【用法】水煎服，每天 2 次，每日 1 剂。

【功效】化湿利胆。

【适应证】**原发性硬化性胆管炎（阳黄转阴型）**。症见：进行性无痛性黄疸，皮肤瘙痒，寒战发热，肝脾大，肝功能损害，胆红素高，B 超示胆管狭窄，胆壁增厚，舌红苔黄，脉滑数。

【来源】张曾婴. 中药治疗原发性硬化性胆管炎初探. 中医杂志，1993，(3)：82

🪷 理气活血清热解毒方

柴胡 15g　茵陈 15g　金钱草 30g　郁金 15g　木香 10g　厚朴 10g

　　元胡 15g　青皮 12g　陈皮 12g　黄芩 15g　黄柏 15g　栀子 15g

【用法】水煎服，每天 2 次，每日 1 剂。

【功效】理气活血，清热解毒。

【适应证】**原发性硬化性胆管炎（阳黄转阴型）**。症见：皮肤巩膜黄染，上腹不适，疼痛，发热，体重减轻，舌红苔黄，脉弦。

【临证加减】若疼痛重者，元胡、郁金适当加量。

【疗效】以本方治疗原发性硬化性胆管炎 18 例，结果优 15 例（长期缓解，或有轻症发作，门诊治疗可缓解），良 3 例（症状基本缓解 1 年以上，可有严重或较重症状发作需再次住院治疗），差 0 例（症状无改善，或虽有改善但不明显）。

【来源】李启刚，王琪，罗志平. 中药在原发性硬化性胆管炎治疗中的应用. 中华实用中西医杂志，2007，20（13）：1110

❁ 大黄附子汤合香砂六君子汤

　　熟大黄 15g　熟附子（先煎 1 小时）15g　白术 15g　薏苡仁 15g　茯苓 15g　黄连 15g　紫苏梗 15g　陈皮 15g　党参 30g　木香 10g　砂仁 10g　炮姜 10g　炙甘草 6g

【用法】水煎服，每天 2 次，每日 1 剂。

【功效】温化寒湿，健脾益气。

【适应证】**糖尿病合并急性胆管炎（寒湿蕴结型）**。症见：腹痛、发热、寒战、黄疸，若胆道内感染较重，可出现严重的感染性休克。舌暗红，苔黄，脉弦细。

【来源】杨彩虹，曹立虎，李娟，等. 岳仁宗教授治疗糖尿病合并急性胆管炎验案. 中国中医急症，2012，21（12）：1935

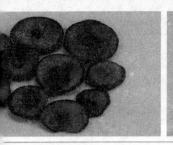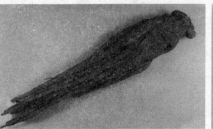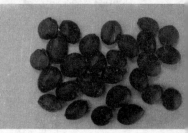

第十五章

胆石病

　　胆石病是指胆道系统的任何部位发生结石的疾病，包括胆囊结石、肝外胆管结石（总胆管、总肝管）和肝内胆管结石，是消化系统中的常见病之一。依据结石化学成分不同，结石通常包括胆固醇结石、胆色素结石或两者的混合物（混合型结石）。临床表现取决于结石是否引起胆道感染、胆道梗阻及梗阻的部位和程度。本病的发生与饮食、肥胖等生活方式密切相关，发病率随年龄的增加而增加，女性高于男性。

　　本病的诊断要点：①常有胆汁淤积、胆道感染、胆红素和类脂质代谢失调。②右上腹部疼痛，或连及肩背部，并可伴有发热、寒战及黄疸等。右上腹压痛、胆囊区叩击痛，或可触及肿大的胆囊，墨菲征阳性。胆石可引起胆绞痛、急慢性胆囊炎、胆管炎、阻塞性黄疸、胆源性胰腺炎等。③合并感染可见白细胞、中性粒细胞升高，常伴有一过性 ALT、AST 升高，同时 AKP、γ – GT 明显升高。梗阻时胆红素升高，并发胰腺炎时，血、尿淀粉酶升高。B 超、腹平片、CT 等可见结石影，合并胆管或胆囊扩张。

　　本病属中医学"胁痛"、"胆胀"、"黄疸"、"结胸发黄"范畴。其发病机制，多因饮食不节，外邪内侵，情志不舒，气血瘀滞、湿热蕴结，肝胆失于疏泄，胆汁淤滞，日久结为砂石，停滞于胆腑，不通则痛。治法多采用疏肝利胆、清热利湿、通腑泄浊、活血解毒、溶石排石等法。

大黄附子汤

大黄 10～20g　制附子（先煎）6～10g　细辛 3g　鸡内金（冲）6～10g　威灵仙 10～20g　三棱 10～15g

【用法】水煎服，每天 2 次，每日 1 剂。疗程为 1 个月，一般 1～2 个疗程。

【功效】寒温并用，辛温通散。

【适应证】**胆石症（寒积里实证）**。症见：发作性或反复发作右上腹部疼痛，胀满，或放射至肩背部，伴发热恶寒，呕吐；上腹部或右上腹部压痛，墨菲征阳性，舌暗苔白腻，脉弦紧。

【临证加减】目黄、身黄、尿黄者，加茵陈 30g、川楝子 10g、麦芽 15g 有严重感染者酌情使用抗生素及支持疗法。

【疗效】以本方治疗胆石症 32 例，结果临床痊愈 23 例（临床症状、体征消失，结石排出），好转 8 例（症状、体征消失，结石未排出），无效 1 例（因胆囊充满结石转外科手术治疗）。

【来源】陈瑞林．大黄附子汤加味治疗胆道结石 32 例．湖南中医杂志，1998，14（3）：57－58

蚕矢汤

晚蚕砂 30g　茵陈 30g　大黄（后下）15g　黄芩 15g　白芍 15g 枳实 15g　柴胡 12g　厚朴 12g　槟榔 15g　鸡内金 12g

【用法】水煎服，每天 2 次，每日 1 剂。

【功效】清肝利胆泄热。

【适应证】**胆石症（肝胆郁热证）**。症见：发作性或反复发作右上腹部疼痛，胀满，或放射至肩背部，伴发热恶寒，呕吐；上腹部或右上腹部压痛，墨菲征阳性，舌红苔黄腻，脉弦数。

【疗效】以本方治疗胆石症 50 例，结果显效 24 例（经 CT 或 B 超检查，结石消失或减少），好转 20 例（自觉症状消失，黄疸消退，肝功正常，结石减少），无效 6 例（症状无改善，结石未减少）。

【来源】莫顶立. 蚕矢汤治疗胆石症 50 例. 新中医, 1994, (7): 33 - 34

🪷 化排石汤

金钱草 20g　白芍 20g　海金沙 15g　鸡内金 15g　柴胡 10g　茵陈 10g　厚朴 10g　枳壳 10g　芒硝 10g　香附 10g　穿山甲 10g　甘草 6g

【用法】水煎服, 每天 2 次, 每日 1 剂。治疗 30 天为一疗程, 连治 3 个疗程。

【功效】化石排石。

【适应证】胆石症（肝郁气滞型）。症见: 右上腹疼痛, 或肩背部疼痛, 舌淡, 苔白, 脉弦。

【疗效】以本方治疗胆石症 56 例, 结果治愈 19 例（B 超检查结石全部排出, 临床症状消失）, 显效 15 例（症状和体征有减轻, B 超检查结石减少 1/2 以上）, 有效 9 例（症状和体征减轻或无变化, B 超检查结石较治疗前减少或变小不到 1/2）, 无效 13 例（B 超检查结果与治疗前比较结实大小、形态、数目无变化, 症状无改善）。

【来源】胡美杰. 化排石汤治疗胆道结石 56 例. 菏泽医学专科学校学报, 2009, 21 (3): 48 - 49

🪷 柴胡疏肝散加味

川芎 12g　柴胡 15g　甘草 10g　枳壳 20g　白芍 10g　香附 20g 金钱草 30g　海金沙 30g　滑石 30g　鸡内金 30g

【用法】水煎服, 每天 2 次, 每日 1 剂, 服药后半小时加服熟鸡蛋一枚。20 剂为 1 疗程。

【功效】疏肝理气, 化石排石。

【适应证】胆石症（肝郁气滞型）。症见: 右胁下疼痛, 有时放射至后背部, 上腹胀、苔薄脉弦。

【临证加减】若疼痛较重者, 加元胡 20g、白芷 15g、川楝子 20g; 口苦者, 加龙胆草 15g; 恶心呕吐者, 加代赭石 30g; 腹胀明显者, 加川厚朴 18g。

【疗效】以本方治疗胆石症 48 例, 结果治愈 29 例（症状消失, B 超检查结石消失）, 显效 7 例（疼痛明显减轻, B 超显示结石部分消失）, 有效 8 例

（疼痛减轻，B超显示结石部分消失），无效4例（服药3个疗程后症状无改善，B超显示胆囊内结石无变化）。

【来源】周显斌，王清芬．柴胡疏肝散加味治疗胆结石症48例．实用中医内科杂志，2003，17（2）：107

🪷 大柴胡三金汤

柴胡9g　黄芩12g　大黄9g　枳壳9g　半夏6g　甘草5g　白芍15g　郁金15g　鸡内金15g　金钱草30g　海金沙30g

【用法】水煎服，每天早晚2次，每日1剂。运用此方时，应注意调节大黄用量，使患者每日保持稀软便，注意排石情况，嘱患者清淡饮食，忌油腻辛辣和烟酒。连续治疗4周为1个疗程，治疗1~2个疗程。

【功效】清利肝胆湿热，化坚排石。

【适应证】胆石症（肝胆湿热型）。症见：右胁、右上腹痛或胀痛，厌食油腻食物，部分患者有胆绞痛，少数伴有发热。

【临证加减】胆绞痛者，加元胡12g、川楝子12g；恶心呕吐者，加竹茹12g、陈皮6g；气虚者，加黄芪30g。

【疗效】以本方治疗胆石症50例，结果治愈16例（临床、症状消失，影像学检查结石消失），显效20例（症状、体征>1/2，结石变小>1/2），有效8例（症状、体征减轻，影像学检查结石较治疗前减少或变小），无效6例（症状、体征改善不明显，或无变化，影像学检查结石无改变）。

【来源】朱亨炯．大柴胡三金汤治疗胆结石症50例疗效观察．河北中医，2007，29（10）：897

🪷 管石通方

党参15g　白术12g　茯苓15g　炙甘草6g　柴胡10g　黄芩15g　白芍30g　香附10g　郁金10g　金钱草30g　鸡内金20g　三棱10g　桃仁15g　枳壳10g　秦艽10g

【用法】煎汁浓缩干燥成粉，每袋15g，每次1袋，每日2次开水冲服。以3个月为1个疗程。

【功效】健脾益气，疏肝理气，活血化瘀，清利湿热，溶石。

【适应证】**胆石症（脾虚肝郁气滞型）**。症见：反复发作的腹痛，常伴有黄疸、寒战和发热，舌暗淡苔白腻，脉弦细。

【疗效】以本方治疗胆石症 52 例，结果痊愈 21 例（影像学检查证实结石完全消失），显效 10 例（影像学检查提示结石体积缩小，直径 >0.5cm，或结石数目减少 >1/3），有效 10 例（影像学检查提示结石有消溶变化，结石体积缩小，直径 >0.2cm，或结石数目减少 <1/3），无效 11 例（影像学检查证实结石无消溶性变化，甚或结石增多增大）。

【来源】王朝晖，李利军，索瑞宝，等. 管石通方治疗肝内胆管结石 52 例临床观察河北中医，2010，32（11）：1641

加味五金汤合外敷胆石膏

加味五金汤：金钱草 30g　海金沙 15g　鸡内金 10g　川楝子 10g　郁金 10g　柴胡 15g　枳壳 10g　白芍 20g　蒲公英 15g　大黄 10g　甘草 6g　茵陈 15g　元胡 9g

胆石膏：金钱草 30g　白芷 30g　青皮 30g　虎杖 30g　郁金 20g　乳香 20g　血竭 20g　大黄 60g　芒硝 60g　冰片 10g

【用法】加味五金汤内服：水煎服，每天早晚 2 次，每日 1 剂。以 15 天为 1 个疗程。胆石膏方药共为细末，同时取 60g，以适量蜂蜜调成膏状，摊贴于 10cm×10cm 及 4cm×4cm 不吸水绵纸上，敷于胆囊投影区皮肤及神阙穴，用塑料薄膜覆盖，胶布固定，睡前外敷，次日早上取下，15 天为一疗程，2 个疗程间隔 5 日。

【功效】疏肝理气，清热利胆，溶石排石。

【适应证】**胆石症（肝胆湿热型）**。

【临证加减】气滞者，加木香 30g；湿热者，加桑枝 30g。

【疗效】以本方治疗胆石症 34 例，结果治愈 1 例（临床症状、体征完全消失，排出结石或较治疗前排出 75% 结石；经 B 超证实结石消失，胆囊壁及收缩功能恢复正常，随访半年未复发），显效 8 例（症状、体征基本消失，经 B 超证实排出部分结石，胆囊壁及收缩功能明显改善），有效 23 例（症状、体征明显改善，无排石），无效 2 例（症状、体征、结石无改变）。

【来源】钟朋光. 中药内服外敷治疗胆结石并胆囊炎 34 例疗效观察. 云南中医中药杂志，2008，29（5）：16-17

🪷 四逆四金汤

柴胡 12g　枳壳 15g　白芍 12g　甘草 6g　郁金 15g　鸡内金 12g　金钱草 30g　海金沙 15g　山楂 15g　琥珀末（冲）1.5g　花蕊石 30g　虎杖 30g　黄芩 12g　茵陈 20g

【用法】水煎服，每天 2 次，每日 1 剂。

【功效】疏畅肝胆，利胆排石。

【适应证】胆石症（气滞型、湿热型）。

【临证加减】胁痛者，加羌黄、川楝子；腹胀者，加木香、厚朴；便秘者，加芒硝或大黄；纳呆者，加生麦芽或莱菔子；湿热重者，加栀子、茵陈。

【疗效】以本方治疗胆石症 21 例，结果治愈 7 例（非手术治疗后症状体征消失，经检查无结石存留），有效 11 例（经治疗后，症状体征好转），无效 3 例（经治疗后，症状体征无变化）。

【来源】黄松柏. 四逆四金汤加味治疗胆结石 21 例临床小结. 实用医学杂志，1990，6（3）：35 – 36

🪷 清胆排石汤

蒲公英 30g　红藤 30g　金钱草 30g　丹参 30g　玄明粉 10g　柴胡 10g　郁金 10g　枳壳 10g　木香 10g　元胡 10g　海金沙 10g　鸡内金 10g　王不留行 10g　生大黄 5g　生甘草 5g

【用法】本方以生大黄、木香为后下药物；玄明粉分成早晚各 5g，待中药煎成后用其冲服；海金沙用纱布包煎；鸡内金研末用煎成中药冲服；其余药物用清水浸泡 30 分钟，先武火后文火煎至 200ml，翻渣再煎至 200ml，2 次药相兑，早晚饭后各服 200ml，每日 1 剂。

【功效】清热利湿，理气活血，泄浊通络，溶石排石。

【适应证】急慢性胆道炎症及胆道结石。症见：右胁疼痛、胆囊区有压痛、右背肝胆俞酸胀隐痛或压痛，或有发热，白睛黄染，小便黄，舌苔黄腻，脉弦。

【临证加减】若患者仅有胆道炎症而无结石，可减去海金沙、鸡内金；若病属慢性，需长期用药以攻邪者，加黄芪、枸杞子以扶正；若兼有纳差、神疲乏力等脾胃虚弱者，加党参、淮山、白术；若兼咽干口燥、舌红少苔、脉弦细数等肝阴不足者,加熟地、麦冬、夏枯草;若热毒炽盛致胁痛拒按、壮热烦躁、甚则神昏抽搐者,可合犀角散,并吞服安宫牛黄丸,病情危重者必须配合西医西药抢救治疗。

【来源】钟洪,吴绪祥. 清胆排石汤的临床运用. 现代中西医结合杂志,1999,8(12):2011

🪷 三金排石汤

　　金钱草35g　海金沙25g　鸡内金40g　滑石25g　海浮石30g　虎杖20g　郁金20g　三七10g(打粉冲服)　芒硝5g(冲服)　柴胡15g　白芍15g

【用法】上药除三七、芒硝外,以水煎取250ml,于早饭前及晚饭后1小时分温服。治疗期间不休息。治疗期间,嘱患者忌烟酒,忌禽蛋、肉类、油腻等食物。

【功效】疏肝利胆,活血化瘀排石止痛。

【适应证】胆石症。

【临证加减】肝胆湿热者,加黄芩、栀子、茵陈;肝郁气滞者,加香附、青皮、川楝子;脾虚胆瘀者,加茯苓、白术、桃仁。

【疗效】以本方治疗胆石症102例,肝胆湿热型67例,肝郁气滞型23例,脾虚胆瘀型12例。结果治愈41例(症状体征消失,B超复查结石排净),有效57例(症状体征明显减轻或消失,大便中排出结石,B超复查结石显著减少),无效4例(症状体征及B超复查无明显改善)。

【来源】檀桥. 三金排石汤治疗胆结石症102例临床观察. 中　医药学报,2008,36(2):63

🪷 排石膏外敷

　　天南星10g　附子10g　香附10g　当归20g　肉桂20g　丁香20g　乳香20g　没药20g　大黄20g　五灵脂30g　木香30g　陈皮30g　地龙30g　防风40g　荆芥40g　广丹　1000g　香油1000g

【用法】外敷排石膏药不分年龄大小以用2贴为最好,即肝区前后各1贴,洗澡或隔2~3天取下对折几次使未发挥药物作用的部分调节到外面,再敷肝胆痛区，每周更换 1 次新药。患者症状明显缓解或结石排出后可以口服排石丹，加强利胆、巩固疗效、防治再生结石。

【制法】上述药物碎为粗末，用水加热煮出，约 2～3 次，至药物中可溶性物质全部溶出为度；置火上徐徐蒸发浓缩，加适量的蜂蜜，浓缩至稠膏状。

辅以排石丹：人参 40g，海马 40g，丹参 30g，阿胶 30g，木香 20g，茵陈 20g，郁金 20g，栀子 20g，大黄 20g，白术 50g，茯苓 50g，砂仁 50g，枳壳 50g。上诉药物研磨成粉，加蜜调和，均匀地揉合，捏塑成丸。

【功效】活血化瘀，疏肝理气，消炎止痛，利胆排石，辅以补气养血，溶石排石，通理攻下。

【适应证】胆石症（肝郁胆瘀证）。症见：上腹痛、寒战发热、黄疸，恶心呕吐，舌暗红苔腻，脉弦。

【疗效】以本方治疗胆石症 638 例，结果胆道术后残留结石或再生结石（胆总管结石或肝内结石）188 例，愈 164 例（87%），无效 9 例（5%）。肝内、外胆管结石 276 例，治愈 193 例（70%），无效 20 例（8%）。胆囊并胆总管结石 112 例，治愈 71 例（63%），无效 10 例（9%）。胆囊结石 62 例，治愈 31 例（50%），无效 6 例（8%）。总治愈率 458 例（72%），有效率 593 例（93%），无效 45 例（7%）。中转手术 36 例（5.6%）。

【来源】李华斌，路成吉，李华英．外敷中药排石膏药 638 例临床分析．中成药，2004，26（10）：附 32－34

🪷 排石汤

茵陈 15g　金钱草 30g　黄芩 10g　柴胡 15g　虎杖 10g　木香 10g　郁金 15g　大黄 10g　莪术 10g　鸡内金 6g

【用法】水煎服，每天 2 次，每日 1 剂，10 天为一疗程。建议患者在静点山莨菪碱后立即服用中药，然后左侧卧位 2 小时做体位引流（注：侧卧位有助于排石），以利于胆囊结石顺势移动排出进入胆道。

【功效】通腑泄热，利胆排石。

【适应证】胆石症（气滞型、湿热型）。

【来源】张文奇．中西医结合治疗胆石症临床观察．中国误诊学杂志，2008，5（8）：3065－3066

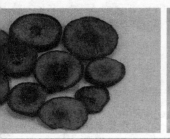
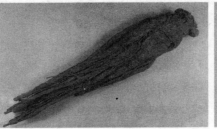
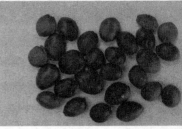

第十六章

胆道蛔虫症

胆道蛔虫症是指原来寄生在空回肠的蛔虫经十二指肠钻入胆道，引起胆道口 Oddis 括约肌痉挛而发生腹部阵发性绞痛，称为胆道蛔虫症。胆道蛔虫症是临床比较常见的急腹症，多见于儿童和青少年，尤以 7 岁以上儿童最为多见。一年四季均可发生，农村发病率较城市高。

本病的诊断要点是：①突发剑突下阵发性钻顶样剧烈绞痛，伴有恶心、呕吐或吐出蛔虫。②上腹部或剑突下轻压痛。③B 超显示胆道内有平行强光带及蛔虫影；上消化道钡餐可见十二指肠乳头有蛔虫影，ERCP 检查可在该处见到蛔虫。

胆道蛔虫症属中医学"虫症""蛔厥"的范畴，是由于蛔虫扭结成团，阻塞肠道，逆行入胃，胃气上逆；蛔虫进入胆道，致使肝气闭郁，胆气不行，气机突然逆乱，升降乖戾，气血运行失常，以致出现脘腹剧痛，按之有癥块，甚者呕吐蛔虫、四肢厥冷等症。治疗以驱蛔杀虫为基本原则，并辅以调理脾胃之法，以中药汤剂配合外治、针灸、推拿。

🪷 乌梅汤加减

乌梅30g　苦楝根皮15g　使君子20g　细辛6g　广木香15g　玄明粉5g（冲服）　干姜9g　川楝子6g　制附子9g（先煎）　蜀椒12g　桂枝9g　枳实9g　槟榔15g　大黄6g　竹茹10g

【用法】水煎服，每天2次，每日1剂，连续服用3～7天直至蛔虫退出。儿童剂量酌减。

【功效】驱寒安蛔。

【适应证】**胆道蛔虫（脏寒蛔厥证）**。症见：上腹部疼痛，为阵发性绞痛伴钻顶样疼痛，同时伴有恶心、呕吐、发热、黄疸等，舌苔薄白，脉沉迟。

【临证加减】若呕吐不止，加代赭石12g、法半夏15g；偏寒者加重干姜、细辛、桂枝用量，酌用苦寒之品；偏热者酌减干姜、桂枝用量；若疼痛难忍，加元胡15g、白芍30～60g；食滞型加山楂15g、麦芽15g；湿热型加茵陈30g、连翘15g、银花15g、蒲公英15g；气滞型加佛手12g；大便秘结者加大黄（后下）15g。

【疗效】以本方治疗胆道蛔虫58例，结果显效50例，有效6例，无效2例，总有效率96.6%。

【来源】李兵. 超声观察乌梅汤治疗胆道蛔虫的临床应用. 中国中西医结合影像学杂志，2009，7（2）：155

🪷 乌梅茵陈使君子汤

乌梅30g　茵陈60g　使君子15g

【用法】每日1剂，水煎2次，空腹服，严重者每日2剂，儿童酌减，3天为1个疗程。

【疗效】以本方治疗胆道蛔虫45例，结果痊愈45例（症状完全消失，B超胆道或胆总管内无索状物），显效2例（腹痛、呕吐等主要症状部分消失，B超胆道或胆总管内有或无索状物）。治愈率95.7%，总有效率100%。

【功效】安蛔，驱蛔，通腑。

【适应证】**胆道蛔虫症（瘀热型）**。症见：突发性右上腹部阵发性钻项样剧烈疼痛、恶心呕吐、食欲减退、发热、右上腹部压痛，舌红苔黄脉细数。

【来源】罗飞龙.乌梅茵陈使君子汤治疗胆道蛔虫症 47 例.中国社区医师，2007，23（333）：38

金茵乌梅汤

金钱草 20g　茵陈　乌梅　花椒各 15g　地龙 10g　细辛 3g　干姜　制附子（先煎）　肉桂各 6g　黄连 9g

【用法】加水 700ml，先武火煮沸后，再用文火煎取 360ml，分 3 次口服，每次 120ml，患儿次数不限。每天 1 剂，治疗 5 天为一疗程。

【功效】解痉利胆，安蛔驱虫。

【适应证】**胆道蛔虫病（脏寒蛔厥型）**。症见：突然阵发性剧烈钻顶样腹痛、呕吐、胆囊区触痛、墨菲征阳性、汗出肢冷；舌苔薄白，脉沉迟。

【临证加减】兼体虚者加红参、柴胡各 10g；腹胀甚者加厚朴 15g；呕吐不止者加姜汁 5ml、半夏 12g；湿重者加藿香 10g。

【疗效】以本方治疗胆道蛔虫病 32 例，最多治疗 2 个疗程，结果痊愈 31 例，无效 1 例，治愈率为 96.8%。

【来源】闵照国，苏小友，金茵乌梅汤治疗胆道蛔虫病 32 例.新中医，2007，39（6）：55.

大黄茵陈乌梅汤

大黄 10～15g　茵陈 20～30g　乌梅 10～15g

【用法】水煎服，每天 2 次，每日 1 剂。病情严重者可日服 2 剂，老年人及小孩适当减量，一般用药 2～5 天，最长不超过 7 天，服药期间患者禁油腻、香燥之品。

【功效】通腑泻热，利胆排蛔。

【适应证】**胆道蛔虫症（肝郁胆热型）**。症见：剑突下偏右侧阵发性腹痛，伴恶心、呕吐，面色苍白，辗转不安，大汗淋漓，舌红、苔薄或白腻，脉弦数或细数。

【疗效】以本方治疗胆道蛔虫症 38 例，结果痊愈 36 例，无效 2 例。有效率 95%。

【来源】万红梅，胡敏．大黄茵陈乌梅汤治疗胆道蛔虫症 38 例临床观察．江西中医药，1997，28（4）：12

❀ 乌槟汤

乌梅 30～60g 槟榔 30g 川椒 10～15g 枳实 10～15g 大黄 10～20g

【用法】水煎，分成 2 份，先服一半，4 小时后再进剩半。疼痛不止，另煎 1 剂，服法同前，以疼止泻便为度。

【功效】安蛔，杀蛔，排蛔。

【适应证】**胆道蛔虫病（寒热错杂型）**。症见：剑突下或右上腹阵发性剧烈绞痛，或放射至肩胛及腰背部，痛剧则呕吐，甚则吐蛔，胸闷泛恶，舌苔腻而微黄，脉沉。

【临证加减】疼痛剧烈重用川椒、槟榔、枳实以增温中理气止痛之效，炎症型重用大黄以取苦寒泻热、荡积导滞之力。

【疗效】以本方治疗胆道蛔虫病 104 例，结果痊愈 66 例，显效 24 例，无效 14 例，总有效率为 86.4%。

【来源】顾远胜，王灿勋，张关生．乌槟汤加减治疗胆道蛔虫病 104 例临床观察 [J]，山东中医杂志，1992，11（4）：15～16．

❀ 乌姜汤

乌梅肉 30g 生姜 50g 茵陈 30g 蜂蜜适量

【用法】取乌梅肉，茵陈水浸 30 分钟，煎煮 2 次，第 1 次 1 小时，第 2 次 30 分钟，合并药液蒸发浓缩全 2：1（生药每毫升为 2g）；取生姜洗净去皮，略切碎，压榨取汁；取煎煮好的药液和榨取的生姜汁合并后再加入等量蜂蜜混合均匀即成。成人每次口服 20～25ml，10～16 岁每次口服 15～20ml，2 小时 1 次。

【功效】奏驱蛔止痛，利胆止呕。

【适应证】**胆道蛔虫病（气机失调型）**。脘腹阵痛，得食则吐，甚则吐蛔，舌苔淡白，脉沉。

【疗效】本方应用于 52 例胆道蛔虫病患者，治愈 36 例，显效 10 例，无效 6 例，总有效率为 88.46%。

【来源】毕成玉．乌姜汤治疗胆道蛔虫病 52 例效果分析．中国寄生虫病防治杂志，2001，14（3）：187

梅椒二黄汤

黄连 2g　花椒　乌梅　使君子　鹤虱　大黄各 10g

【用法】水煎 2 次，煎成 200～300ml 药液，分次频服，日服 1 剂。腹痛剧者，日服 2 帖。治疗期间忌食生冷、油腻、甘味之品。

【功效】辛开苦降，安蛔驱虫。

【适应证】**小儿胆道蛔虫症（气机闭逆型）**。症见：突发性剧烈腹痛，伴恶心呕吐。舌苔黄腻，脉弦数。

【临证加减】大便稀者减大黄；体虚者加党参；皮肤发黄者加茵陈、焦栀子；脘闷者加郁金、枳壳；阳虚者加肉桂、附子。

【疗效】本组 65 例中，治愈（临床症状消失，血常规及粪检无异常）62例；好转（临床症状减轻，血常规检查较前改善）3 例；无效（症状无变化，血常规及粪检如治疗前）0 例。总有效率为 100%。

【来源】秦亮．梅椒二黄汤治疗小儿胆道蛔虫症 65 例．湖北中医杂志，2003，25（1）：41

附子乌梅汤合驱虫方

附子乌梅汤：附子 30g（先煎）乌梅 30g　干姜 20g　黄柏 15g　苦参 10g　白芍 15g　党参 15g　甘草 10g

驱虫方：大黄 10g（后下）　乌梅 20g　槟榔 15g　苦陈皮 15g　木香 10g　附子 6g

【用法】附子先煎 30 分钟后纳入乌梅，再煎 30 分钟顿服，小儿用时附子、干姜减半。次日给予驱虫方，水煎服，每天 2 次，每日 1 剂，连用 4 天。

【功效】温中清热，安蛔补虚。

【适应证】**胆总管蛔虫（虚寒型）**。痛苦面容，强迫体位，面色苍白，四肢凉，腹痛右胁甚，且有钻顶感。舌淡白，脉沉细。

【来源】冯高鸿．附子乌梅汤治疗胆道蛔虫 42 例．江西中医药，2008，39

(312)：69

🪷 驱蛔利胆汤

乌梅30g　川椒8g　大黄20g　黄连10g　茵陈30g　枳壳30g　栀子15g（小儿取上述量之2/3）

【用法】水煎服，每天2次，每日1剂。

【功效】利胆清热，行气止痛，驱蛔。

【适应证】**胆道蛔虫症（肝胃湿热型）**。症见：剑突下偏右阵发性钻顶样疼痛、恶心或呕吐蛔虫。舌黄苔厚腻，脉弦滑。

【疗效】以本方治疗胆道蛔虫症80例，结果24小时内治愈34例，48小时内治愈32例，无效14例，总治愈率为82.5%。

【来源】蒋定益．驱蛔利胆汤治疗胆道蛔虫症80例．现代医药卫生，2006，22（11）：1714

🪷 安蛔汤

柴胡15g　杭芍15g　枳壳10g　榔片15g　金铃子15g　郁金15g　乌梅15g　山楂15g　厚朴15g　香附15g　木香15g　连翘15g　生甘草10g

【用法】水煎服，每天2次，每日1剂。

【功效】镇痛，清热，安蛔。

【适应证】**胆道蛔虫症（偏热型）**。症见：胃脘部剧烈疼痛难以忍受，辗转不安，或卧床上翻滚，时发时止，口苦咽干，寒热往来，两胁下疼痛，以右胁下疼痛为甚，不思饮食，小便短黄少，大便秘结不通，舌红、苔黄腻少津而干，脉弦数。

【临证加减】合并胆道感染者加黄连；大便不通者加大黄。

【来源】刘凤仙，孔繁晟．自拟安蛔汤治疗胆道蛔虫症举隅．时珍国医国药，2001，12（1）：26

🪷 安蛔排虫汤

乌梅24g　苦楝根皮12g　蜀椒9g　川楝子12g　槟榔15g　柴胡

9g 黄芩9g 金钱草15g 大黄12g

【用法】1剂/日,水煎,日3服。症状缓解,蛔虫排出,药量减半,症状消失停药。

【功效】安蛔止痛,利胆排虫。

【适应证】**胆道蛔虫症(郁热型)**。症见:腹痛突然发生,为上腹部剑突下剧烈的阵发性绞痛,伴有"钻顶"样感。疼痛发作时病人手捧上腹,弯背屈膝,辗转不安,四肢厥冷,冷汗淋漓,痛后如常人。常伴有恶心、呕吐,甚则呕出胆汁,吐出蛔虫,舌苔黄腻,脉弦数。胆囊区触痛明显,血常规化验白细胞及中性粒细胞明显升高。

【临证加减】热重加银花15g、生石膏21g(布包先煎);便秘加芒硝9g(冲);呕吐频繁加生姜9g、制半夏3g;气虚体弱加党参12g、黄芪15g。

【疗效】本组40例患者,临床治愈36例,有效3例,无效1例,总有效率97.5%。

【来源】李培谦,王新安.安蛔排虫汤治疗胆道蛔虫症40例.时珍国医国药,2005,16(4):339

🪷 安蛔通腑汤

方乌梅15g 川椒 黄连 大黄(后下) 当归各6g 川楝子 槟榔 芒硝(冲服)各10g 吴茱萸3g

【用法】上药(除芒硝)加水适量,用中火煎取250ml,冲入芒硝。分2次于疼痛发作前或食前服。日1剂,重者日2剂,缓解后乌梅减量加使君子、苦楝根皮。连服3剂病情无改善或加重者,加用抗生素或转外科治疗。

【功效】止痛抗炎,利胆排虫。

【适应证】**胆道蛔虫并感染(邪热内胜证)**。症见:发作性右上腹绞痛、或钻顶样疼痛,舌红苔黄脉滑数。

【临证加减】痛甚者加赤芍、延胡索;发热加柴胡、黄芩;呕吐加竹茹、赭石;黄疸加茵陈、山栀;感染重者加银花、黄柏、虎杖;并发胰腺炎者加郁金、柴胡、瓜蒌。

【疗效】胆道蛔虫并感染症62例,痊愈48例,显效6例,好转6例,无效2例,其6天内有效缓解率为96.8%,10天内有效排虫87.1%。

【来源】尹修海.安蛔通腑汤治疗胆道蛔虫并感染62例.湖南中医学院学报,1996,

16（4）：16－17

🌸 养阴安蛔汤

乌梅18g　沙参　丹参各12g　白芍　麦冬　百合　生地　川楝皮各15g　甘草10g

【用法】水煎服，每天2次，每日1剂。小儿用量酌减。

【功效】养阴和胃生津，舒张胆管。

【适应证】**胆道蛔虫病（伤阴型）**。蛔虫病久治不愈、化热耗阴者。症见右上腹疼痛，颧红，口干舌燥，便干，舌红少津，脉虚细。

【临证加减】伴胆囊炎者，加蒲公英、银花、虎杖、板蓝根；若肝胆肠胃郁热不泻，便秘，舌红苔黄厚者，加芦荟、栀子；伴黄疸者，加茵陈、郁金。

【来源】邓银飞．养阴安蛔汤治疗阴伤型胆道蛔虫病15例．四川中医，2002，20（5）：45

🌸 排蛔利胆汤

皂角针30g　蓬莪术10g　炒枳壳40g　生白芍30g　生大黄5g
生当归　乌梅肉　使君肉　榧子肉　槟榔各10g　细辛　川椒壳各2g
川连4g　金钱草30g　生甘草6g

【用法】水煎服，每天2次，每日1剂。

【功效】排蛔通滞利胆。

【适应证】**胆道蛔虫症（死蛔残留型）**。症见：剑突下连及右上腹胀闷隐痛，纳差体倦，舌黯红，苔厚腻，脉细弦。

【临证加减】右上腹胀重者，加广木香、炒延胡索；苔腻黄明显者，加重大黄用量。

【来源】瞿学文．自拟排蛔利胆汤治疗胆道死蛔残留症．江苏中医，1994，16（2）：10

🌸 扫虫煎

乌梅50g　黄连16g　青皮　台乌　广木香各12g　川楝子15g
槟榔18g　蜀椒　吴茱萸各6g　小茴香　榧子各10g

【用法】将上药煎 25 分钟，空腹温服。因患者伴恶心呕吐，该药宜少量频服。1 日 1 剂。服药期间，忌食甜食及油腥味之品。

【功效】辛开苦降，驱蛔止痛。

【适应证】**胆道蛔虫（火热症）**。症见：突发性剑突下部疼痛，为阵发性绞痛，呈钻顶样，均伴有呕吐或吐蛔史，发冷、发热及黄疸。舌质鲜红苔黄脉数。

【疗效】以本方治疗胆道蛔虫 38 例，结果治愈 36 例，无效 2 例，总有效率 94.7%。

【来源】文建红，施晓敏. 扫虫煎治疗胆道蛔虫 38 例. 四川中医，2003，21（11）：55

小陷胸汤

黄连 10g　法半夏 12g　瓜蒌 16g

【用法】先取瓜蒌置适量凉水中，以文火煎开后去渣，纳诸药再煎开后去渣，取药 150～300ml，每日空腹温服 3 次（儿童用量酌减），连服 3 天。

【功效】辛开苦降，分消痰热。

【适应证】**胆道蛔虫（湿热型）**。症见：剑突右下方突发性"钻顶样"剧烈绞痛，甚至捧腹屈膝，面白肢厥，疼痛向背部放射，呈阵发性。但体检仅上腹剑突右下方有压痛和轻度反跳痛，而无腹肌强直。舌质红，苔厚腻，脉滑数。

【临证加减】若出现腹胀痛加剧，寒热往来，口干咽干，尿黄便结，黄疸，苔黄腻，脉弦滑数，相当于胆道蛔虫病合并感染，则加茵陈 20g、黄芩 10g、柴胡 7g。

【疗效】以本方治疗胆道蛔虫 40 例，效果良好 21 例，尚好 14 例，无效 5 例，总有效率 87.5%。

【来源】包应有. 小陷胸汤治疗胆道蛔虫症疗效观察. 中医药临床杂志，2008，20（5）：484－485

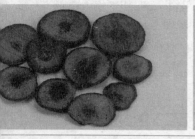
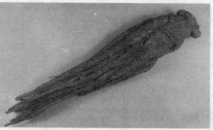
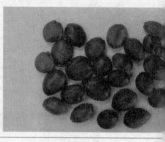

第十七章
胆囊息肉

胆囊息肉是消化内科的一种常见疾病，西医学认为，其发生可能和胆汁中脂质代谢异常，胆囊腺肌增生，胆管阻塞，胰液反流及胆道的细菌、病毒、霉菌感染等多种因素相关。从病理上可分为胆固醇性息肉、炎症性息肉、腺瘤样增生和腺肌瘤等类型。在诊疗过程中，关键要与胆囊癌相鉴别。胆囊息肉临床症状轻微，甚至没有症状，有时仅在体检时发现。上腹部疼痛不适、恶心、食欲减退，腹部 B 超示胆囊壁上可见大小不等的单个或多个赘生物样实性回声，由黏膜向腔内突出，呈等回声或稍强回声，其后方无声影，亦不随体位改变而移动。

中医学认为胆附于肝，与肝相表里，胆为中精之腑，输胆汁而不传化水谷糟粕，其性中清不浊，以通为用。本病多与嗜食辛辣膏粱厚味、饮酒无度，情志抑郁、肝胆失疏，或脾虚湿聚、郁久化热有关，脾胃失健，湿邪内生，郁而化热所致，湿热蕴结肝胆，疏泄失常，不通则痛，故出现上腹部或右上腹部胀痛或隐痛不适。又胆汁的分泌和排泄功能直接影响脾胃的消化功能，故患者常出现厌食、腹胀等症状。湿热阻滞胆府，气血运行受阻，气滞血瘀，热结不散，日久酿成胆囊息肉。综上湿热蕴结、痰浊凝滞、肝胆失疏而致气滞血瘀、脉络滞塞为胆囊息肉的病理机制，故化瘀透络之法应贯串治疗始终。

小柴胡汤加减

柴胡 15g　半夏 10g　党参 10g　甘草 10g　大枣 5g　生姜 5g　茵陈 15g　金钱草 20g　郁金 15g　白及 10g　茜草 15g　三七 3g（冲）山楂 15g

【用法】水煎，餐前口服，每天 2 次，每日 1 剂。

【功效】疏肝健脾。

【适应证】**胆囊息肉（肝郁脾虚型）**。症见：胁肋胀满疼痛与情绪有关，口苦咽干，暖气反酸；舌边尖红，舌苔微黄，脉弦。

【临证加减】脾虚甚者加用黄芪 15g，茯苓 15g，白术 10g；气滞明显者加用川楝子 10g，枳壳 1g，厚朴 10g，三棱 10g，莪术 10g

【疗效】本组 37 例患者治愈 11 例，有效 19 例，无效 7 例，总有效率 81.1%。

【来源】袁立红，白光. 小柴胡汤加减治疗肝郁脾虚型胆囊息肉样病变 37 例疗效观察. 临床合理用药，2011，4（4B）：54 – 55.

清胆消息汤

柴胡　黄芩　苦参　皂角刺　莪术各 10g　猪苓　海藻　丹参各 30g　生薏苡仁 60g

【用法】水煎服，每天 2 次，每日 1 剂。2 个月为一疗程，连服 2~3 个疗程。

【功效】清胆利湿，祛痰化瘀。

【适应证】**胆囊息肉（湿热久羁、痰瘀蕴结型）**。症见：上腹部疼痛不适，食欲下降、心烦焦躁、头身困重、口渴恶心；舌红苔浊腻，脉弦。

【临证加减】若湿热较甚加龙胆、山栀；伴结石加金钱草、鸡内金；气滞较甚加枳壳、青皮；痰湿较甚加半夏、陈胆星；瘀血较甚加三棱、山甲。

【疗效】以本方治胆囊息肉 36 例，结果痊愈 29 例，显效 5 例，无效 2 例，有效率 94.44%。

【来源】承云鹰. 清胆消息汤治疗胆囊息肉 36 例. 辽宁中医杂志，1997，24（11）：508

🪷 胆息灵汤

生薏苡仁（布包）120g　柴胡 10g　青皮 15g　陈皮 15g　枳实 15g　元胡 15g　郁金 15g　丹参 20g　川黄连 6g　炙鳖甲（先煎）20g　川椒 10g　广木香 10g　炮姜 6g　炙甘草 10g

【用法】水煎服，每天 2 次，每日 1 剂，30 天为一疗程。

【功效】疏肝理气，活血化瘀，清热软坚。

【适应证】**胆囊息肉（肝郁气滞型）**。症见：不同程度的右上腹不适或疼痛，舌红苔微黄，脉弦涩。

【疗效】服用 4 个疗程评定疗效。本组 98 例患者中痊愈 89 例，显效 6 例，无效 3 例，总有效率为 96.9%。

【来源】张丽，张洪林，胆息灵汤治疗胆囊息肉 98 例. 中国中医药科技，2010，17 (5)：400

🪷 息肉宁汤

柴胡 15g　郁金 15g　金钱草 30g　半枝莲 30g　木香 12g　枳壳 15g　川厚朴 15g　三七粉（冲）3g　莪术 12g　皂角刺 10g　炮山甲 10g　威灵仙 20g　白及 10g　茜草 10g　生薏苡仁 30g　茯苓 20g　乌梅 15g　生山楂 30g

【用法】水煎服，每天 2 次，每日 1 剂。30 天为 1 个疗程，一般治疗 3～5 个疗程。

【功效】疏肝利胆，化瘀散结。

【适应证】**胆囊息肉（肝郁胆瘀型）**。症见：上腹部不适与情志相关，恶心，厌食油腻，舌质暗滞，脉弦涩。

【临证加减】伴口苦、口干、口黏、纳食不馨、舌苔厚腻者，选加藿香 10g，佩兰 6g，白蔻仁 15g，黄芩 10g，龙胆草 15g，以芳香化浊、清利湿热；伴吐酸、烧心、嗳气者，本方去乌梅、生山楂，选加清半夏 15g，黄连 6g，吴茱萸 10g，煅瓦楞子 20g，甘草 6g，乌贼骨 15g，以其辛开苦降而和胃止酸；伴恶心、呕吐者，选加陈皮 15g，半夏 15g，竹茹 10g，生姜 6g，以降逆止呕；伴胸胁后背疼痛者，选加炒白芍 15g，川楝子 10g，元胡 10g，瓜蒌 15g，桑寄生 15g，片姜黄 6g，以理气宽胸、柔肝止痛；伴四肢乏力、腹胀便溏者，选加黄芪 15g，苍术 10g，炒白术 15g，党参 10g，以益气健脾止泻；大便干结者，加制大黄 6g，以通腑泄热；体质肥胖者，重用莪术 15g，山楂 30g，选加三棱 10g，虎杖 10g，泽泻 15g，草决明 10g，以消积化脂；血压偏高者，选加夏枯草 15g，钩藤 10g，川牛膝 15g，珍珠母 20g，以平肝潜阳。

【疗效】本组 68 例患者，痊愈 17 例，好转 39 例，无效 12 例，有效率 82.35%。

【来源】李素领，廉万营.自拟息肉宁汤方治疗胆囊息肉 68 例临床观察.光明中医，2006，21（11）：82 - 83

🪷 化瘀利胆汤

醋炒柴胡 6g～10g　金钱草 30g　蒲公英 30g　郁金 10g　赤芍 10g 桃仁 10g　丹参 10g　陈皮 10g　虎杖 30g　鸡内金 10g　大黄 10g　猪苓 10g　茯苓 10g

【用法】水煎服，每天 2 次，每日 1 剂。疗期间停服其他药物。

【功效】清利化瘀，疏肝解郁。

【适应证】**胆囊息肉（湿热瘀阻型）**。症见：上腹部胀痛或隐痛不适、消化不良、食欲减退等，舌红，苔黄腻，脉弦。

【临证加减】肝区疼痛者加元胡、川楝子；经治疗症状不明显者加三棱、莪术。

【疗效】本组 68 例患者，治愈 28 例，有效 34 例，无效 6 例，总有效率 91.18%。

【来源】邵华.自拟化瘀利胆汤治疗胆囊息肉样病变 68 例临床观察.国医论坛，2004，19（2）：33 - 34

🪷 海藻玉壶汤

海藻　昆布　半夏　川芎　青皮　连翘　浙贝母各 10g　当归 独活各 15g　陈皮 6g

【用法】水煎服，每天 2 次，每日 1 剂。30 天为一疗程。

【功效】疏肝理气，活血化瘀，清热软坚。

【适应证】**胆囊息肉（气血蕴结型）**。症见：右上腹不适或疼痛位置固定，舌暗，脉弦细。

【疗效】服用 4 个疗程评定疗效。本组 96 例患者中好转 20 例，无效 4 例，总有效率为 96.7%。

【来源】潘艺芳．海藻玉壶汤治疗胆囊息肉 120 例疗效观察．新中医，2011，43 (2)：46

芩连郁槟汤

炒黄芩 12g　炒黄连 4.5g　广郁金 12g　槟榔 12g　生楂肉 12g
延胡索 12g　金钱草 30g　赤芍 15g　焦山栀 9g　柴胡 9g　炒川楝子 9g
生甘草 6g

【用法】水煎服，每天 2 次，每日 1 剂。

【功效】利湿导滞，清胆化瘀。

【适应证】**胆囊息肉（瘀热蕴结型）**。上腹部隐痛或胀痛，或闷胀感，消化不良，纳食不香，肩背拘急。右上腹压痛，墨菲征阳性，脉象弦数，舌红苔薄腻。白细胞总数或中性粒细胞升高。

【来源】鲁贤昌．芩连郁槟汤治疗胆囊息肉 30 例小结．浙江中医学院学报，1991.15 (5)：14－15

金银花连胆汤

金银花 20g　野菊花各 20g　柴胡 15g　白芍 15g　厚朴 15g　青皮 15g　制香附 15g　前胡 15g　茯苓 15g　茵陈 15g　黄连 10g　龙胆草 10g　甘草 10g

【用法】水煎服，每天 2 次，每日 1 剂，疗程为 30 天。服药期间停用其他药物，禁食肥猪肉及蛋类食品等。

【功效】清热泻火，疏肝利胆，健脾祛湿。

【适应证】**胆囊息肉（火热内结型）**。症见：两胁胀痛，脘腹胀满或疼痛，口苦咽干、烧心，舌苔黄腻。

【疗效】本组 62 例中显效 42 例，好转 12 例，无效 8 例，总有效率为 87.1%。

【来源】周汉清．金银花连胆汤治疗胆囊息肉 62 例．中国民间疗法，2005，13

(11)：31

乌虎土元蜈蚣汤

乌梅肉 15g　土元 9g　虎杖 30g　蜈蚣 2 条

【用法】水煎服，每天 2 次，每日 1 剂。两煎后将蜈蚣捡出，焙干研面，早晚各服 1 条。

【功效】化瘀，散结，利湿，解毒。

【适应证】**胆囊息肉（瘀结型）**。腹痛局限于右侧胁肋部，舌暗滞，苔腻，脉涩。

【临证加减】合并胆囊炎者加金银花 30g、蒲公英 30g。

【疗效】本组 52 例患者痊愈 27 例，显效 13 例，好转 6 例，无效 6 例，总有效率为 88.5%。

【来源】孙晓玲，党中方．自拟乌虎土元蜈蚣汤治疗胆囊息肉 52 例．中国实用医药，2006，1（5）：96

乌僵薏四汤

柴胡 9g　枳壳 10g　白芍 15g　薏苡仁 30g　乌梅 20g　僵蚕 10g
白芥子 10g　连翘 15g　三棱 9g　法半夏 9g　甘草 6g

【用法】水煎服，每天 3 次，每日 1 剂。或以上方 10 倍量制成水丸，每日 3 次，每次 9g。一般 2～3 个月为 1 个疗程，重者需 2～3 个疗程。服药期间禁食辛辣之物，怡情养性。

【功效】疏肝解郁，化痰软坚，活血化瘀。

【适应证】**胆囊息肉（郁、痰、瘀互结型）**。上腹部疼痛不适明显，恶心，舌暗滞或有瘀点，苔白腻，脉弦或涩。

【临证加减】肝郁重者加青皮、香附，腹胀重者加厚朴，便秘者加生大黄，以瘀为主者加丹参、桃仁。

【来源】胡竹芳．乌僵薏四汤治疗胆囊息肉．中医杂志，2000，41（11）：697－698

逐瘀消瘤汤

当归 15g　赤芍 10g　桃仁 15g　五灵脂 10g（包煎）　白花蛇舌草

30g　煅蛤壳30g　炙鳖甲20g　醋香附15g　莪术10g　金钱草30g
凌霄花10g

【用法】水煎服，每天2次，每日1剂。

【功效】逐瘀消癥，疏肝利胆。

【适应证】**胆囊息肉（瘀滞阻络型）**。上腹部刺痛，舌暗有瘀点，脉沉涩。

【临证加减】胁痛伴有寒热错杂者加柴胡、黄芩；脂肪肝者加生山楂、莱菔子；慢性乙型肝炎谷丙转氨酶高者加茵陈、垂盆草、虎杖；气虚加黄芪30g；阴虚加生地15g，丹皮10g。

【疗效】186例患者中，治愈78例，好转67例，无效41例，总有效率为77.96%。

【来源】汪雨田.逐瘀消癥汤治疗胆囊息肉186例.山西中医，1999，15（5）：16